全国中医药行业中等职业教育"十二五"规划教材

老年及社区护理

（供护理、中医护理专业用）

主　　编　唐宗琼（四川省达州中医学校）

副 主 编　胡　泊（南阳医学高等专科学校）

陈梅芳（成都中医药大学附属医院针灸学校）

邹艳玲（郑州市卫生学校）

编　　委　（以姓氏笔画为序）

王怀颖（长春中医药大学）

刘进平（四川省达州中医学校）

杨成华（达州职业技术学院）

陈登攀（曲阜中医药学校）

彭　辉（沈阳市中医药学校）

学术秘书　李有利（四川省达州中医学校）

中国中医药出版社

·北　京·

图书在版编目（CIP）数据

老年及社区护理/唐宗琼主编.—北京：中国中医药出版社，2015.9（2017.6重印）

全国中医药行业中等职业教育"十二五"规划教材

ISBN 978 – 7 – 5132 – 2623 – 3

Ⅰ.①老…　Ⅱ.①唐…　Ⅲ.①老年医学—护理学—中等专业学校—教材
②社区—护理学—中等专业学校—教材　Ⅳ.① R473

中国版本图书馆 CIP 数据核字（2015）第 133012 号

中 国 中 医 药 出 版 社 出 版
北京市朝阳区北三环东路 28 号易亨大厦 16 层
邮政编码　100013
传真　010 64405750
保定市中画美凯印刷有限公司印刷
各地新华书店经销

*

开本 787×1092　1/16　印张 18.75　字数 422 千字
2015 年 9 月第 1 版　2017 年 6 月第 3 次印刷
书号　ISBN 978 – 7 – 5132 – 2623 – 3

*

定价　38.00 元
网址　www.cptcm.com

全国中医药职业教育教学指导委员会

张美林（成都中医药大学附属医院针灸学校党委书记、副校长）

张登山（邢台医学高等专科学校教授）

张震云（山西药科职业学院副院长）

陈　燕（湖南中医药大学护理学院院长）

陈玉奇（沈阳市中医药学校校长）

陈令轩（国家中医药管理局人事教育司综合协调处副主任科员）

周忠民（渭南职业技术学院党委副书记）

胡志方（江西中医药高等专科学校校长）

徐家正（海口市中医药学校校长）

凌　娅（江苏康缘药业股份有限公司副董事长）

郭争鸣（湖南中医药高等专科学校校长）

郭桂明（北京中医医院药学部主任）

唐家奇（湛江中医学校校长、党委书记）

曹世奎（长春中医药大学职业技术学院院长）

龚晋文（山西职工医学院/山西省中医学校党委副书记）

董维春（北京卫生职业学院党委书记、副院长）

谭　工（重庆三峡医药高等专科学校副校长）

潘年松（遵义医药高等专科学校副校长）

秘　书　长　周景玉（国家中医药管理局人事教育司综合协调处副处长）

前　言

　　中医药职业教育是我国现代职业教育体系的重要组成部分，肩负着培养中医药多样化人才、传承中医药技术技能、推动中医药事业科学发展的重要职责。教育要发展，教材是根本，是提高教育教学质量的重要保证，是人才培养的重要基础。为贯彻落实习近平总书记关于加快发展现代职业教育的重要指示精神和《国家中长期教育改革和发展规划纲要（2010—2020 年）》，国家中医药管理局教材办公室、全国中医药职业教育教学指导委员会紧密结合中医药职业教育特点，适应中医药中等职业教育的教学发展需求，突出中医药中等职业教育的特色，组织完成了"全国中医药行业中等职业教育'十二五'规划教材"建设工作。

　　作为全国唯一的中医药行业中等职业教育规划教材，本版教材按照"政府指导、学会主办、院校联办、出版社协办"的运作机制，于 2013 年启动编写工作。通过广泛调研、全国范围遴选主编，组建了一支由全国 60 余所中高等中医药院校及相关医院、医药企业等单位组成的联合编写队伍，先后经过主编会议、编委会议、定稿会议等多轮研究论证，在 400 余位编者的共同努力下，历时一年半时间，完成了 36 种规划教材的编写。本套教材由中国中医药出版社出版，供全国中等职业教育学校中医、护理、中医护理、中医康复保健、中药和中药制药等 6 个专业使用。

　　本套教材具有以下特色：

　　1. 注重把握培养方向，坚持以就业为导向、以能力为本位、以岗位需求为标准的原则，紧扣培养高素质劳动者和技能型人才的目标进行编写，体现"工学结合"的人才培养模式。

　　2. 注重中医药职业教育的特点，以教育部新的教学指导意见为纲领，贴近学生、贴近岗位、贴近社会，体现教材针对性、适用性及实用性，符合中医药中等职业教育教学实际。

　　3. 注重强化精品意识，从教材内容结构、知识点、规范化、标准化、编写技巧、语言文字等方面加以改革，具备"精品教材"特质。

　　4. 注重教材内容与教学大纲的统一，涵盖资格考试全部内容及所有考试要求的知识点，满足学生获得"双证书"及相关工作岗位需求，有利于促进学生就业。

　　5. 注重创新教材呈现形式，版式设计新颖、活泼，图文并茂，配有网络教学大纲指导教与学（相关内容可在中国中医药出版社网站 www.cptcm.com 下载），符合中等职业学校学生认知规律及特点，有利于增强学生的学习兴趣。

　　本版教材的组织编写得到了国家中医药管理局的精心指导、全国中医药中等职业教育学校的大力支持、相关专家和教材编写团队的辛勤付出，保证了教材质量，提升了教材水平，在此表示诚挚的谢意！

我们衷心希望本版规划教材能在相关课程的教学中发挥积极的作用，通过教学实践的检验不断改进和完善。敬请各教学单位、教学人员及广大学生多提宝贵意见，以便再版时予以修正，提升教材质量。

国家中医药管理局教材办公室

全国中医药职业教育教学指导委员会

中国中医药出版社

2015 年 4 月

编写说明

《老年及社区护理》是"全国中医药行业中等职业教育'十二五'规划教材"之一。本教材是依据习近平总书记关于加快发展现代职业教育的重要指示和《国家中长期教育改革和发展规划纲要（2010—2020年）》精神，为适应中医药中等职业教育的教学发展需求，突出中医药中等职业教育的特色，由全国中医药职业教育教学指导委员会、国家中医药管理局教材办公室统一规划、宏观指导，中国中医药出版社具体组织，全国中医药中等职业教育学校联合编写，供中医药中等职业教育教学使用的教材。

本教材牢固确立职业教育在国家人才培养体系中的重要位置，力求职业教育专业设置与产业需求、课程内容与职业标准、教学过程与生产过程"三对接"，"崇尚一技之长"，提升人才培养质量，做到学以致用。教材编写强化质量意识、精品意识，以学生为中心，以"三对接"为宗旨，突出思想性、科学性、实用性、启发性、教学适用性，在教材内容结构、知识点、规范化、标准化、编写技巧、语言文字等方面加以改革，从整体上提高教材质量，力求编写出"精品教材"。

随着社会和科学的快速发展，人类的寿命不断延长，老年人口的数量不断增加，人口老龄化已是全球共同面临的一个重要问题。如今我国不仅是一个人口大国，还是一个老龄化国家，该如何为庞大的社区人群提供优质的护理服务？故创建维护居民健康的积极因素，提高全社区人群的健康水平，延长老年人的生活自理年限，提高老年人的生活质量，使老年人健康长寿，实现我国健康老龄化，是我们医务人员及全社会的职责和巨大挑战。

因此，培养高素质的老年及社区护士，势必需要更科学、更先进的护理理念。本教材正是在指导我国老年及社区护士专业队伍的建设上编写，以求为老年及社区护理事业的发展添砖加瓦。

本教材的编写是在审视中等职业教育护理专业学生知识架构的基础上，将《老年护理学》和《社区护理学》的内容优化整合而成。编写中力求做到思想性、科学性、先进性、实用性和创新性，注重中西医并重，注重与行业、岗位、护士执业资格考试的三个对接，使之更满足中职学校师生的教学及学习需求。本教材具有以下特点：

1. 相关章节加入特色中医治疗及护理，以传承、弘扬国医，拓展学生知识视野。

2. 每章节设有学习目标、复习自测题，重要章节设有案例导入，使学生易于学习。

3. 删除与其他临床专业课不必要的重复内容，保留本学科特色内容，使教材内容精练实用。

全书分上、下两篇，共十五章，内容包括：老年护理绪论、老年保健、老年人的老化改变、老年人的心理健康与护理、老年人的日常生活护理、老年人特有疾病的护理、老年人的用药护理、社区护理概述、社区护理主要的工作方法、社区儿童保健指导、社区妇女保健指导、常见慢性病患者的社区护理、社区康复护理、社区环境与健康、社区临终关怀。第一章、第六章由杨成华编写，第二章由唐宗琼编写，第三章、第十四章由陈登攀编写，第四章由陈梅芳编写，第五章由彭辉编写，第七章由邹艳玲编写，第八章、第九章、第十一章由刘进平编写，第十章由胡泊编写，第十二章由陈梅芳和胡泊编写，第十三章、第十五章由王怀颖编写。

本教材主要供护理、中医护理专业使用，也可作为临床护理人员继续教育、老年护理机构及社区医院工作人员的参考用书。

本书在编写过程中，得到了国家中医药管理局、各编者及所在单位的大力支持，在此一并表示诚挚的感谢和由衷的敬意。

由于编者的水平和时间有限，本书难免会有缺点与不足之处，敬请使用本教材的护理同仁、广大师生和读者不吝赐教。

《老年及社区护理》编委会
2015 年 5 月

目 录

上篇　老年护理

附 录 ·············· *273*

参考书目 ·············· *285*

上篇 老年护理

第一章 老年护理绪论

学习目标

1. 熟悉老年人的年龄划分标准、人口老龄化的常用指标及中国人口老龄化带来的影响。

2. 了解老年护理的概念及国内外老年护理的发展。

第一节 老年人与人口老龄化

一、人的寿命

生、老、病、死是一切生物普遍存在的自然规律。人类在出生、发育、成熟、衰老至死亡的生命历程中，人体的结构和功能会随着年龄的增加而逐渐发生改变。古希腊科学家和哲学家亚里士多德认为，动物中凡生长期长的，寿命也长。人类的寿命很大程度上与大脑的发育有关，为了发育出复杂的大脑，哺乳期、生长发育期也必然相应地拉长了，因此，各种关于人类最高寿命的探索应运而生。

（一）测定最高寿命常用的方法

1. 按性成熟期计算　最高寿命（岁）＝性成熟期（年）×（8～10）。

2. 按生长期计算　Buffon 认为，哺乳类动物的最高寿命约为其生长期的 5～7 倍，一般称为 Buffon 寿命系数。最高寿命（岁）＝生长期（年）×（5～7）。

3. 按二倍体细胞分裂次数计算　美国著名老年医学专家 Hayflick（1965 年）发现，不同种属动物的二倍体细胞在体外培养传代的次数各不相同，且传代次数与其寿命是有一定的内在联系的。二倍体细胞传代次数多者，寿命则长，反之，寿命则短。

（二）人类最高寿命的探索

按性成熟时期来计算，人类的性成熟期为 14～15 年，乘以 8～10 倍，最高寿命应为 110～150 岁；按 Buffon 系数计算，人类的生长期为 20～25 年，乘以 5～7 倍，最高寿命为 110～175 岁；按 Hayflick 细胞分裂极限学说推算，人类二倍体细胞传代次数为 50 次，人的最高寿命应为 120 岁。而法国生理学家 Flourens 研究认为，人的最高寿命应为 110～120 岁。德国老年病学家 Franke 通过对百岁老人的研究认为，人类的最高寿命应为 110～113 岁。

二、老年人的年龄划分标准

老年是生命中的一个阶段，由于组织、器官的退化和生理功能的衰退是一个逐渐发生的过程，故个体老化的进度不同，即使在同一个人身上，各脏器系统的衰老变化也不完全一致，因此，很难准确界定个体进入老年的时间。目前，国际上对老年人的年龄界限无统一的标准，多数是根据各国具体情况规定的。

（一）世界卫生组织标准

世界卫生组织（WHO）对老年人年龄的划分有两个标准：在发达国家，65 岁以上人群定义为老年人；而在发展中国家（特别是亚太地区），60 岁以上人群称为老年人。

近些年，WHO 根据现代人生理心理结构上的变化，将人的年龄界限又作了新的划分：44 岁及以下为青年人，45～59 岁为中年人，60～74 岁为年轻老人（the young old），75～89 岁为老年老人（the old old），90 岁以上为非常老的老人（the very old）或长寿老人（the longevous）。

（二）我国标准

我国地处亚太地区，根据我国实际情况，1982 年中华医学会老年医学分会决定将60 岁以上者为我国划分老年的标准。我国划分老年的标准是：45～59 岁为老年前期（中年人），60～89 岁为老年期（老年人），90 岁以上为长寿期（长寿老人），超过 100 岁的长寿期老人又叫百岁老人，其中高龄老人指 80 岁以上的老年人。我国划分老年人的标准见表 1–1。

表 1-1　我国现阶段划分老年人的标准

年龄分期（岁）	分期名称	中文称呼
45～59	老年前期（初老期）	中年人
60（或 65）～79	老年期	老年人
80～89	高龄期	高龄老人
90～99	长寿期	长寿老人
100 及以上	长寿期	百岁老人

　　WHO 的标准兼顾发达国家和发展中国家，既考虑到人类平均预期寿命不断延长的发展趋势，又是人类健康水平日益提高的必然结果。这个标准将会逐步取代我国与西方国家现阶段划分老年人的通用标准。

三、人口老龄化和老龄化社会

　　人口老龄化（aging of population）简称人口老化，是指在社会人口年龄结构中，老年人口在总人口中所占的比例不断上升的动态过程，实际上是指人口年龄结构的老龄化。影响人口年龄结构变化的两个主要因素是出生率与死亡率。人口老龄化意味着出生率和死亡率的下降，平均寿命的延长，是人类生命科学的一种发展和进步。

（一）人口老龄化的常用指标

　　1. 老年人口系数　又称老年人口比例（proportion of aged population），即在某国家或地区的总人口构成中，老年人口数占总人口的比例，是反映人口老龄化的主要指标。计算公式为：老年人口系数（%）=（60 或 65 岁以上人口数 / 总人口数）×100%。

　　2. 老年人口负担系数　又称老年人口指数（index of aged population），即老年人口数占劳动人口数的百分比，说明劳动者负担老年人的轻重程度。计算公式为：老年人口负担系数（%）=（60 或 65 岁以上人口数 /15～59 岁人口数）×100%。

　　3. 老少比（aged-child ratio）　又称老龄化指数（index of aging），即老年人口数与少年、儿童人口数之比，亦可反映人口老龄化的程度。计算公式为：老少比（%）=（60 或 65 岁以上人口数 /0～14 岁人口数）×100%。

　　4. 长寿水平（longevity level）　又称高龄老人比，即 80 岁以上人口数与 60 岁以上人口数之比。长寿水平的高低，直接反映一个国家（或地区）医疗卫生保健的水平，特别是反映老年保健服务水平的高低。计算公式为：长寿水平（%）=（80 岁以上人口数 /60 岁以上人口数）×100%。

　　5. 平均期望寿命（average life expectancy）　即某一地区或国家总人口的平均生存年限，简称平均寿命。是指出生婴儿在今后一生中可能存活的岁数。

　　6. 健康期望寿命（active life expectancy）　是指在健康条件下的期望寿命，即个人在良好状态下的平均生存年数。也就是老年人能够维持良好的日常生活活动功能的年限。

平均期望寿命是以死亡作为终点，健康期望寿命则是以日常生活能力的丧失作为终点来计算的。

7. 年龄中位数（median of age） 指按年龄自然顺序所排列的总人口构成一个连续的变量数列，而年龄变量数列的中间值，即为年龄中位数。如某地区总人口数为 20 万，其中 35 岁以上者为 10 万，35 岁以下者亦为 10 万，则 35 岁即为该地区的年龄中位数。年龄中位数愈大，则人口愈趋向老年人口类型。目前多数发达国家的年龄中位数已达 40 岁。计算公式为：年龄中位数 = 中位数组的年龄下限值 +（人口总数 /2– 中位数组之前各组人数累计）× 组距。

（二）老龄化社会

人口年龄结构是指一定时期内各年龄组人口在全体人口中的比重。它是过去和当前人口出生、死亡、迁移变动对人口发展的综合作用，也是经济增长和社会发展的结果。随着老年人口总数的增加，社会中老年人口总数比例不断地上升，使社会形成"老年型人口"或"老龄化社会"。WHO 对老龄化社会的划分有两个标准，见表 1–2。

表 1–2　老龄化社会的划分标准

	老年界定年龄	青年型（老年人口系数）	成年型（老年人口系数）	老年型（老年人口系数）
发达国家	65 岁	<4%	4% ~ 7%	>7%
发展中国家	60 岁	<8%	8% ~ 10%	>10%

1. 发达国家的标准 65 岁以上人口占总人口的 7% 以上，定义为老龄化社会（老龄化国家或地区）。

2. 发展中国家的标准 60 岁以上人口占总人口的 10% 以上，定义为老龄化社会（老龄化国家或地区）。

（三）人口老龄化的现状与趋势

人口老龄化是世界人口发展的普遍趋势，标志着人类平均寿命的延长，是科学与经济不断发展及社会进步的体现。

1. 世界人口老龄化的现状与趋势

（1）全球人口老龄化的速度加快　人口老龄化与总人口数的增长密切相关。世界总人口以每年 1.2% 的速度增长，而老年人口增长率则为 2%，预计在 2010 ~ 2015 年将增至 3.1%。1950 年全球约有 2 亿老年人，2000 年增加到 5.90 亿，预计 2050 年可达 19.64 亿，老年人口将占总人口数的 21%。据分析，从 1950 年到 2025 年，世界人口将增加 2 倍多，而老年人口平均每年增长 9000 万，将增加 4 倍多。

（2）发展中国家老年人口增长速度快　目前世界上 65 岁以上的老年人每月以 80 万的速度增长，其中发展中国家占 66%，至 2000 年发展中国家的老年人口数已占世界老年人口总数的 60%。目前，发展中国家的老年人口增长率是发达国家的 2 倍，也是全球总人口增长率的 2 倍。预计 2050 年，世界老年人口中约有 82%，即超过 16 亿的老年人生活在发展中国家或地区。

（3）世界人口老龄化的区域分布不均衡　世界各大洲地区之间生活条件复杂，使人口老龄化进展程度不均衡，存在着很大差异。欧洲一直是老年人口比例最高的地区，其次是北美洲和大洋洲，但在撒哈拉沙漠以南的非洲地区，老年人口增长则非常缓慢。世界 65 岁以上老年人口各大洲的排列顺序依次为：欧洲占 14%，北美洲占 13%，大洋洲占 10%，亚洲占 6%，拉丁美洲和加勒比海地区占 5%，非洲占 3%。

（4）人口平均预期寿命不断延长　19 世纪许多国家的平均寿命只有 40 岁左右，20 世纪末则达到 60~70 岁，一些国家已经超过 80 岁。2011 年世界卫生组织《世界卫生统计资料》显示，日本和欧洲国家圣马力诺 2009 年人均寿命均为 83 岁，并列世界首位。2010 年世界平均寿命为 70 岁，发达国家为 77 岁，发展中国家为 67 岁。

（5）女性老年人口占多数　一般而言，男性老年人死亡率高于女性。由于性别间死亡差异的存在，使女性老年人成为老年人口中的绝大多数。如美国女性老年人平均预期寿命高于男性 6.9 岁，日本 5.9 岁，法国 8.4 岁，中国 3.4 岁。

（6）高龄老年人快速增长　80 岁以上的高龄老人是老年人口中增长最快的群体，平均每年以 3.8% 的速度增长，极大地超过了 60 岁以上人口的平均速度（2.6%）。2010 年全球 80 岁以上的老年人口超过 1.05 亿，预计到 2050 年，高龄老人约 3.8 亿，占老年人总数的 1/5。

2. 中国人口老龄化的现状与趋势

我国是世界上老年人口最多，增长最快的国家。我国已于 1999 年进入老龄化社会，是较早进入老龄社会的发展中国家之一。2006 年《中国人口老龄化发展趋势预测研究报告》指出，从 2001 年到 2100 年，我国的人口老龄化可以分为三个阶段：①从 2001 年到 2020 年是快速老龄化阶段，此期老年人口最终将达到 2.48 亿；②从 2021 年到 2050 年是加速老龄化阶段，此期老年人口最终将超过 4 亿；③从 2051 年到 2100 年是稳定的重度老龄化阶段，此期老年人口规模将稳定在 3 亿~4 亿。也就是说，我国人口老龄化将伴随 21 世纪始终，且 2030 年到 2050 年是最严峻的时期。同时，由于重度人口老龄化和高龄化的日益突出，我国将面临人口老龄化和人口总量过多的双重压力。

与其他国家相比，我国人口老龄化的社会进程有以下特征：

（1）老年人口基数大　第六次全国人口普查数据显示，截至 2010 年 11 月 1 日，全国人口为 13.39 亿，60 岁以上的老年人达 1.78 亿，占总人口的 13.26%，其中 65 岁以上的老年人为 1.19 亿，占总人口的 8.87%。根据联合国预测，21 世纪上半叶，中国一直是世界上老年人口最多的国家，占世界老年人口总数的 1/5；21 世纪下半叶，中国也还是仅次于印度的第二老年人口大国。

（2）老龄化发展迅速　据统计，许多发达国家 65 岁以上人口的比例从 7% 提升到 14% 大多用了 45 年以上的时间。其中，法国 130 年，瑞典 85 年，澳大利亚和美国 79 年左右。中国只用 27 年就可以完成这个历程，并且在今后一个很长的时期内都保持着很高的递增速度，属于老龄化速度最快的国家之列。联合国的一份报告显示，至 2049

年中国 60 岁以上的老年人将占总人口的 31%，老龄化程度仅次于欧洲。

（3）地区发展不平衡　人口老龄化发展的速度和程度在很大程度上取决于经济发展状况。我国东部地区尤其是经济发达的大中城市，人口老龄化的速度和程度明显快于西部经济欠发达地区。上海在 1979 年最早进入老年型人口行列，和最迟 2012 年进入老年型人口行列的宁夏相比，时间跨度长达 33 年。

（4）城乡倒置显著　我国农村老年人口数量为 1.04 亿，占全国老年人口比例的58.3%。农村人口老龄化的程度已达 15.4%，与全国 13.3% 的平均水平相比，高出 2.1个百分点，高于城市老龄化程度。这种城乡倒置的状况将一直持续到 2040 年。到 21 世纪后半叶，城镇的老龄化水平才将超过农村，并逐渐拉开差距。这是中国人口老龄化不同于发达国家的重要特征之一。

（5）女性老年人口数量多于男性　目前，老年人口中女性比男性多出 464 万人，2049 年将达到峰值，多出 2645 万人。21 世纪下半叶，多出的女性老年人口基本稳定在1700 万 ~ 1900 万人。需要指出的是，多出的女性老年人口中 50% ~ 70% 都是 80 岁及以上年龄段的高龄女性人口。

（6）人口老龄化与家庭小型化、空巢化相伴随　随着子女异地工作、求学，与父母异地居住，空巢老人越来越多。据统计，2010 年城乡空巢家庭接近 50%，而农村 65 岁及以上的留守老人近 2000 万。第六次全国人口普查数据显示，目前我国平均每个家庭3.1 人，家庭小型化使得家庭养老功能明显弱化，部分老年人经济生活状况较差，心理问题突出。

（7）老龄化超前于现代化　发达国家是在基本实现现代化的条件下进入老龄社会的，属于"先富后老或富老同步"，而中国则是在尚未实现现代化，经济尚不发达的情况下进入老龄社会，属于"未富先老"。发达国家进入老龄化社会时人均国内生产总值一般都在 5000 ~ 10000 美元，而中国 1999 年进入老龄化社会时人均国内生产总值尚不足 1000 美元，2010 年才突破 4000 美元，应对人口老龄化的经济实力还比较薄弱。

（四）中国人口老龄化带来的影响

随着社会人口老龄化程度的不断深入，尤其是老年人口的高龄化，对社会经济发展、医疗卫生保健、人民生活等诸多领域产生广泛而深刻的影响。

1. 社会负担加重　人口老龄化使劳动力人口的比重降低，对老年人的赡养比升高，加重了劳动力人口的负担。2013 年我国老年人口负担系数约为 21.58%，即大约 5 个劳动力人口负担 1 个老年人。据最新预测，2020 年约 3 个劳动力人口负担 1 个老年人，而 2030 年约 2.5 个劳动力人口负担 1 个老年人。人口老龄化对投资、消费、储蓄和税收均带来相应的影响。

2. 社会保障费用增加　人口老龄化使国家用于老年社会保障的费用大量增加。医疗费用和养老金是社会对老年人的主要支出项目，加上各种涉老救助和福利，庞大的财政开支给国家政府带来沉重的负担。据统计，2003 ~ 2009 年我国中央财政补助养老保险基金累计支出 5748.31 亿元，各级财政对养老保险基金补助总额由 2003 年的 493.90 亿元增加到 2009 年的 1326.29 亿元，年均增长 22%。预计到 2030 年，我国离退休人员将猛增到 1.5 亿多人，届时离退休人员将相当于在职人员的 40% 以上，这将给国家造成沉重的负担，影响经济的可持续发展。

3. 现有产业结构需要调整　人口老龄化要求调整现有的产业结构，增加老年人所需要的产业、社会服务业来满足老年人口的特殊需要。建设适合于老年人的住宅、街区和交通，发展老年人衣、食、住、行、用、文等各种消费品，政府及其他机构都要增加相应的投入。

4. 传统养老模式受到影响　家庭结构的微型化、核心化及青壮年人口的大范围流动，导致许多老年人处于空巢家庭中。《中国老龄事业发展报告（2013）》显示，我国"空巢老人"占老年人口的比例接近 50%，2013 年将突破 1 亿人。此外，即便是非空巢家庭的老年人，由于子女忙于工作、事业，往往也无暇照顾。这意味着传统的家庭养老功能日趋削弱，急需社会养老功能的极大发挥，以弥补家庭养老功能的不足。

5. 保健服务需求增加　随着人类寿命的延长，因疾病、伤残、衰老而失去生活能力的老年人显著增加。据统计，截至 2012 年底，我国失能老年人口已达 3600 万人，患慢性病的老年人口达 0.97 亿人。老年人发病率高，且多患有肿瘤、心脑血管病、糖尿病、老年精神障碍等慢性病，病程长，花费大，消耗卫生资源多，这不仅使家庭和社会的负担加重，同时也对医疗资源提出挑战，对医疗设施、医护人员和卫生费用的需求急剧增大。

6. 老龄工作力度急需加大　我国的老龄工作起步较晚，健康保健专业人员缺乏，基层服务网络薄弱，老龄工作资源不足。目前，针对老年人所开展的服务项目少，服务水平低，覆盖面窄，老年人的参与率和受益率不高。

（五）人口老龄化问题的解决策略

我国人口老龄化的快速发展，给社会带来深刻的影响。因此，应根据我国人口、经济发展等实际情况，充分借鉴国外的经验，探索出具有中国特色的解决老龄问题的具体对策。

1. 加速经济发展，增强社会承载能力　据中国人口年龄结构发展预测，2025 年之前是我国抚养系数低，经济发展的"人口红利"黄金时期。这个时期是我国人口老龄化的发展阶段，虽然老年人口比重开始上升，但少儿人口在总人口中的比重已经下降，劳动力人口相对比重尚可；同时劳动力相对年轻，资源充足，为经济发展创造了良好的条件。故必须抓住机遇，加快经济发展的速度，为人口老龄化的高峰期奠定雄厚的物质基础。

2. 建立和完善适合我国国情的养老保障体系　建立和完善社会养老保障制度是实现"老有所养"目标的根本保证。应广泛动员社会各方面的力量，多渠道筹措资金，加大农村社会养老保障的投入，尽快建成覆盖城乡居民的社会保障体系，让基本保障惠及全体老年人。同时，加快养老服务体系建设，充分发挥家庭和社区功能，着力巩固家庭养老地位，优先发展社会养老服务，构建居家为基础、社区为依托、机构为支撑的社会养老服务体系，创建中国特色的新型养老模式。还要加快社会养老服务的法制化进程，依法保障老年人权益，探索建立老年护理保险制度，实施针对城乡贫困老年人的养老服务补贴政策，完善适合我国国情及经济发展水平的社会保障制度，提高老年人的经济保障能力，使老年人能够共享社会发展成果。

3. 健全老年医疗卫生保健防护体系   "老有所医"是老年人最为突出和重要的需求，庞大的老年人群所带来的健康问题导致对医疗卫生服务的需求激增。因此，应加快深化医疗卫生改革，健全社区卫生服务体系和组织，构建医疗保健防护体系，推进老年医疗卫生服务网点和队伍建设，并将老年医疗卫生服务纳入各地卫生事业的发展规划，基层医疗卫生机构应积极开展老年人医疗、护理、卫生保健、健康监测等服务，为老年人提供方便、快捷的综合性卫生服务，同时建立和发展多种形式的医疗保障制度，以缓解老年人患病后对家庭和个人造成的经济压力，妥善解决看病就医的费用问题和农村老年人"看病难"问题。

4. 大力发展老龄产业   发展老龄产业是应对老龄社会，满足庞大老年人群需求，促进经济社会协调发展的重要内容。因此，要制订老年服务业发展规划，实施国家对老年服务业的扶持保护政策，建立老年服务业发展管理体制，立足城乡社区发展老年服务业，培育老年服务中介组织，培养专业化的老年社会服务队伍，在 2030 年以前使老年服务业有较大的发展。同时，要大力研制、开发老年消费品，培育老年用品市场。

5. 努力实现健康老龄化和积极老龄化

（1）健康老龄化（aging of the health）   是世界卫生组织于 1990 年 9 月在哥本哈根会议上提出并在全世界积极推行的老年人健康生活的目标。其内涵是指老年人在晚年能够保持躯体、心理和社会生活的完好状态，将疾病或生活不能自理推迟到生命的最后阶段。联合国提出，将健康老龄化作为全球解决老龄问题的奋斗目标。

我国学者何慧德教授提出，健康老龄化有两层含义：一是个体的健康老龄化，即老年阶段健康时期延长，伤残或功能丧失只在生命晚期出现，且持续时间很短，老年人生存质量提高，晚年生活更加有意义。二是群体的健康老龄化，即健康者在老年人群中所占的比例愈来愈大，老年人口的健康预期寿命延长。健康老龄化的外延包括老年人个体健康、群体健康与人文环境健康三个部分，也就是老年人具有良好的身心健康和社会适应能力；健康预期寿命的延长与社会整体相协调；有良好的社会老龄化的社会氛围，以及社会发展的持续性、有序性，并符合规律。

（2）积极老龄化（active aging）   2002 年在马德里国际老龄大会上提出，积极老龄化是应对人口老龄化的新思维，也是健康老龄化在理论上的完善和必要条件。积极老龄化是指老年人不仅在机体、社会、心理方面保持良好的状态，还要积极地面对晚年生活，作为家庭和社会的重要资源，继续为社会做出有益的贡献。其内涵是将健康、保障和参与看成三位一体，强调老年人进行社会参与的必要性、重要性。即老年人应不断参与社会、经济、文化、精神和公民事务；强调尽可能地保持老年人个体的自主性和独立性；强调从生命全程的角度关注个体的健康状况，使个体进入老年期后还能尽量长时间地保持健康和生活自理。

我国学者认为，积极老龄化能促进老年人"老有所养、老有所医、老有所学、老有所教、老有所为、老有所乐"和强化我国老年人最缺的"归属感"，发挥其潜能，提高生活质量；能增加社会人力资本，为社会造就一批为老服务的志愿者队伍，这些都是应对老龄化所不可或缺的。

第二节　老年护理学概述

老年护理学源于老年学，是一门跨学科、多领域并具有其独特性的综合性学科，与老年学、老年医学关系密切。

一、老年学的定义及其相关概念

老年学（gerontology）是研究人类老化及其所引起一系列经济和社会等与老年有关问题的综合性学科，主要包括老年生物学、老年医学、老年社会学、老年心理学、老年护理学等多种学科。

二、老年医学的定义及其相关概念

老年医学（geriatrics）是医学科学中的一门重要学科，是从医学的角度研究人类衰老的机制，探索老化的发展过程，实施保障老年人身心健康，以及研究预防和治疗人类老化及老年疾病的学科。包括老年基础医学、老年临床医学、老年康复医学、老年流行病学、老年预防保健医学、老年社会医学等内容。

三、老年护理学的定义及其相关概念

老年护理学（geriatric nursing）是研究、诊断和处理老年人对自身现存和潜在健康问题的反应的学科，是护理学的一个重要分支，与社会科学、自然科学相互渗透。

老年护理学起源于现有的护理理论和社会学、生物学、心理学、健康政策等学科理论。美国护士协会（American nurses association，ANA）1987年提出用"老年护理学（genatnc nursing）"概念代替"老年病护理（geriatric nursing）"概念，意味着老年护理学涉及的范畴更广泛。老年护理学包括评估老年人的健康和功能状态，制订护理计划，提供有效护理和其他卫生保健服务，并评价效果。老年护理学强调保持和恢复、促进健康，预防和控制由急慢性疾病引起的残疾，发挥老年人的日常生活能力，实现老年人机体的最佳功能，确保人生的尊严和舒适生活直至死亡。

第三节　老年护理学的发展

老年护理学的发展大致经历了四个时期：①理论前期（1900～1955年）：此期无任何理论作为执行护理业务活动的基础；②理论基础初期（1955～1965年）：随着护理学专业的理论和科学研究的发展，老年护理的理论也开始研究、建立和发展，此期第一本

老年护理教材问世；③推行老人医疗保险福利制度后期（1965～1981年）：此期老年护理的专业活动与社会活动相结合；④全面完善和发展时期（1985年至今）：形成了较完善的老年护理学理论并指导护理实践。

一、国外老年护理的发展

老年护理作为一门学科最早出现于美国。美国的老年护理对世界各国老年护理的发展起到了积极的推动作用。1900年，老年护理作为一个独立的专业需要被确定下来。至20世纪60年代，美国护理协会先后成立老年护理专科小组和老年病护理分会，确立了老年护理专科委员会，老年护理真正成为护理学中一个独立的分支。1970年首次正式公布老年病护理执业标准。1975年开始颁发老年护理专科证书，同年《老年护理杂志》诞生，老年病护理分会更名为"老年护理分会"，服务范围也由老年患者扩大至老年人群。1976年美国护理学会提出发展老年护理学，从护理的角度与范畴执行业务活动，关注老年人对现存的和潜在的健康问题的反应。至此，老年护理显示出其完整的专业化发展历程。

自20世纪70年代以来，美国老年护理教育得以发展，尤其是开展了老年护理实践的高等教育和训练，培养高级实践护士（advanced practice registered nurses，APRN），使之具备研究生学历，熟练地掌握专业知识技能，经过认证后能够以整体的方式处理老年人复杂的照顾问题。高级执业护士包括老年病开业护士（nurse practitioners，NP）、老年病学临床护理专家（clinical nurses specialists，CNS）。截至2010年，美国培养了6741名老年高级实践护士，其中，持有美国护士认证中心（American nurse's credentialing center，ANCC）或美国护理科学院证书的老年开业护士和临床护理专家各有3972人和574人。经过近半个世纪的不断发展和完善，目前美国老年护理已处于世界领先地位。

二、中国老年护理的发展

长期以来，我国的老年护理学被划入成人护理学范畴，加上高等护理教育的一度停滞等原因，严重影响了老年护理学的发展。20世纪80年代，随着中华老年医学会的成立和老年医学的发展，尤其是20世纪90年代以来，老龄化带来的一系列问题引起了我国政府对老龄事业的高度关注，先后发布了《关于加强老龄工作的决定》《中国老龄工作发展纲要》和《中华人民共和国老年人权益保障法》等一系列相关政策和法律法规，有力地促进了老龄事业的发展。同时，国内还先后建立了老年学和老年医学研究机构，与之相适应的老年护理学也作为一门新兴学科受到重视和发展。1996年，中华护理学会提出要发展和完善我国社区的老年护理；1999年，学会增设老年病护理专业委员会。老年护理长期以来均以医院护理占主导地位。如综合医院成立老年干部病科，开设老年门诊与病房，按专科收治和管理；很多大城市均建立了老年病专科医院，按病情的不同阶段提供不同的服务，如医疗护理、生活护理、心理护理和临终关怀等。医院内的老年护理对满足老年人的医疗需求发挥了重要的作用。此外，有些城市还成立了老年护理中心、老年护理院，为社区内的高龄病残、孤寡老人提供上门医疗服务和家庭护理；为老年重病者建立档案，定期巡回医疗咨询，老人可优先接受入院治疗、护理服务和临终关怀服务。随着老年问题的日益突出，对老年护理提出了前所未有的挑战，同时也得到了高度的重视和发展。国家制定了《养老护理员国家职业技能标准》，编制了国家职业资格培训教程《养老护理员》，有些院校还筹建了老年护理专门的实训室，但是其发展还远远不能满足老年人的需求，高等护理教育中开设老年护理专业的院校甚少，老年护理专业的人才培养还有待加强。虽然老年护理的研究在逐步加强，护理研究生教育中也设立老年护理方向，国内外的学术交流逐渐增多，有些院校与港澳台地区和国外护理同仁建立了科研合作关系，但与发达国家相比，我国的老年护理教育明显滞后，从事老年护理专业人员的数量与质量还远远不够。

面对老年学未来的发展方向和趋势，老年护理也应与时俱进，及时适应新时期的变化，注意加强老年护理教育和专业老年护理人员的培养，加强相关基础理论、老年人常见疾病防治的护理研究，开发老年护理设备，借鉴港澳台地区和国外的先进经验，构建具有中国特色的老年护理理论与实践体系，不断推进我国老年护理事业的发展。

复习自测题

1. 发达国家对老年人年龄划分的标准是（　　　）

    A. 55 岁   B. 60 岁   C. 65 岁

    D. 70 岁   E. 75 岁

2. 发展中国家对老年人年龄划分的标准是（　　　）

    A. 55 岁   B. 60 岁   C. 65 岁

    D. 70 岁   E. 75 岁

3. 李大爷 63 岁，依照 WHO 关于人的年龄界限新的划分标准为（　　　）

    A. 中年人   B. 年轻老年人   C. 老年老人

    D. 青年人   E. 非常老的老年人

4. 发展中国家定义老龄化社会的标准是（　　　）

    A. 60 岁以上人口占总人口的 10% 以上

    B. 60 岁以上人口占总人口的 7% 以上

    C. 65 岁以上人口占总人口的 7% 以上

    D. 65 岁以上人口占总人口的 10% 以上

    E. 60 岁以上人口占总人口的 8% 以上

5. 老年护理作为一门学科最早出现于（　　　）

    A. 英国   B. 中国   C. 美国

    D. 日本   E. 韩国

6. 我国进入老龄化社会的时间是（　　　）

    A. 1998 年   B. 1999 年底   C. 2000 年底

    D. 1980 年   E. 1990 年

第二章　老年保健

📖 **学习目标**

1. 掌握老年保健的定义、重点人群、健康老龄化定义、自我保健方法。

2. 熟悉老年保健的原则，自我保健的概念、内容及注意事项，实现健康老龄化的主要措施。

3. 了解国内外老年保健的发展，健康老年人的标准。

随着年龄的增长，老年人各系统功能逐渐减退，做好老年保健工作，为老年人提供较为完善的医疗保健服务，不仅有利于延长老年人的自理生活年限，提高老年人的生活质量，使其健康长寿，安度晚年，还能促进家庭、社会的稳定和发展。

第一节　老年保健概述

一、老年保健的定义、目的

世界卫生组织（WHO）老年卫生规划项目认为，老年保健是在平等享有卫生资源的基础上，充分利用现有的人力、物力，以维护和促进老年人健康为目的，发展老年人保健事业，使老年人得到基本的医疗、康复、保健、护理等服务。

医务、保健人员不仅要为老年人提供疾病的治疗、康复，同时还要对老年人的饮食营养、休息活动、心理卫生等提出有效的健康指导，从而最大限度地延长老年期独立生活的时间和缩短功能丧失的时间，达到延长健康预期寿命，提高老年人的生存质量，使老年人能健康、幸福、愉快地度过晚年，进而实现健康老龄化的目的。

二、老年保健的重点人群

（一）高龄老人

在我国，高龄老人泛指 80 岁以上的人群。这些老人常有多种躯体疾病和心理疾病，极易出现多系统功能衰竭，住院率较其他人群高，住院时间也较长，对医疗、护理、健康保健等方面的需求很大。

（二）独居老人

随着社会的发展和人们观念的转变，传统家庭结构发生着巨大变化，只有老年人组成的家庭不断增多，尤其在农村，青年人外出务工越来越多，导致老年人单独生活的现象更加严重，加之交通不便，独居老人很难外出看病、购药。因此，为老年人提供健康咨询、定期巡诊、送药上门或进行社区老年保健都具有重要意义。

（三）丧偶老人

丧偶老人随着年龄的增长而增多，其中女性丧偶率高于男性。丧偶对老年人的生活影响很大且常常导致严重的心理问题。据世界卫生组织（WHO）报告显示，丧偶老人的孤独感和心理问题发生率均高于有配偶者，这种现象对老年人的健康是有害的，尤其是近期丧偶者，常导致原有疾病的复发或新疾病的出现。

（四）患病的老人

老年人患病后，身体状况差、生活自理能力下降，对全面、系统的治疗、护理、保健需求量增加。

（五）新近出院的老人

新出院的老人因身体尚未完全恢复，常需要继续治疗或康复锻炼。因此，社区医务、保健人员应及时对新近出院的老人进行家庭随访，掌握老人的情况，并根据恢复情况及时调整康复治疗方案。

（六）精神障碍的老人

随着老年人数的增加，老年精神障碍者也随之增加。老年精神障碍者主要是指痴呆患者。这类老人生活不能自理，生活失去规律，并常伴有营养障碍，从而加重原有的疾病。所以，痴呆老人需要更多的医疗保健护理服务。

（七）"三无"、特困老人

目前，国家的养老服务政策中把"三无"老人（无劳动能力、无收入、无赡养人）、特困老人纳入主要的服务对象。医务人员也应对这类老人给予更多的关注。

三、老年保健的原则

老年保健的原则是开展老年保健工作的行动准则，为老年保健工作提供依据和指导。

（一）全面性原则

老年人的健康应该包括躯体、心理、社会等全方位的健康，所以老年人的保健也应该是多维度、多层次、综合性的。全面性原则意指老年保健应从老年人的躯体、心理、社会适应能力、生存质量，疾病预防、治疗、康复及健康促进等方面开展工作。

（二）区域化原则

为使老年人得到及时、方便的医疗保健服务，老年保健工作应以社区为单位开展工作。社区老年保健主要是通过家庭、邻里与社区建立医疗保健和生活照料服务，进而确保在要求的时间、地点为需要服务的老年人提供社会援助，以帮助老年人战胜困难和更好的生活。

（三）费用分担原则

根据我国国情，目前我国的老年保健费用采用的是三三制原则，即政府负担一部分，保险公司的保险金补偿一部分，老人自付一部分。这种风险共担的原则既能减轻老年人、政府的负担，也能让保险公司获得一定的利益，所以越来越为大多数人所接受。

（四）功能分化原则

老年保健功能分化原则是在对老年健康多层次的充分认识的基础上，针对老年保健的各个层面所开展的以老年人保健为目的的各类组织机构，如老年医院、老年护理院、临终关怀院、家庭病床等。功能分化原则在老年保健的计划、组织、实施及评价方面都有所体现，从而为老年人提供多种功能的保健服务。

（五）联合国老年政策原则

1. 独立性原则　老年人能通过家庭、社会支持及自我储存而获得基本的生活保障，老年人享有创造收入的工作机会，老年人享有参加教育和培训的机会，老年人享有对自己生活方式和居住环境的自主选择权。

2. 参与性原则　老年人可参与部分政策的制定和执行，老年人可以根据自己的实际情况参加社区服务，老年人可以根据自己的兴趣、特长组织自己的协会。

3. 保健与照顾原则　老年人享有法律保护和法律服务；老年人享有家庭和社区的照顾和保护；老年人享有保健服务，以使自己的身心达到最佳水平；老年人享有人权和自由，包括对老年人的尊严、信仰、需要、利益和隐私的尊重。

4. 自我实现原则　老年人应能享用社会的教育、文化、精神和娱乐资源，老年人应能享有寻求发展自己的机会。

5. 尊严性原则　老年人应当生活在有尊严的环境中，且尊严能得到保护，不受剥削和损害；老年人不论年龄、性别、种族、能力、残疾或其他情况，都应受到社会的公平对待和尊重。

四、老年保健的策略

在现有经济和法律的基础上，建立符合我国国情的老年保健制度是发展老年保健事业的关键，同时也关系到我国社会的稳定，因此，需要引起全社会的高度重视。根据老年保健的目标和相关政策，目前我国老年保健策略归纳为 6 个"有所"，即"老有所医、老有所养、老有所乐、老有所学、老有所为、老有所教"。

（一）老有所医——老年人的医疗保健

大多数老年人的健康状况随着年龄的增长而下降，健康问题和疾病逐渐增多。要改善老年人的医疗状况，就必须先解决好老年人的医疗保障问题。只有深化医疗保健制度的改革，逐步实现社会化的医疗保险，运用立法手段和国家、集体、个人合理分担的原则，将全部公民纳入这一体系当中，才会改变老年人支付不起看病费用的被动局面，真正实现"老有所医"。

（二）老有所养——老年人的生活保障

家庭养老仍是我国老年人养老的主要方式，但由于家庭养老功能的逐渐弱化，养老必然会由家庭逐步转向社会，特别是社会福利保健机构。因此，增加养老资金的投入，建立完善的社区老年服务设施和机构，确保老年人的基本生活和服务保障，将成为老年人安度幸福晚年的重要方面。

（三）老有所乐——老年人的文化生活

老年人在离开劳动岗位之前，为社会、家庭奉献了自己的一生，在年老时理应享受到生活的乐趣。国家、集体、社区、家庭有责任为老年人的"所乐"提供条件，积极引导老年人正确、科学地参加社会文化活动，提高老年人自身的身心健康和文化修养。"老有所乐"的内容十分广泛，如开展琴棋书画、歌唱舞蹈、种植花草、饲养宠物、组织观光旅游等。

（四）老有所学和老有所为——老年人的发展与成就

虽然老年人在体力和精力上不如中青年人，但老年人拥有丰富的经验和广博的知识，是社会的宝贵财产。"老有所学"和"老有所为"是两个彼此相关的不同问题，随着社会的不断发展，老年人的健康水平也不断提高，这两个问题也就显得越发的重要。

1. 老有所学　自 1983 年第一所老年大学创立以来，老年大学为老年人提供了一个再学习的机会，也为老年人的社会交往创造了有利的条件。老年人可根据自己的兴趣爱好，选择学习的内容，如医疗、保健、书法等。这些学习不仅能陶冶老年人的情操，提高自身修养，又为"老有所为"创造了一定的条件。

2. 老有所为　"老有所为"可分为两类：①直接参与社会发展：将自己的知识和经

验直接应用到社会活动中，如从事医疗保健服务、人才培养、各种技术咨询服务等；②间接参与社会发展：如参加社会公益活动、支持子女工作、献计献策等。在人口老龄化日益严重的今天，不少国家出现了劳动力缺乏的问题，"老有所为"在一定程度上缓和了这种矛盾，同时也为老年人增加了个人收入，对提高老年人在社会、家庭中的地位及进一步改善自身生活质量起到了积极的作用。

（五）老有所教——老年人的教育及精神生活

老年人身心均较脆弱，感情上的淡漠、观念上的歧视、经济上的分配不公、政治上的忽视都可能造成老年人身心的伤害，从而不利于老年人与年轻一代关系的协调，不利于社会的发展，甚至造成社会的不安定。因此，社会有责任对老年人进行科学的教育，并帮助老年人建立健康的、丰富的、高品位的精神文化生活，从而保障老年人的生活质量和健康状况。

第二节　国内外老年保健的发展

世界各国的老年保健事业的发展状况不尽相同，欧美国家由于进入老龄社会较早，所以老年保健制度和体系均较规范、完善。近年来，我国老年保健事业在政府的高度重视下也得到了飞速发展，国家颁布并实施了一系列政策，推动了老年保健事业的发展，但由于我国老年保健事业起步较晚，加之老年人口众多等因素，所以我国老年保健事业目前仍面临着巨大挑战。

一、国外老年保健概况

（一）英国

老年保健最早起源于英国，起初是在综合医院内为患病老人进行治疗、护理，现在拥有专门的老人医院对长期患病的老年人实行"轮换住院制度"。由于老年问题非常严重，为利于老年人的身心健康和对患者的管理，英国按照三级预防的原则，建立了以社区为中心的社区老年保健服务机构，并有老年病的专科医务人员和健全的老年医疗保健网络。此外，英国政府还推行了一系列的养老政策，以强化对老年人的社会关怀。

（二）美国

美国对老年人的关怀非常重视，早在1915年到1918年间，就提出了老年保健问题。1934年起草了一项保障老年人、失业者、盲人、鳏寡者及其子女最基本收入的法律。1965年老年人健康保险作为第十八条被写进了社会保障法。从1966年7月，美国老年人开始享有老年保险，此项保险包括A类保险（强制性住院保险）和B类保险（附加医疗保险）。A类主要用于支付住院治疗费用、家庭保健治疗费用和临终关怀医院费用，B类主要用于支付医生服务费和医院门诊服务费。美国政府致力于在医院和老人院之间建立协作关系，以此解决长期保健的筹资问题，但美国的长期老年保健仍面临着三大挑战：需要筹措足够的经费、需要训练有素的专业人员提供保健服务、伦理道德问题。目前美国老年保健主要有三大特点：得到联邦政府的资助；服务多样化，包括治疗、预防、教育、跟踪护理等；重视预防。美国老年服务机构主要有护理之家、家庭养护院、日间护理院等。

（三）日本

日本是世界第一长寿国，虽然老年保健事业起步较晚，但目前已形成了一套比较完整的体系，主要有老年保健法、老年福利法、护理保险法，并逐步形成了涉及医疗、老年保健设施和老年人访问护理等内容的一系列制度。建立多元化的养老服务体系是日本社区老年保健的主要特点。老年保健机构将老年人在疾病的预防、治疗、护理、功能锻炼及健康教育等方面很好地结合起来，对保持老年人的身心健康起了重大作用。日本的老年保健事业对不同的老年人有不同的策略：

1. 健康老人　①建立"生气勃勃"推进中心，以促进老年人自立、参与、自护、自我充实、尊严为原则，为老年人提供各种信息和咨询，如法律、医疗、心理社会等。②建立"银色人才"中心，为老年人提供再就业机会。③提供专用的"银色交通工具"，鼓励老年人的社会参与等。

2. 独居、虚弱老人　①建立完善的急救情报系统；②建立市、镇、村老年人福利推进事业中心，以确保老年人的安全，解除老年人的孤独，帮助老年人的日常生活，促进老年人的健康。

3. 长期卧床老人　①设置老年服务总站：提供与老年人医疗、保健、福利相关联的综合性服务，做出适合每个老年人的个体化保健护理措施。②建立家庭护理支持中心：接受并解答来自老年人照顾者的各种咨询及问题，为老年人提供最适当的医疗、保健、福利等综合信息，帮老年人申请利用公共保健福利服务，负责介绍、指导护理器械的具体使用方法等。③建立老年人家庭服务中心：开展功能康复训练、咨询等活动，提供饮食服务、沐浴服务等。④设置访问护理站：在医嘱的基础上，由保健护士或一般护士为老年人提供治疗、护理、健康指导等。⑤设置福利器械综合中心：免费提供或租借日常生活必须用具和福利器械，并负责各种用具使用方法的咨询、指导、训练等。

4. 痴呆老人　①设置痴呆老年人日间护理站：主要为那些白天家庭照顾困难的痴呆老人提供饮食、沐浴等服务。②建立痴呆老人小组之家：让痴呆老人生活在一个大家庭，然后由专业人员提供个体化护理，以延缓痴呆进程，让痴呆老人有安定的生活。③建立痴呆老人综合护理联合体系：及早发现并收治、护理痴呆老人。发现并保护走失的身份不明的痴呆老人，并与老人医院、老年保健机构联合，提供咨询、诊断、治疗、护理、照顾为一体的服务。

二、国内老年保健概况

我国老年学和老年医学的研究始于20世纪50年代中期，1982年成立了中国老龄问题全国委员会，1996年10月颁布实施了《中华人民共和国老年人权益保障法》，2000年8月政府制定了《关于加强老龄工作的决定》，2011年国务院明确了中国老龄事业在老年社会保障、老年医疗保健、老龄服务、老年社会管理、老年科研及国际交流与合作等方面的发展任务。为了加快我国老年保健事业的发展，我国在借鉴发达国家的经验上，结合我国基本国情，正积极探索具有中国特色的老年保健模式。目前我国已建立了老年社会保障和社会互助制度，并建立了以家庭养老为基础、社区养老为依托、社会养老为补充的老年服务体系。

1. 老年医疗保健纳入三级预防保健网的工作任务之中　城市、农村的三级医疗预防保健网把老年医疗保健纳入工作任务之中，省、市级的二、三级医院对社区老年保健工作进行指导，有条件的医院还创建了老年病科（房）、老年咨询门诊、老年门诊和老年家庭病床。

2. 医疗单位与社会保健、福利机构相合作　医务人员到社会保健、福利机构中进行老年常见病、慢性病、多发病的研究和防病指导工作，并开展老年人健康教育和健康体检。

3. 开展老年人社区、家庭医疗护理　各级医院对不能到医院的老年人提供上门服务，如送药上门，开展家庭医疗护理、社区康复工作等。

4. 建立院外保健福利机构　目前，院外保健福利机构包括：敬老院、养老院、社会福利院、老年公寓、托老所、社区老年活动中心等。主要为老年人提供一般医疗、保健、生活服务。

5. 开展老年健康教育　大力开展以老年自我保健、常见疾病防治知识为主的老年健康教育，使老年人掌握基本的健康保健知识。

6. 举办各种文体活动　鼓励老年人根据自身爱好和特长参加不同形式的文化、娱乐、体育、健身活动，以增强体质，延缓衰老，减少疾病。

7. 加强老年医疗保健的科学研究　建立不同规模的老年医学研究所，开展老年特有病、常见病、慢性病的研究工作。

8. 加强老年医学保健人才的培训　医学院校根据实际情况开设老年医学、老年护理等专业课程，以培养专门从事老年医疗、保健的人才。

9. "十二五"期间我国老年事业的主要发展目标　①建立应对人口老龄化的战略体系框架，制订老年事业中长期发展规划；②健全老年人的基本医疗保障体系；③健全覆盖城乡居民的社会养老保障体系；④建立以居家为基础、社区为依托、养老机构为支撑的养老服务体系，并健全相关网络；⑤全面推行城乡建设涉老工程，如小区无障碍设施的改造，小区老年配套设施的建立；⑥增加老年文化和体育健身活动设施，扩大老年学校办学规模；⑦成立老年工作委员会并加强老年社会管理工作。

第三节 老年人的自我保健

一、老年人自我保健的概念及内容

（一）自我保健的概念

自我保健是个人、家庭、邻里、亲友和同事自发的卫生活动，是人们为保护自身健康所采取的一些综合性的保健措施。自我保健的内涵为：①自我保健中的"自我"，狭义上指个人，广义上还包括家庭、邻里、亲友、同事及社区。②自我保健活动包括两方面，一是个体不断获得自我保健知识并形成某种内在的自我保健机制；二是个体利用学习和掌握的保健知识，根据自身的健康需求，主动地进行自我保健活动。③自我保健强调"自我"在保健中的作用及地位，充分发挥"自我"在健康维护、疾病防治中的主观能动性。④自我保健需要接受科学的健康教育指导。

老年自我保健是指健康或罹患疾病的老年人，用自己所掌握的医学知识、科学的养生方法、简单易行的康复治疗手段，依靠自己、家庭、邻里的力量对身体进行自我预防、观察、诊断、治疗、护理及康复等活动。通过对自我保健地不断调整，恢复了生理及心理平衡，逐步养成良好的生活习惯，并建立起一套适合自身健康状况的养生方法，从而达到预防疾病、治疗疾病、增进健康、提高生活质量、延缓衰老和延年益寿的目标。

（二）自我保健的内容

1. 适应环境变化 面对不断变化的环境，老年人应积极调整自己的身心状态，努力适应周围环境的变化。老年人及其家人应采取有效措施保护有利健康的环境因素，并改造不利于健康的因素，使自己适应的环境良好。

2. 学习健康保健知识 学习健康保健知识是自我保健的重要环节。老年人可通过健康保健知识讲座、健康保健宣传刊物、电视、网络等途径学习相关知识，使自己掌握老年常见病、多发病的预防、治疗、自我护理、康复等基本方法。

3. 保持并促进健康行为习惯 健康行为习惯是个人或群体表现出的有利于自身和（或）他人健康的行为习惯。日常生活中主要表现为不吸烟、不酗酒、合理膳食、生活规律、睡眠充足、运动适量、心态积极乐观等。

4. 参与社区健康保健活动 老年人应积极参加社区健康保健活动，如健康教育、健康体检、改善环境卫生等活动，从而不断提高自我保健意识，增进机体健康。

二、老年自我保健方法及注意事项

（一）老年自我保健方法

1. 自我观察 通过"视""触""叩""听"等方法进行身体状况的自我检查，及时发现异常或危险信号，以便及时治疗。自我观察的内容主要包括：与生命活动相关的指标，疼痛的部位及特征，各系统的结构及功能变化等。

2. 自我预防 自我预防就是指人们通过建立健康的生活方式，包括养成良好的生活、卫生、饮食习惯，调整和保持良好的心理状态，坚持科学锻炼，定期健康体检等，达到预防疾病的目的。对于那些存在高危因素的老年人（如高血糖、高脂血症、高尿酸血症、肥胖等），自我预防是非常重要的保健方法。

3. 自我治疗 自我治疗主要是对轻微损伤和慢性疾病的自我治疗。老年人应根据自我的身体状况，配备一定量的家庭药品、家庭用氧装置等，在医疗保健人员的指导下进行自我治疗。

4. 自我康复 主要是针对因急性病或慢性病导致身体功能暂时下降的老年人，通过采用非药物疗法进行调理和功能锻炼，促进机体早日康复，提高生活质量。

5. 自我护理 运用家庭护理知识进行自我照料、自我保护、自我调节、自我参与等护理，以增强老年人的生活自理能力。

6. 自我急救 在特殊、危急的情况下，具备一定的自我急救常识，不但能提高治疗效果，甚至能挽救患者生命。包括：①熟知急救电话；②外出时随身携带急救卡（写明姓名、两个以上家属联系电话、血型、主要疾病、定点医院、病历号等）；③患糖尿病的老年人随身携带糖果或点心；④患心绞痛的老年人随身携带硝酸甘油；⑤患心肺疾病的老年人配备家庭用氧装置和吸痰装置；⑥家人掌握心肺复苏等急救技术。

（二）老年人自我保健注意事项

1. 老年人要根据自我身体状况及保健目的选择适当的自我保健方式。常用的自我保健方法包括：膳食营养保健、生活调理保健、运动保健、精神心理卫生保健、药物疗法保健、物理理疗保健、中医保健等。

2. 自我保健应采用药物和非药物疗法相结合，在急性病和慢性病急性发作期，应以药物疗法为主。在使用药物疗法时应根据自身身体状况、肝肾功能、个体耐受情况合理使用，以非处方药物为主，并应随时观察药物疗效及不良反应。在慢性病缓解期、急性病恢复期或后遗症期则主要以非药物疗法为主（如生活调理、运动、物理、心理等治疗），若效果不明显再结合药物疗法。

3. 体弱多病的老年人在自我保健时，常需同时采用几种保健方法，但要分清主次，合理调配，以起到协同作用，提高自我保健效果。

4. 自我保健需要长期坚持，不应只是在生病时才进行，并且自我保健不能代替医务人员的治疗，在疾病需要治疗时应及时到医院进行诊治。

第四节　健康老年人及健康老龄化

一、健康老年人

老年期是一个机体各项功能逐渐下降，多种疾病容易侵袭的年龄阶段，成为一个健康老年人是每个老年人及家庭的愿望。随着时代的发展，关于健康老年人的标准也在不断地深化、扩展，建立符合我国国情和文化的健康老年人标准，是改善老年人健康状况的基础，更是提高其生活质量的重要前提。我国于 1982 年针对中华医学会老年医学分会对全国范围内老年人生理正常值测定的研究，提出了有关健康老年人标准的 5 条建议。该标准认为，健康老年人是指主要的脏器没有器质性病理改变的老年人。1996 年根据生物医学模式向社会 – 心理 – 生物医学模式转变的要求，又对这一标准进行了补充和修订。该标准侧重描述疾病、健康和精神心理方面的内容，但对健康相关危险因素，社会参与度和社会贡献，以及自我满意度、幸福感等方面均未描述。随着时代发展和老年人健康状况的不断改善，2013 年中华医学会老年医学分会对健康老年人的标准进行了再次修订。具体标准如下：

1. 重要脏器的增龄性改变未导致功能异常，无重大疾病，相关高危因素控制在与其年龄相适应的达标范围内，具有一定的抗病能力。

2. 认知功能基本正常，能适应环境，处事乐观积极，自我满意或自我评价好。

3. 能恰当处理家庭和社会的人际关系，积极参与家庭和社会活动。

4. 日常生活活动正常，生活自理或基本自理。

5. 营养状况良好，体重适中，保持良好的生活方式。

本标准适用于 ≥ 60 岁人群。相关高危因素指心脑血管疾病的相关危险因素，主要有高血压、糖尿病、血脂紊乱。体重适中指体重指数（BMI）为 $20 \sim 25 kg/m^2$。良好的生活方式指不吸烟，慎饮酒，合理的膳食搭配，坚持科学锻炼等。

二、健康老龄化

随着生活条件的不断改善、老年人口的不断增加、医疗技术的不断进步，人们对科学养老越发的重视，健康老龄化已成为当今国际社会的焦点。健康老龄化在 1987 年 5 月召开的世界卫生大会上被首次提出，而后在 1990 年 9 月的哥本哈根世界老龄会议上第一次把健康老龄化作为一项战略目标提出来。1996 年 3 月中国老龄协会提出，面向 21 世纪，积极倡导和促进健康老龄化是我国老龄化的战略方向。健康老龄化是人类面对老龄化挑战提出的一项战略目标和对策，也是人类应对老龄化挑战的必然选择。实现健康老龄化的过程，是提高老年人生活质量和寿命质量的过程，也是促进社会经济发展、文化进步、安定团结的过程。

（一）健康老龄化的定义

1. Jorm 等学者将健康老龄化定义为：生活在社区的老年人自我健康评价良好，日常生活能力评价无损害，简易智能状态检查在 28 分以上。

2. Rowe 等学者从生物 – 心理 – 社会医学模式出发，提出健康老龄化的标准，即①低患病率及疾病相关残疾；②高水平认知功能和躯体功能；③积极参与社会活动。

3. 我国学者认为，健康老龄化不仅是要延长人类的生物学年龄，还要延长人类的心理和社会年龄，并使老年人健康、独立生活的时间更长，尽可能缩短老年人伤残期和需要他人照顾的时间，延长参加社会的年限，缩短与社会隔绝和受歧视的年限。

总之，健康老龄化就是人们在老年时期，躯体、心理、智力、经济、社会方面的功能都能保持良好的状态。

（二）影响健康老龄化的因素

1.个人因素　遗传基因缺陷；不良的生活方式，如生活作息时间不规律、吸烟、酗酒、营养不均衡；不良的心理状态，如抑郁、焦躁等；对自身健康重视程度较低；自身文化水平、经济收入较低等都是影响健康老龄化的重要因素。

2.环境因素　包括自然环境和人文环境。如居住环境的空气质量、饮用水质量、食品质量，以及周围人对科学健康养老的重视程度等。

3.社会因素　社会老年保障系统地完善程度，医疗技术水平等。

（三）实现健康老龄化的主要措施

为了实现健康老龄化，既应从婴幼儿时期做好准备，也必须从个人、家庭、社区、国家等多个层面采取相应的对策，才能使大多数老年人保持生活自理，参与社会活动，从而达到延长人类健康预期寿命的目标。其主要措施如下：

1.增强人类的自我保健意识　医务保健人员对危害躯体、心理健康的因素，应进行广泛深入地健康教育，让人们从小养成科学的生活方式和良好的卫生习惯，树立预防重于治疗的防病意识。

2.家庭支持　尊重老年人，关爱老年人，积极主动承担养老责任，在各个方面（如生活、经济、精神等）给予老年人最大的支持。

3.社区支持　积极发展社区老年服务，为老年人提供休息、娱乐、活动的场所，并为特殊家庭的老年人提供必要的物质、精神等方面的帮助。

4.完善老年保障体系　加强老年人的社会保障，发展老年医疗保险制度，发动社会力量发展老年医疗福利事业，如建立老年公寓、老年医院、老年精神卫生指导所等。

5.重视老年医学的研究和人才的培养　老年是一个多种疾病的高发时期，必须加强对老年医学的研究才能针对性的制定出有效的防治对策，同时也必须加强对老年医疗、护理人员的培养，才能真正为老年人提供科学的、专业的帮助。

第五节　老年中医保健

老年中医保健是指运用中医的理论知识对老年人进行整体调养，以增强老年人的体质，减少疾病的发生，使机体的生命活动处于身心健康、阴阳协调的最佳状态，从而达到延年益寿的目的。

一、中医对老年养生保健的认识

中医学体系中对老年养生保健的理论源远流长，最早在《黄帝内经》中就对人类的正常寿命、衰老原因、衰老的象征、养生长寿之道及延缓衰老的原则等，就有了详细的论述，为后人的养生保健奠定了理论基础。此外，汉代医学家华佗的《内照法》曾提出，"夫人者，禀于天地，法于阴阳，吐纳之气是也。以阴阳之气，造化之内，而运者，即手足是也。兴动吹变，须会逆顺，若逆则五气相反，若顺则五气相生"。可见华佗精于养生之术。唐代孙思邈的《千金方》中也提到："养老之要，耳无妄听，口无妄言，身无妄动，心无妄念，此皆有益老人也。"

二、老年中医养生的原则

老年中医养生主要有以下基本原则：顺应自然、形神共养、调养脾胃、保精护肾、心理调养。

（一）顺应自然

是指人的生活起居应与四季变化相适应，与自然环境协调统一，所以要主动采取各种养生措施，以适应自然界的变化，达到防病辟邪和保健的目的。自然界有四时阴阳、昼夜晨昏的变化，人的生理活动也会随之改变。如果起居无常，容易克伐正气，影响人体的生理功能，导致气机逆乱或真精耗竭，疾病由生。所以人必须根据四时昼夜变化而采取相应的摄生措施，才能健康长寿。《灵枢·本神》中说："智者之养生也，必顺四时而适寒暑，和喜怒而安居处，节阴阳而调刚柔，如是则辟邪不至，长生久视。"

（二）形神共养

形指人的躯体及所有的器官组织，神指人的意识、思维、情感等精神活动。所谓形神共养，是指不仅要注意形体的保养，还要注意精神的调摄，使形体强健，精力充沛，身体和精神得到协调发展，才能保持生命的健康长寿。《黄帝内经》中曾提出，人的精神活动，必须依赖于脏腑正常活动时所产生的具有营养作用的精微物质，精充则形健，形健则神旺。而形神共养中，要以养神为首务，神明则形安。养神以清静内守为度，养形以劳而不倦为度，动静结合，刚柔相济，从而形神共养，防病健身。

（三）调养脾胃

可以通过饮食、药物等各种方式调摄脾胃，使脾胃功能健旺，达到调养后天，延年益寿的目的。《景岳全书·脾胃》说："土气为万物之源，胃气为养生之主。胃强则强，胃弱则衰，有胃则生，无胃则死，是以养生家必当以脾胃为先。"

1.饮食调养 ①合理调配：中医认为饮食调配适当，才能保证老年人体内所需的营养物质。《黄帝内经》说："五谷为养，五果为助，五畜为益，五菜为充，气味合而服之，以补精益气。"②饮食有节：即指饮食应定时、定量、不过饥或过饱、不过热或过冷、不暴饮暴食、不得偏嗜。《世医得效方》说："不欲极饥而食，食不可过饱；不欲极渴而饮，饮不欲过多。饱食过多，则结积聚，渴饮过多，则成痰癖。"③因时调补：即根据四时气候变化，选择对人体脾胃有益的膳食，以调养脾胃。《千金要方》说："春日宜省酸增甘，以养脾气。"④因人调补：不同体质对不同属性饮食物的需求也是不同的。如脾胃阳虚者，宜食韭菜、生姜等温补性的食物。

2. 药物调养 老年人脾胃虚弱，这时除了饮食调补以外，中药调养也有独特的疗效。老年调养脾胃的中药一般以健脾、理气、温中为主，常用的中成药有四君子丸、补中益气丸、健脾丸、理中丸、保和丸等。

（四）保精护肾

保精护肾是指利用各种手段和方法调养肾精，使精精充足，体健神旺，从而达到养生保健的目的。精是构成人体和维持人体生命活动的物质基础之一。精禀于先天，养于后天水谷而藏于五脏。五脏安和，精自得养。五脏之中，肾为先天，主藏精，故保精重在保肾。肾精的盈亏，决定人生长、发育、衰老，乃至死亡的全过程。保护肾精的关键在于节欲养精，要做到房事有度，从而达到养精护肾的目的。《黄帝内经》认为，房事不加节制，纵欲过度，可使肾气亏损，精疲力竭，令人未老先衰，甚至夭折。

（五）心理调养

合理的心理保健是人体健康的一个重要环节。

1. 调摄情志 所谓情志，即"七情"，包括喜、怒、忧、思、悲、恐、惊。这七种精神因素既是生理反应又是心理反应。过于激烈则会导致疾病的发生。因此，调摄情志，最重要的是保持心平气和。若七情无扰，则真气内存，五脏六腑气血流畅。

2. 修养德行 德行，即道德行为。孔子曰，"有大德，必得其寿"。孙思邈曰，"道德日全，不祈善而有福，不求寿而自延。此养生之大旨也"。

三、不利于养生的性格

1. 谨慎者 这类人温顺、胆小、多疑，对人、对事小心谨慎，与人交往不多。这种性格不仅容易加速生理和心理的衰老，还易产生孤独感、寂寞感，对身心健康不利。

2. 迟缓者 这类人沉默寡言，胆小懦弱，喜欢独居，不爱活动，不喜交际，对环境的适应能力较差。这种性格的人抗病能力不强，易患病。

3. 消沉者 这类人性情孤僻，沉默寡言，缺乏信心，意志消沉。这种性格容易患消化系统和神经系统疾病，如胃病、偏头痛等。

4. 自大者 这类人高傲自大，唯我独尊，个人英雄主义很强，性格急躁易怒。这种性格的人易患高血压病、冠心病、脑梗死等。

老年人应注意调适自我性格，自觉保持乐观情绪及平和的心态，扬长避短，对防病健身、延年益寿都是有好处的。

四、预防保健

早在两千多年前《黄帝内经》中就提到，上医治未病，中医治欲病，下医治已病。治未病包括未病先防和已病防变两个方面。

（一）未病先防

是指在疾病未发生之前，采取各种措施，做好预防工作，以防止疾病的发生。

1. 养生以增强正气 中医把人的抵抗力、生命力称之为"正气"，若正气旺盛则不易受到邪气的侵犯，即使有了邪气的干扰，也很容易把它祛除，从而使人不致染上疾病。中医认为，主要从以下几方面来增强正气。

（1）调摄精神 是指通过各种方法调节人体的精神情志活动，使之精神乐观，情志畅达，从而增强抗病能力，防治疾病发生。人的情绪变化既有利又有害，突然的、强烈的精神刺激，或反复的、持续的刺激，可以使人体气机紊乱，气血阴阳失调而发病。《养生延命录》说，"喜怒无常，过之为害"。

（2）调理饮食 合理的饮食可以健运脾胃，使后天之精得以生化，人体得以滋养，促进身体健康，防治疾病发生。调理饮食应做到：注意饮食卫生，饮食有节，五味不可偏嗜。

（3）适当锻炼 人体通过运动，可使气机调畅，气血流通，关节疏利，既能提高抗病能力，减少疾病的发生，又能促进身体健康长寿。《吕氏春秋》说："流水不腐，户枢不蠹，动也。形气亦然，形不动则精不流，精不流则气郁。"所以中医一直提倡：体宜常动，腰宜常摇，胸宜常挺，腹宜常收，肢宜常伸。不同的运动有不同的作用，所以选择运动时要注意因时制宜、量力而为、循序渐进、持之以恒。对于老年人来说，锻炼宜选择动作缓慢柔和，能使肌肉协调放松，全身都能得到活动的温和运动，如散步、太极拳、慢跑等。

（4）起居有常 是指人的生活起居要有一定的规律和限度，才能保持精力充沛、正气旺盛。《素问·上古天真论》说："饮食有节，起居有常，不妄作劳，故能形与神俱，而尽终其天年，度百岁乃去。"所谓"起居有常，不妄劳作"，是指生活有规律，不要违背常规的劳力、劳心和劳房。

（5）药物预防及人工免疫 是指通过服用一些药物或接种疫苗，来防御病邪的侵袭。如口服板蓝根、大青叶可预防流感、腮腺炎，接种卡介苗可预防结核等。

2. 防止病邪侵袭 包括讲究个人卫生，防止环境、水源和食物的污染，对六淫、疫疠等避其毒气，在日常生活和劳动中还要注意防范外伤、烧烫伤和虫兽伤等。

（二）既病防变

指在疾病发生以后，应早期诊断、早期治疗，以防止疾病的发展与传变。具体包括早期诊治和防止传变。

1. 早期诊治 疾病初期，病情轻浅，正气未衰，邪气易去，较易治。若不及时治疗，病邪就会由表入里，病情加重，正气损伤严重，以至病情危重，无法治疗。《医学源流论·防微论》中说："病之始生浅，则易治；久而深入，则难治。"

2. 防止传变 根据疾病的传变规律，应先安未受邪之地，是防治传变的重要措施。《医学源流论·表里上下论》中说："善医者，知病势之盛而必传也，预为之防，无使结聚，无使泛滥，无使并合，此上工治未病之说也。"即指医护人员应根据传变规律，实施预见性治疗，以控制其病理传变。又如《金匮要略》中说："见肝之病，知肝传脾，当先实脾。"是指在治疗肝病时，常适当配伍健脾胃的药物，以达到最佳的治疗效果。

复习自测题

1. 下列哪项不属于老年保健的重点人群（　　　）
   A. 独居老人　　　　　　B. 住院老人　　　　　　C. 丧偶老人
   D. 精神障碍的老人　　　E. 75 岁以上的老人

2. 老年保健原则是开展老年保健工作的行动准则，下列不属于老年保健原则的是（　　　）
   A. 全面性原则　　　　　B. 区域性原则　　　　　C. 费用分担原则
   D. 功能分化原则　　　　E. 参与性原则

3. 老年保健最初起源于（　　　）
   A. 英国　　　　　　　　B. 美国　　　　　　　　C. 中国
   D. 日本　　　　　　　　E. 瑞典

4. 以下哪项是联合国提出作为全球解决老龄问题的奋斗目标：（　　　）
   A. 扶助老年人　　　　　B. 健康老龄化　　　　　C. 社会福利
   D. 经济发展　　　　　　E. 小康社会

5. 中医老年养生主要有那些基本原则（　　　）
   A. 顺应自然　　　　　　B. 形神共养　　　　　　C. 调养脾胃和保精护肾
   D. 心理调养　　　　　　E. 以上都是

6. 保持老年人的最佳功能状态，提高其生活质量的最佳方法是（　　　）
   A. 家庭、社区、社会的共同参与　　　　B. 医务人员的帮助
   C. 老年人自身保持良好的心里状态　　　D. 老年人福利制度的支持
   E. 以上都是

第三章　老年人的老化改变

1. 掌握老年人各系统老化改变的主要表现。
2. 了解各系统的老化改变与老年性疾病之间的关系。

在生命进程中，人体各组织、器官都经历着生长、发育、衰老、死亡这一过程。随着年龄的增长，人体各器官和组织的形态、功能和代谢逐渐出现一系列退行性改变或功能衰退状态的变化，即生理性衰老。进入老年后，各组织、器官生理功能衰退速度进一步加快，导致老年人更容易发生疾病，因此，了解老年人各系统、器官和组织的变化特点和老化特征，对保护和促进老年人的身体健康具有重要意义。

第一节　呼吸系统的老化改变

一、气管、支气管

老年人气管和支气管黏膜上皮和黏液腺发生退行性变化，纤毛运动的幅度和力量均减弱，以致呼吸道的防御和清除能力下降，使得老年人更容易患老年性支气管炎。老年人细支气管黏膜萎缩、黏液分泌增加，可导致管腔狭窄，增加气道内在阻力；同时细支气管壁弹性减退及其周围肺组织弹性牵引力减弱，使呼吸时阻力增高，一方面增加肺残气量，另一方面也影响分泌物的排出，从而易致感染。

二、肺

老年人肺组织萎缩、体积变小、硬度加大、弹性下降，使肺不能有效扩张，导致通气不足。这种状态下，肺弹性回缩能力减弱，顺应性增加，使肺活量逐渐降低，而残气量和功能残气量却随着年龄的增长而上升，换气效率也明显降低。老年人常出现呼吸性细支气管和肺泡管扩大，这是"老年肺"的典型特征。

老年人肺毛细血管黏膜表面积减少，肺灌注流量减少，通气血流比例增加，肺泡与血液气体交换的能力降低，易患老年性肺气肿。其具体表现为胸廓前后径增大，前后径与左右径比值接近 1 或大于 1。

三、胸廓及呼吸肌

由于老年人普遍出现骨质疏松，导致椎体下陷，脊柱后凸，胸骨前突，胸腔前后径增大，肋骨斜度变小，肋间隙增宽饱满，自身胸廓弹性阻力变大、顺应性变小，最终导致呼吸费力。

胸壁肌肉弹性降低，使肋间肌和膈肌出现迟缓症，进一步影响胸廓运动，从而使肺通气和呼吸容量下降。膈肌收缩时的下降幅度每减少 1cm，可使肺容积减少 250mL。所以，即使健康的老年人在体力活动后也易引起胸闷、气短。这一改变也可造成咳嗽、排痰动作减弱，致使痰液不易咳出，导致呼吸道阻塞。

由于老年人呼吸道黏膜非特异性核蛋白减少，纤毛受损，局部防御屏障减弱，抗病能力减弱，加上肺功能差，气管内分泌物不易排出，故容易发生肺部感染，感染又可进一步导致肺功能的损害，严重时可引起呼吸衰竭。

四、老年呼吸系统疾病症状特点

老年慢性阻塞性肺疾病（COPD）患者，由于同时伴有呼吸道解剖结构的变化，因此临床表现更加严重，除痰量和痰的性质改变外，多合并呼吸、心脏和其他脏器的功能衰竭。另外，由于老年人代谢慢，其实验室指标往往与临床表现不成正比，甚至掩盖疾病的严重性。这一点尤其应该引起我们的注意。据相关文献报道，老年呼吸道感染患者，多为重症感染，且伴有 2 种或 2 种以上原发病（如 COPD、肺心病、肺气肿），病原学检出半数以上为细菌合并真菌感染，从而进一步给治疗带来更大的难度。细菌培养基中革兰阴性菌占主导。革兰阴性菌口咽部定植是医院获得性肺炎发病的重要条件，慢性病、危重病患者的定植率过高，可达 70% ~ 75%。其原因为慢性病、危重病患者的唾液中蛋白水解酶分泌增加，降低细胞表面纤维连接的蛋白增多，增加了革兰阴性菌与咽部上皮黏附，从而促进革兰阴性菌定植，而定植菌易被吸入下呼吸道引起肺部感染。

第二节　循环系统的老化改变

一、心脏

随着年龄的增长，包绕在心脏外面的间质纤维、结缔组织增多，束缚了心脏的收缩与舒张；心脏瓣膜由于硬化和纤维化而增厚，柔韧性降低，影响了瓣膜正常地开放与关闭，从而产生狭窄及关闭不全，影响血流动力学的变化，造成心功能不全；心脏传导系统发生退行性变，窦房结内的起搏细胞数目减少到 78% ~ 80%，老年人休息时心率减慢，当心脏传导系统纤维化达到一定程度时，可引起心脏传导阻滞。

二、血管

老年人血管壁的弹性纤维减少，动脉血管内膜逐渐发生粥样硬化，血管壁中层常钙化，使血管壁增厚、变硬，导致血管弹性减弱，外周阻力增加，引发血压上升，以收缩压增高为主。

老年人血管硬化，自主神经对血压的调节功能减弱，易发生体位性低血压。体位性低血压也叫作直立性虚脱，是由于体位的突然改变，导致脑供血不足引起的低血压。体位性低血压是老年人的常见表现，据统计 65 岁以上的老年人体位性低血压者约占 15%，其中 75 岁以上的老年人可高达 30% ~ 50%。由于动脉硬化，血管壁弹性降低和血管腔变窄，使血管阻力增加，动脉搏动速度增快，因此，老年人容易患动脉硬化、冠心病、脑血管意外等疾病。

三、心功能

1. 心肌收缩力减弱，心排血量减少 老年人因静脉壁弹性纤维和平滑肌成分改变，伴随血管周围群收缩力减弱，静脉腔变大和血流缓慢，使回心血量减少，从而影响心排出量。心室壁顺应性下降，使老年人心室舒张终末期的压力明显高于年轻人，也引起心排出量减少。另外，肥胖、吸烟和运动减少，亦可使心排出量减少。70 岁老年人的心排出量仅为 20 岁青年人的 40%。

2. 心率减慢 因心脏传导系统老化导致老年人心率减慢。60 岁时平均心率为 66 次 / 分，70 岁时平均为 62 次 / 分，80 岁时平均为 59 次 / 分。

3. 心电图改变 通过对心电图的观察，可以发现 70 岁以上老年人的心电图常出现：①心电轴逐渐左偏；②P–R 间期轻度延长；③S–T 段压低；④T 波倒置；⑤右束支传导阻滞。

四、老年心血管疾病症状特点

1. 心绞痛和心肌梗死 老年人由于感觉较迟钝，心绞痛或急性心肌梗死症状可不典型，无痛性病例增多。80 岁以上老年人心肌梗死时无疼痛症状者可高达 60%，可突然出现气急、头晕、咽部堵塞感或濒死感。老年人由于冠状动脉慢性不完全堵塞，侧支循环生成，故发生心肌梗死时多见于非 Q 波心肌梗死。

2. 呼吸困难 老年人心肺储备功能较差，心脏疾病（如冠状动脉缺血、退行性瓣膜损害或心律失常等）和肺部疾病均可导致呼吸困难。老年人呼吸困难有时在急诊情况下不易判定是心源性或是肺源性所致，测定脑钠肽有助于区别。

3. 晕厥或意识障碍 阵发性室上性或室性心动过速、阵发性快速型心房颤动、高度房室传导阻滞或窦房结功能衰竭均有可能导致晕厥。就诊时如仍有心律失常，则较易确认；如心律失常已消失，则易漏诊、误诊，临床医生应警惕。

4. 血压 老年人压力感受器的敏感性随年龄增加有所下降，且自主神经功能不全，若突然改变体位，主要是指从卧位转为站位或站立过久，其收缩压一时降低超过

30mmHg 或舒张压下降超过 20mmHg 者，易发生低血压性晕厥。老年人患单纯收缩期高血压者较多，由于动脉壁硬化，顺应性下降，故收缩期血压上升特别显著。单纯收缩期高血压患者可能对降压药物表现得特别"顽固"，临床医生可能因过高的收缩压水平给予强烈的血管扩张药物或大剂量、多品种药物联合，以求速降血压而导致体位性低血压。对受体阻断类药物的首剂反应亦常可导致低血压晕厥。必须指出，不少体位性低血压患者晕厥倒地时，紧急测量血压可能不低，甚至高于正常，医生需注意测量立位或坐位的血压，以免漏诊。

5. 周期性呼吸 又称潮式呼吸（Cheyne-Stokes 呼吸），为延髓呼吸中枢受压或血流量减少的表现，常见于 65 岁以上的患者，多见于中枢神经病变或心力衰竭，提示病情严重。该症应注意与老年人睡眠呼吸暂停综合征（sleep apnea syndrome）相区别，后者呈慢性过程，深睡时呈典型潮式呼吸，多有巨大鼾声，伴周期性长间歇，每次呼吸间歇 10s 以上，每小时 5~6 次，整个睡眠过程可能反复发作 30 次以上，多见于肥胖老年人，较易发生脑缺血。

第三节 消化系统的老化改变

一、唾液腺

老年人唾液腺萎缩，唾液分泌减少，每日分泌量仅为青年人的 1/3，在病理或使用某些药物时唾液分泌得更少，从而影响了口腔的自洁作用和对淀粉的消化作用；唾液分泌减少，使口腔黏膜萎缩易于角化，常导致口干、说话不畅，以及影响食物的吞咽。

二、口腔

老年人牙齿咬合面的釉质和牙本质逐渐磨损，牙龈萎缩，使牙根暴露；牙釉质变薄、发黄，使釉质下牙本质神经末梢外露，对冷、热、酸、甜、咸、苦、辣等刺激过敏，易产生酸痛；牙髓的暴露易引起疼痛，并易发生感染。牙槽骨萎缩，牙齿部分或全部脱落，一方面牙列变松，食物残渣易残留，使龋齿、牙龈炎的发病率上升；另一方面牙齿松动、脱落，使咀嚼能力大为下降，从而影响营养的吸收，容易发生营养不良。

三、食道

老年人食道黏膜逐渐萎缩，黏膜固有层的弹力纤维增加，可出现下咽困难。食道非蠕动性收缩增强，伴食道下端括约肌松弛、活动减慢，而食道蠕动性收缩减少，使食道扩张，输送食物的功能减弱，可引起老年人进食减少，营养吸收困难。同时，因食道下段括约肌压力的下降，胃、十二指肠内容物自发性反流，而使老年人反流性食道炎、食道癌的发病率增高。由于食道平滑肌的萎缩，使食道裂孔增宽，从而使老年人食管裂孔疝的发生率也增高。

四、胃

老年人胃黏膜萎缩变薄，黏液分泌减少，"黏液屏障"作用减弱，易诱发消化性溃疡。"黏液屏障"是指覆盖于胃黏膜上皮细胞表面的一层连续性凝胶层，由糖蛋白、水、电解质、肽及脂类组成。作为胃黏膜保护层的第一道屏障，具有润滑作用和拮抗消化酶的消化作用。胃平滑肌萎缩，弹性降低，胃腔扩大，易出现胃下垂。

老年人胃蠕动减慢，胃排空时间延长，代谢产物、毒素不能及时排出，容易发生慢性胃炎、胃溃疡、胃癌、消化不良、便秘等。因血管硬化，胃黏膜供血不足，血流减少，使黏膜内的腺细胞减少或退化；老年人胃腺体萎缩，胃酸分泌减少，对细菌的杀灭作用减弱；胃蛋白酶原分泌减少，使胃消化作用减退，影响蛋白质、维生素、铁等营养物质的吸收，导致老年人出现营养不良、缺铁性贫血等。

五、肝、胆

老年人肝实质细胞减少、变性，肝脏萎缩，使肝脏重量逐渐减少；肝脏内结缔组织增生，容易造成肝纤维化和硬化。由于肝功能减退，药物在肝脏内代谢、排出速度减慢，易引起药物性不良反应，甚至产生毒性作用，故老年人长期服用某些药物时应考虑到老年人药物代谢动力学的改变，应减少剂量。

老年人胆囊不易排空，胆汁黏稠，胆固醇增多，易使胆汁淤积而发生胆结石。

六、胰腺

胰腺的重量逐渐减轻，30岁时约 $60 \sim 100g$，50岁后逐渐减轻，80岁时减至40g。老年人胰腺的外分泌腺功能下降，但胰淀粉酶、胰蛋白酶与年轻人相同，而脂肪酶减少，影响了老年人对脂肪的消化吸收，易产生脂肪泻。脂肪泻，俗称油花样腹泻，主要是由于胰腺分泌的胰脂酶明显下降，导致脂肪消化不良，造成大量的脂肪类物质从大便中排出。可引起脂肪泻的疾病有慢性胰腺炎和胰腺癌等。胰腺分泌的胰岛素生物活性下降，导致葡萄糖耐量下降，容易患老年性糖尿病。

七、肠

老年人小肠黏膜和肌层萎缩、肠上皮细胞数减少，腺体萎缩，小肠液分泌减少，肠壁血管硬化，血液供给减少，使肠蠕动减弱，排空时间延迟，小肠吸收功能减退，易造成老年人吸收不良，甚至导致小肠功能紊乱，出现急性肠麻痹。因结肠黏膜萎缩，结肠壁的肌肉或结缔组织变薄，加之老年人活动减少，使肠内容物通过时间延长，水分重吸收增加，粪便坚硬，向前推进粪便的动力不足，故老年人易发生便秘；老年人结肠壁肌肉或结缔组织变薄，结肠内压上升，易形成结肠憩室；骨盆底部肌肉及提肛肌无力，使直肠缺乏支托，在腹内压增高的情况下，可使直肠向下、向外脱出而发生直肠脱垂。

八、老年人消化系统疾病特点

1. 症状和体征不典型 老年人神经反应迟钝，感受性低，患病后常缺乏典型的症状与体征。即使疾病比较严重，症状有时仍比较轻微，甚至症状与体征缺如。不同的老年人即使患有同一种疾病，其临床表现也可差异很大，这就给早期诊断、正确治疗带来不便。老年人的痛阈高，对疼痛耐受性强，发生了阑尾炎、胆囊炎、胃肠道穿孔引起腹膜炎等，都可不发生腹痛，或仅有轻微腹痛。老年人腹部存在严重感染时，体温升高不明显，白细胞计数仍可在正常范围内。老年人由于胃肠蠕动减慢，当上消化道出血时，常不能及时发生呕血或便血，因此，在临床上发现老年人不明原因的贫血或休克，应想到上消化道出血的可能。

2. 病程长，恢复慢 老年人消化系统疾病的病程长，有些在青年时期就发病，呈慢性反复性发作，迁延至老年；有的则进入老年期发病，但起病隐匿，症状轻微，常被忽视，只有疾病发展到十分严重的程度，或出现并发症时才引起注意。如老年溃疡病，无痛者较多见，可在并发溃疡出血时才被确诊，但应用止血剂止血，治疗效果明显不如青年人。这与老年人多存在动脉粥样硬化，机体修复功能低下有关。

3. 并发症多，病死率高 老年人消化系统疾病的另一个特点是并发症多，死亡率高。这与老年人脏器的代偿能力差，以及常同时存在心、脑、肺、肾等重要脏器疾病有密切关系。如胃肠道疾患引起腹泻时，常可引起水、电解质及酸碱平衡紊乱，也可引起心律失常、心绞痛，严重者可导致低血压、休克。临床观察发现，老年人患胃肠道疾病合并腹膜炎比中年人死亡率高 10～15 倍。因此，在处理老年消化道疾病时，应及早认识并发症及合并症（老年人常有 3～5 种疾病并存），并给予及时正确的治疗，以防止多脏器功能衰竭的发生。

4. 药物治疗易发生毒副反应 老年人各脏器功能均有不同程度的衰退，故对药物的吸收、代谢和排泄都存在障碍，导致药物在机体内的半衰期延长，长期使用可致药物积蓄中毒。如老年人使用氨基糖苷类抗生素时，应根据患者肾功能不全的程度，酌情减量或避免使用。在临床上每年都可遇到，静脉应用庆大霉素、卡那霉素等治疗老年胃肠炎而引起急性肾衰竭的病例，应引起高度警惕。

第四节　泌尿系统的老化改变

一、肾脏

老年人肾实质逐渐萎缩，肾脏的重量从成年期的 250～270g 减少到 80 岁时的 180～200g。肾脏重量的减少主要是肾皮质的减少，而肾髓质的影响相对较少。肾小球的数量也不断减少，到 70～90 岁时只有原来的 1/2 或 1/3，并且可出现生理性肾小球硬化，年龄越大，肾小球硬化的比率就越高。肾间质纤维化，可致肾锥体萎缩；纤维化引起肾小管梗阻后，肾小球可发生闭塞。

随着年龄增长，肾脏血管也发生明显的变化，表现为肾动脉粥样硬化，肾脏血流量减少。

肾脏功能大约从 34 岁开始下降，65 岁以后下降速度加快。老年人的肾脏对氨基和尿酸的清除率、肾小球滤过率、肾脏的浓缩与稀释功能均下降。老年人对钠代谢的调节能力受损，容易导致水钠潴留和急性肾衰竭；前列腺素分泌减少，导致血管收缩，血流量减少；血浆肾素活性降低，导致水钠失衡；血和尿中的醛固酮减少，影响血流量；红细胞生成素减少，使红细胞成熟与生成障碍，可引起贫血。肾脏是药物及其代谢产物排泄的重要器官。尽管大多数药物可在体内被代谢，但肾脏排泄力下降常导致代谢产物蓄积，因此，老年人易发生药物蓄积中毒，从而影响了给药的安全性。

二、输尿管

老年人输尿管平滑肌层变薄，支配肌肉活动的神经细胞减少，输尿管收缩降低，将尿送入膀胱的速度减慢，并且容易反流，可引起逆行感染，如肾盂肾炎。

三、膀胱

老年人膀胱肌肉萎缩，肌层变薄，纤维组织增生，使膀胱括约肌收缩无力，膀胱缩小，膀胱容量减少。50 岁以后，膀胱容量比 20 岁时减少约 40%。由于肌肉收缩无力，使膀胱既不能充满，也不能排空，故老年人容易出现尿外溢、残余尿增多、尿频、夜尿量增多等。老年人饮水减少，尿液中的代谢产物易在膀胱内积聚形成结石；结石在膀胱内被尿液冲击而滚动，长期刺激膀胱内壁，容易诱发膀胱癌。老年女性可因盆底肌肉松弛，膀胱出口处呈漏斗样膨出，常引起压力性尿失禁。

四、尿道

老年人尿道肌肉萎缩、纤维化变硬、括约肌松弛，使尿液流出速度减慢或排尿无力。由于尿道口充血肥大，尿道黏膜皱褶或狭窄，出现排尿困难。老年男性由于前列腺增生，压迫尿道引起尿路梗阻，更容易发生排尿不畅，甚至造成排尿困难。老年女性尿道腺体的腺上皮分泌黏液减少，尿道抗菌能力减弱，使泌尿系感染的发生几率增大。

五、老年人泌尿系统疾病特点

1. 膀胱炎　占尿路感染的 60%，主要表现为尿频、尿急、尿痛、耻骨弓上不适感。常伴有白细胞尿，30% 患者有血尿，偶可见肉眼血尿。

2. 急性肾盂肾炎　是肾盂和肾实质的急性细菌性炎症，多由大肠杆菌引起，次为副大肠杆菌、变性杆菌、粪链球菌等。急性肾盂肾炎起病急，突发寒战或高热，全身不适，头痛，乏力，食欲减退，有时恶心，呕吐，大部分患者有腰痛或肾区不适。体格检查有上输尿管点或肋腰点压痛，肾区叩痛。患者常有尿频、尿急、尿痛、膀胱区压痛等尿路刺激征表现。反复发作者可出现反复尿频、尿痛、混浊尿、长期低热、乏力、贫血。老年男性可有尿道灼热感和尿急，老年女性可有排尿困难、尿潴留或尿失禁。若长期反复进行性发展，易引起高血压、慢性肾功能损害，终致慢性肾衰竭。

第五节　内分泌系统的老化改变

一、下丘脑

又称丘脑下部。位于大脑腹面、丘脑的下方，是大脑皮层下调节内脏活动的高级中枢，它把内脏活动与其他生理活动联系起来，调节着体温、摄食、水平衡和内分泌腺活动等重要的生理功能。

随着年龄的增长，下丘脑的重量逐渐减轻，血液供给逐渐减少，细胞形态也逐渐发生改变。生理学方面的改变是单胺类含量和代谢的紊乱，引起中枢调控失常，由此也导致老年人各方面功能的衰退，故有人称下丘脑为"老化钟"。

二、垂体

垂体是人体最重要的内分泌腺，分前叶和后叶两部分。它分泌多种激素，如生长激素、促甲状腺激素、促肾上腺皮质激素、促性腺素、催产素、催乳素、黑色细胞刺激素等，还能够贮藏下丘脑分泌的抗利尿激素。这些激素对代谢、生长、发育和生殖等有重要作用。

老年人垂体重量减轻，有些高龄老人可减轻20%。腺垂体分泌的生长激素随年龄增长而降低，老年人的生长激素下降到较低水平。生长激素减少，可导致肌肉萎缩，脂肪增多，蛋白质合成减少和骨质疏松等。神经垂体分泌的抗利尿激素在老年期也减少，导致肾小管的再吸收减少，出现多尿尤其是夜尿增多现象。

三、前列腺

前列腺是男性特有的性腺器官。前列腺如栗子，底朝上，与膀胱相贴，尖朝下，抵泌尿生殖膈，前面贴耻骨联合，后面依直肠，所以当前列腺肿大时，可通过直肠指诊触知前列腺的背面。前列腺腺体的中间有尿道穿过，可以这样说，前列腺扼守着尿道上口，所以，前列腺有病，排尿首先受到影响。

前列腺是人体非常少有的、具有内外双重性分泌功能的分泌腺。作为外分泌腺，前列腺每天分泌约2mL前列腺液，是构成精液主要成分；作为内分泌腺，前列腺分泌的激素称为"前列腺素"。前列腺素有防止凝血和扩张血管的作用，老年时期血中前列腺素含量减少，是发生动脉硬化的原因之一。前列腺于40岁后开始衰老，40～60岁间，衰老主要表现在腺外区，60岁后这种变化累及整个前列腺。这些变化与睾丸萎缩、性激素分泌紊乱有关。60岁后多出现前列腺良性增生，由于增生的腺体压迫尿道，导致尿道阻塞而引起排尿困难。

四、性腺

老年男性睾丸供血减少，精子生成障碍，有活力的精子减少。健康男性从50～59

岁开始出现血清总睾酮和游离睾酮水平的下降，导致性功能减退，到 85 岁时比成年人下降约 35%。另外，游离睾酮对骨密度的维持起重要作用，老年男性由于缺乏雄激素，对骨密度、肌肉、脂肪组织、造血功能均会造成不利影响。

老年女性卵巢发生纤维化，子宫和阴道萎缩，分泌物减少，乳酸菌减少，易发生老年性阴道炎。40 岁以后，由于卵巢滤泡丧失，雌激素和孕激素分泌减少，可出现性功能和生殖功能减退，月经停止。雌激素减少，还可使老年女性出现更年期综合征的表现，如心血管方面可表现为颜面潮红、头昏脑涨、出汗、畏寒、心悸等，神经精神症状有焦虑、抑郁、疲乏、易激动、失眠、记忆力减退等，泌尿生殖方面可表现为尿急、尿频、尿痛、尿失禁、乳房萎缩、子宫内膜萎缩变薄等，代谢方面可表现为动脉粥样硬化、肥胖、关节肌肉疼痛、骨质疏松等。老年女性是否出现更年期及更年期开始的时间和临床表现的轻重，有很大的个体差异。

五、甲状腺

甲状腺是人体最大的内分泌腺，呈棕红色，分左右两叶，中间相连（称峡部），呈"H"形，约 20 ~ 30g。甲状腺位于喉下部、气管上部的前侧，吞咽时可随喉部上下移动。甲状腺的基本构成单位是腺泡，对碘有很强的聚集作用，全身含碘量的 90% 都集中在甲状腺。甲状腺激素是甲状腺分泌的激素，甲状腺激素的减少，以 T_3（三碘甲状腺原氨酸）最为明显。

甲状腺激素的生理功能主要为：

1. 促进新陈代谢，加大绝大多数组织的耗氧量，并增加产热。

2. 促进生长发育，对长骨、脑和生殖器官的生长发育至关重要，尤其是婴儿期，此时缺乏甲状腺激素则会患呆小症。

3. 提高中枢神经系统的兴奋性。

此外，甲状腺激素还有加强和调控其他激素的作用及加快心率、加强心脏收缩力和加大心输出量等作用。

老年人甲状腺发生纤维化和萎缩，导致体积缩小，重量减轻，并有淋巴细胞浸润和结节化。甲状腺的老化，给老年人带来了全身性变化，如基础代谢率下降、体温调节功能受损、皮肤干燥、怕冷、便秘、精神障碍、思维和反射减慢等。

六、肾上腺

肾上腺是人体相当重要的内分泌器官，由于位于两侧肾脏的上方，故名肾上腺。肾上腺左右各一，为肾筋膜和脂肪组织所包裹，左肾上腺呈半月形，右肾上腺为三角形，两侧共重 10 ~ 15g。老年时肾上腺皮质变薄，出现以纤维化为特征的退行性改变和腺体增生，肾上腺皮质细胞内有脂褐质沉积，有多发性的小腺瘤形成。

老年人下丘脑 – 垂体 – 肾上腺系统的功能减退，使激素的清除能力明显下降；对外界环境的适应能力和对应激的反应能力均明显下降，表现为对过冷、过热、缺氧、创伤等的耐受力减退，运动和体力劳动能力下降，从体力劳动中恢复所需的时间延长，使机体功能进一步降低，甚至引起疾病和死亡。

七、胰腺

老年人胰腺萎缩，内有淀粉样沉积。老年人胰高血糖素的分泌异常增加，使糖尿病特别是 2 型糖尿病的发病率增高。

2 型糖尿病，又名非胰岛素依赖型糖尿病（NIDDM）。其特点是人体自身能够产生胰岛素，但细胞无法对其做出反应，使胰岛素的效果大打折扣。由于胰岛功能减退，使胰岛素分泌减少，血中胰岛素水平降低，细胞膜上胰岛素受体减少，机体对胰岛素的敏感性下降，导致老年人的葡萄糖耐量随年龄的增高而降低，这也是老年人糖尿病发病率增高的原因之一。

第六节　运动系统的老化改变

一、骨骼

老年人骨骼中的有机物质如骨胶原、骨粘连蛋白含量减少或逐渐消失，骨质发生进行性萎缩。骨基质变薄，骨小梁减少变细，骨质密度减少可导致骨质疏松，出现脊柱弯曲、变短，身高降低。

随着总骨量的减少，骨骼力学性能明显减退，甚至不能承受正常的生理负荷，骨骼容易发生变形和骨折。骨细胞与其他组织细胞同时老化，新陈代谢缓慢，造成老年人骨的修复与再生能力逐渐减退，骨折愈合需要的时间较长，不愈合的比例增加。

二、关节

老年人普遍存在关节的退行性改变，尤以承受体重较大的膝关节、腰和脊柱最明显。

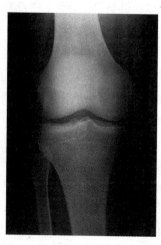

图 3-1　关节鼠

1. 关节软骨　关节软骨面变薄，软骨粗糙、破裂，完整性受损，表面软骨成为小碎片，脱落于关节腔内，形成游离体，称"关节鼠"（图 3-1），可使老年人在行走时关节疼痛。

由于关节软骨的变性，使连接与支持骨和关节的韧带、腱膜、关节囊因纤维化及钙化而僵硬，表现出关节活动受限。关节软骨的营养供给可因关节受压而减少，营养的减少，使软骨进一步老化。

2. 滑膜　老年人滑膜萎缩变薄，纤维增多，基质减少，滑膜的代谢功能减弱。滑膜下层的弹力纤维和胶原纤维均随退变而增多，引起滑膜表面和毛细血管的距离扩大，造成循环障碍；滑膜细胞的溶酶体活性下降，也可促使关节软骨变性，导致软骨的损害。

3. 滑液　滑液由血浆透析物和滑膜细胞所分泌的透明质酸构成。退变时滑液因减少而黏稠，悬浮有许多软骨碎片及断裂的绒毛。滑液中透明质酸减少，细胞数明显增多，并发滑膜炎症时，滑液中有大量炎症细胞。

4. 椎间盘　颈、腰部的椎间盘因长期负重，承受各种冲击和挤压力，导致纤维环中的纤维变粗，弹性下降、变硬，使椎间盘逐渐演变成一个软骨实体，加之椎间盘周围韧带的松弛，在椎体活动时可出现错动不稳等（图 3-2）。

上述因素还可刺激和压迫脊髓、神经、神经根及动脉，使一些老年人出现颈、腰椎病的症状和体征。

三、肌肉

随着年龄的增长，肌纤维萎缩、弹性下降，肌肉总量减少，30 岁时男性肌肉占体重的 43%，60 岁以上时仅占 25%，这些变化使老年人容易疲劳，出现腰酸腿痛。由于肌肉强度、持久力、敏捷度持续下降，加上老年人脊髓和大脑功能的衰退，使老年人活动逐渐减少，最终导致老年人动作迟缓、笨拙，行走缓慢不稳等。由于老年人活动量减少，或卧床不起，或限制在轮椅上活动，可进一步导致肌肉无力、老化。

第七节　神经系统的老化改变

一、脑与神经元的改变

老年人脑的体积逐渐缩小，重量逐渐减轻。45 岁以后，由于神经细胞变性和胶质增生，脑重量逐渐减轻，60～70 岁时脑重量约为 1200～1300g，老年痴呆患者的脑重量减轻更加明显。

脑萎缩主要见于大脑皮质，以额颞叶最明显，可引起蛛网膜下腔增大、脑室扩大、脑沟增宽、脑回变窄。智力良好的老年人极少发生严重的皮质萎缩。此外，由于轴突和树突也伴随神经元的变性而减少，导致运动和感觉神经纤维传导速度减慢，老年人可出现步态不稳，蹒跚步态，或出现"拖足"状态，手的摆动幅度减小，转身时不稳，容易发生跌倒。

老年人脑血管的改变是动脉粥样硬化和血脑屏障功能减弱。脑动脉粥样硬化常导致脑供血不足、脑梗死或脑血管破裂出血，进而导致脑组织软化、坏死。血脑屏障功能减弱，容易发生神经系统的感染性疾病。

二、知觉功能的改变

随着脑血管的退行性变、脑血流量的减少及耗氧量的降低，老年人常出现记忆力减退、思维判断能力降低、反应迟钝等，但通常不会严重影响日常生活，掌握牢固的知识或保留的观念一般不受影响，但痴呆患者的记忆力下降常不可逆且呈进行性加重。

三、反射功能的改变

老年人的反射易受到抑制。如常由于肥胖或腹壁松弛，使腹壁反射迟钝或消失。老年人的深反射如踝反射、膝反射、肱二头肌反射等可减弱或消失。老年人神经系统的生理性老化很容易转化为病理性改变，从而出现一系列的神经精神疾病，常见的疾病有老年性痴呆、震颤麻痹、脑血管疾病等。

第八节　感觉器官的老化改变

一、视觉

由于眼部肌肉弹性减弱，眼眶周围脂肪减少，老年人可出现眼睑皮肤松弛，上眼睑下垂，下眼睑可发生脂肪袋状膨出，即眼袋。由于血液循环障碍、内分泌及交感神经系统失调等原因，老年人可出现眼球下陷。由于泪腺分泌泪液减少，覆盖角膜表面的液体减少，可使角膜失去光泽。

眼内结构的改变为：

1. 角膜的老化　角膜的直径轻度变小或扁平化，使角膜的屈光力减退，引起远视及散光。角膜表面的微绒毛显著减少，导致角膜干燥及角膜透明度减低。60岁以后在角膜边缘基质层出现灰白色环状类脂质沉积，称"老人环"。

2. 晶状体的老化　晶状体调节功能和聚焦功能逐渐减退，视近物能力下降，出现"老视"。晶体中非水溶性蛋白逐渐增多而出现晶体浑浊，使晶体的透光度减弱，增加了老年性白内障的发病率。

3. 玻璃体的老化　主要表现为液化和玻璃体后脱离。随着年龄的增长，玻璃体液化区不断扩大。玻璃体后脱离可引起视网膜剥离，同时玻璃体因衰老而失水，色泽改变，包含体增多，可引起"飞蚊症"。

4. 视网膜的老化　主要是视网膜周边带变薄，出现老年性黄斑变性。另外，由于视网膜血管变窄、硬化，甚至闭塞，色素上皮层细胞及其细胞内的黑色素减少，脂褐质增多，使视力显著下降。由于视网膜色素上皮层变薄和玻璃体的牵引，增加了老年人视网膜剥离的危险。

5. 视野缩小　由于老年期瞳孔括约肌的张力相对增强，使瞳孔处于缩小状态，进入眼内的光线逐渐减少，使视野明显缩小。因此，老年人对强光特别敏感，到室外时往往感觉耀眼，由明到暗时感觉视物困难，并可能诉说视物不明亮。

6. 睫状肌萎缩　由于老年人血管硬化变性，影响对眼部的血液供给，导致睫状肌萎缩，也可导致视网膜变薄，黄斑变性，视力减退。随着晶体老化和睫状肌调节功能减退，可出现老视。

二、听觉

1. 老年人耳郭软骨和软骨膜的弹性纤维减少，弹性减退，容易受到外伤因素的损害。由于耳郭表面皱襞松弛，凹窝变浅，故收集声波和辨别声音方向的能力降低。

2. 由于老年人外耳道神经末梢萎缩而导致感音迟钝；中耳和内耳的骨质逐渐变硬和增生，鼓膜和前庭窗上的膜变厚、变硬，失去弹性，听神经功能逐渐减退，声波从内耳传至脑部的功能障碍，使老年人听力逐渐丧失，导致老年性耳聋。

3. 老年人内耳血管的管壁增厚、管腔缩小，导致内耳缺血，促使老年性耳聋的发生和发展。随着听力敏感度的普遍下降，常常需要说话者大声说话。

4. 老年人听觉高级中枢对音信号的分析减慢，反应迟钝，定位功能减退，造成在噪音环境中听力障碍明显。

三、味觉

随着年龄的增长，味蕾逐渐萎缩，数量逐渐减少，味觉功能逐渐减退。口腔黏膜细胞和唾液腺发生萎缩，唾液分泌减少，口腔较干燥，也会造成味觉功能的减退。老年人活动减少，机体代谢缓慢，可造成食欲缺乏，食而无味，影响机体对营养物质的摄取，还增加老年性便秘的可能性。有时为了提高老年人对食物的敏感性，往往在烹饪时增加盐或糖的数量，但过量摄入盐、糖，对老年人尤其是患有糖尿病或心血管疾病的老年人十分不利。

四、嗅觉

老年人嗅神经的数量减少、萎缩、变性。50 岁以后，嗅觉的敏感性逐渐减退，嗅觉开始迟钝，同时，对气味的分辨能力下降，男性尤为明显。

五、本体觉

本体觉是指肌腱、关节等运动器官本身在不同状态（运动或静止）时产生的感觉。本体觉包括触觉、压觉、震动觉、位置觉、痛觉、温觉。老年人本体觉的特点：平衡感差，敏感度下降。如：在本体感觉传导通路中，传导皮肤的精细触觉（辨别两点距离和物体的纹理粗细等）敏感度较差。

六、皮肤

老年人的皮肤及附属结构在形态上或功能上发生老化，也是人们最容易发现的老化现象。因此，常常将皮肤发生皱纹与老年性的白发及脱发，作为人类老化的直观指标。

1. 皮肤皱纹　皮肤脂肪减少，弹力纤维变性、缩短，使皮肤松弛、皮肤弹性差。随着年龄的增长，皱纹逐渐增多而深。面部皱纹出现最早，尤其是额部皱纹；眼角外侧和颞部的皱纹呈放射状，又称鱼尾纹，常被看作是年过 40 岁的标志；其次是上下眼睑和口唇周围的皱纹。50 岁以后，口唇以下的皱纹及鼻唇沟也在逐渐加深，颈部皱纹有时比面部皱纹变化得更加显著。

2. 腺体萎缩 皮脂腺减少、萎缩，皮脂分泌减少，同时皮脂的成分也在改变，导致皮肤表面干燥、粗糙、无光泽并伴有脱屑。汗腺减少，使汗液分泌减少，皮肤变得干燥，也降低了皮肤的排泄功能和体温调节功能。

3. 压疮 皮肤表皮层变薄，细胞层数变少，再生缓慢，发生损伤不易愈合。由于皮肤变薄，抵抗力下降，故易受机械、物理、化学等刺激而损伤，因此，长期卧床的老年人易出现压疮等。

4. 皮肤色素沉着 可出现许多色素沉着性斑片，即老年性色素斑。

5. 皮肤感觉减退 皮肤中感受外界环境的细胞数减少，对冷、热、痛觉、触觉等反应迟钝。老年人皮肤温度比成年人低 0.5℃ ~ 1.0℃；皮肤触觉敏感性降低，对痛觉的敏感性也降低。

6. 毛细血管减少、脆性增加 皮肤的毛细血管较稀疏，因此，面部皮肤变得苍白。血管脆性增加，容易发生出血现象，如老年性紫癜。

复习自测题

1. 老年人各系统老化改变的主要表现？
2. 分析各系统的老化改变与老年性疾病之间的关系。

第四章　老年人的心理健康与护理

📖 **学习目标**

1. 掌握老年人心理情绪反应的评估、老年人抑郁的表现及其护理措施。

2. 熟悉老年人的心理特点，老年人焦虑、孤独、自卑、离退休综合征的护理，老年人认知的评估，老年人心理健康维护和促进的措施。

3. 了解影响老年人心理变化的因素、老年人空巢综合征的护理、老年人心理健康的标准、老年人压力与应对的评估、老年人精神状态的评估。

　　老年人常对疾病和日趋临近的死亡表现出焦虑和恐惧心理，同时由于老年人不可避免地面对离退休、空巢、丧偶、好友丧亡等社会角色和家庭地位的改变及生活事件，若老年人不能做好心理的调适以度过这些危机，则易表现出无助、悲观、抑郁等复杂的心理，从而严重影响其老化过程、健康状况、老年疾病的防治和预后，最终影响老年人的生活质量。维护和促进老年人的心理健康，预防与及早发现、治疗老年期的精神障碍，是老年护理中极为重要的一项精神卫生工作。

第一节　老年人的心理特点及影响因素

　　心理是指生物对客观物质世界的主观反应，是感觉、知觉、记忆、思维、情感、意志及需要、动机、气质、能力、性格等心理过程和人格的总称。人们在活动的时候，通过各种感官认识外部世界事物，通过头脑的活动思考着事物的因果关系，并伴随着喜、怒、哀、惧等情感体验。人的任何行为都伴有相应的心理活动，良好的心态有益于健康，不良的心理常导致心身疾病的发生。

一、老年人的心理特点

　　老年期的心理伴随生理功能的衰退而出现老化改变，使某些心理功能或心理功能的某些方面出现下降、衰退，但有些心理功能或心理功能的某些方面仍趋于稳定，甚至出现新的适应和代偿功能，如老年人的人格经过岁月的磨炼而更成熟、稳重，对事情的思考也会更深入而有条理。总的来说，和普通成人和青年相比，老年人的心理有如下特点。

（一）心理过程的特点

1.感知觉　感知是心理过程的初始阶段，是最简单的心理活动。人到老年，各种感知觉功能随着衰老而减退。如视力方面，老年人的眼睛角膜变暗、瞳孔变小、晶状体变厚、玻璃体混浊等使其视觉逐渐老化，视力随之下降。有研究表明，若一个人20岁左右时视力为1.5，则50~60岁时大约为1.0，80岁时可能仅为0.35，大多数人50岁后会出现"老花"现象。听力方面，由于中耳骨质增生、听觉系统血管萎缩、血流量减少及能量代谢率降低等原因使得老年人听力也逐步降低，还可能出现重听。其他感觉如嗅觉、味觉，也都随着衰老而减退。由于这些感知器官老化、功能衰退，老年人的视、听、嗅、味等感觉功能下降，使老年人反应迟钝、行为迟缓、注意力不集中、容易跌倒等，因而，老年人易产生悲观、孤独、敏感、猜疑等心理，易与周围环境产生隔绝感。

2.记忆　记忆是指人们感知过的事物、体验过的情绪、思考过的问题和做过的动作等在大脑里留下的"痕迹"在脑内的识记、保持及恢复的一种心理过程，是人脑对过去经验的反映。记忆在人的心理发展及人格形成中起重要作用，是保证人们正常生活的前提条件。老年人随着年龄的增长，记忆力逐渐减退。老年人的记忆特点是：①老年人对刚看过、听过的或当时在脑子里还留有印象的事物的记忆（初级记忆）较好，对已经感知过一段时间，经过编码储存在记忆仓库中的事物，在需要时加以提取的记忆（次级记忆）较差；②再认能力尚好，回忆能力较差，如能认出熟人但叫不出名字；③老年人对与过去、生活有关的事物或有逻辑联系的内容记忆较好，而对生疏的或需要机械记忆的内容则记忆较年轻人差；④随着年龄增长，记忆能力下降，记忆速度变慢；⑤记忆力减退存在个体差异，出现有早有晚，速度有快有慢，程度有轻有重。事实表明，如果老年人注意自我保健，正确应用已有经验，对所要识记的材料进行组织加工，坚持适当的脑力锻炼和记忆训练，是可以延缓记忆衰退的。同时，老年人主动学习和加强记忆训练，可提高记忆能力，甚至可达到青年人平均水平。因此，加强老年人适时进行记忆锻炼，保持情绪稳定，对延缓记忆衰退有很大的帮助。

3.思维　思维是人脑间接地、概括地对客观事物的反应，是人类认识过程的最高形式，是最复杂的心理过程。思维过程是对事物进行分析、综合、比较、抽象、概括的过程。人们思维的衰退一般出现较晚，尤其是与自己熟悉的专业相关的思维能力在年老时仍能保持；但是，感知和记忆能力的减退，使得老年人在概念、逻辑推理和解决问题方面的能力有所衰退，特别是思维的敏捷度、灵活性、流畅性、变通性及创造性比中青年差。故老年人应加强身心保健，多接触社会，多进行娱乐性的益智活动，勤动脑，以积极的态度对待生活，从而保持良好的思维能力。

4.情感　情感是人们对于客观事物态度的主观体验和感受。情感是一种内在的、稳定的、意识性的特殊心理现象，多与社会文化、个体的社会性需要的满足相联系。人的需要得到满足，便产生正性情绪，如高兴、愉悦感等，能促进人的健康；如需要得不到满足，则易产生负性情绪，如忧郁、焦虑等，易促发疾病或致病情恶化。老年人的需要若能得到满足，情绪是积极乐观的，但如果老年人不能适应社会角色、社会地位的变化及经济状态的改变等，就可能产生消极情绪，不利于健康。老年人情感的变化主要取决于其生活条件、文化素养、自我评价、社会地位变化的不同及需要的满足情况等。老年人负性情绪的产生多与疾病、丧偶及其他生活事件有关，负性情绪产生后常难以改变，故老年人应树立正确的生死观，理智地控制自己的情感，保持乐观的心态。

5. 智力　智力是认知能力、学习能力、实践获得能力、个体对环境的适应能力等的整体、综合能力。人的智力受遗传、身体状况等个体因素和文化水平、职业等社会环境因素的影响，可分为液态智力和晶态智力。液态智力主要与人的神经系统的生理结构和功能有关，是指与知觉、记忆、毅力和反应速度、推理能力等基本心理过程有关的能力。成年后，液态智力随增龄而减退较早。老年人神经系统变化主要是脑组织逐渐萎缩，脑重量减轻，体积变小，从而引起老年人智力明显降低，主要表现在操作智力的明显衰退。晶态智力主要是后天获得的，与知识、文化及经验积累有关的能力，如学会的各种技能、语言、词汇、常识、判断力、联想力和理解力等。成年后晶态智力并不随增龄而减退，有的反而会有所提高，尤其在分析、综合、归纳、概括、判断及推理方面的能力，老年人会因多年生活的磨炼和经验而比青年人表现得更好。由于这两类智力的发展存在不平衡趋势，具有多维性和多向性特点，有很大的可塑性，因此，老年人应利用优势智力类型来补偿劣势智力类型，通过不断的学习、训练，可以延缓智力衰退。

（二）老年人常见的人格类型及特点

人格也称个性，指个体在适应社会生活的成长过程中，在遗传和环境的交互作用下形成的独特的个性倾向性和比较稳定的个性心理特征的总和，包括能力、性格、气质、兴趣、需要、动机、价值观等。人格以人的性格为核心，包括先天素质，受家庭、学校教育、社会环境等因素的影响，并逐步形成气质、能力、兴趣、爱好、性格等心理特征。人格以统一整合的自我为核心，决定一个人在适应社会生活中如何看待自己，看待自己与周围人和事物之间的关系，以及表达出与之相适应的态度和行为方式。当一种行为受到外界的肯定及鼓励时，这种行为就倾向于保持下来；而当受到否定或惩罚时，这种行为就倾向于消退。

老年期个体常见的人格维度（如开放、封闭、内向、外向及适应、焦虑等）基本趋于稳定，与年龄增加无关，但由于人体老化使老年人的生理功能衰退，疾病、退休、丧偶等生活事件导致的负性情绪困扰着老年人的生活，老年人必然重新面临着对新的社会生活的再适应，需要不断完善自己的人格。心理学家按照人格模式理论分析老年人的人格行为，并根据老年人不同的人格模式，将其社会适应形态分为四种类型：

1. 整合良好型　大多数老年人为这一类型。这类老年人具有十分统一的人格，能理解现实并正视自己的新生活，对人生保持乐观积极的态度，乐于参加社会活动及人际交往，宽厚待人，生活充实，有高度的生活满意感，有良好的认知能力、自我评价能力。根据个体角色活动特点，本型又分为三个亚型：

（1）重组型　老年人"退"而不"休"，继续广泛地参加各种社会活动及人际交往，是最成熟的人格类型。

（2）集中型 此型老年人会根据自己的情况选择和分配资源，在一定范围内参加社会活动和人际交往。

（3）离退型 此型老年人人格整合良好，能较快适应"退休"等社会角色的转变，生活满意，但其活动水平明显降低，乐于逍遥自在。

2. 防御型 这类老年人不能接受衰老的事实，雄心不减当年，刻意追求较高目标。本型可分为两个亚型：

（1）坚持型 此类老年人继续努力工作，保持高水平的活动状态，活到老，干到老，并从中得到满足。

（2）收缩型 此类老年人热衷于饮食、保养和身体锻炼，以维持其体型和外观。

3. 被动依赖型 可分为两种类型：

（1）寻求援助型 此型老年人需要从外界寻求各种援助，以帮助其适应老年生活。

（2）冷漠型 此型老年人对任何事物都不关心，也不与他人发生相互作用关系，几乎不主动参加任何社会活动。

4. 整合不良型 这是老年人社会适应形态中最差的一种类型，此型老年人常有明显的心理障碍，生活满意度低，其生活需要家庭的照料和社会组织的帮助。

由上可见，和睦的家庭氛围、良好的社会环境是老年人安度晚年的基本保证。

二、老年人心理变化的影响因素

1. 生理功能减退 衰老（如头发变白，皮肤出现皱纹、老年斑，牙齿松动、脱落，心脏、运动系统、消化系统功能老化等）给老年人带来许多不适、烦恼和困惑，使老年人不满意自己的形象，自尊心受挫，情绪低落；认知功能的退化使老年人某些人格特征发生变化，越来越以自我为中心，表现为固执、超自尊感、过分自信和排他性；感知觉、记忆力、思维和语言能力减退导致老年人的反应迟钝、行动缓慢、注意力涣散、依赖性增强。因此，老年人在生活中难免常常受挫，感到"力不从心"，悲观、孤独、抑郁等不良情绪亦随之而来。

2. 社会角色和经济状况的改变 由于离退休导致老年人丧失收入和原有的生活形态，其社会地位、社会角色、社会关系也随之发生改变，使得一些老年人难以适应，出现失落感、无用感、孤独空虚感等心理变化，从而加速身体的老化。

3. 家庭人际关系 离退休不仅使老年人的社会角色和经济状况改变，同时也使老年人在家庭中的决定性地位和隐私改变，如过去夫妻双方至少有一人需外出工作，但退休后夫妻双方则每分钟都面对面；老年人和其他家庭成员之间的关系，如和子女之间的代际冲突等。这些均会对老年人的心理产生影响，使老年人焦虑不安。

4. 丧偶 夫妻恩爱是老年人心情愉快的重要条件，伴侣感是老年夫妻关系的核心内容。丧偶是老年人生活中重要的事件，对老年人的心理影响极重，丧偶后极度的悲哀对老年人的身心健康可造成严重的损害。

5. 疾病 疾病会对老年人的心理状态直接或间接地产生影响。如缺血性脑血管疾病使脑组织供血不足，出现脑功能减退，导致记忆力减退加重，晚期甚至会引发老年性痴呆，直接影响老年人的心理状态。还有些疾病使老年人长期卧床，生活不能自理，以致间接产生悲观、绝望等心理状态。

6.文化程度　由于文化程度的不同，老年人在社会、心理需求和价值观念等方面存在差异。一般来说文化程度较高的老年人对生活质量的期望值较高，面对各种应激事件容易受挫，进而产生消极情绪，对其身心健康极为不利。

7.其他影响因素　①害怕：如很多老年人担心失去对生活环境的控制力，失去适当的身体功能，失去生产力，失去独立性，怕面对即将到来的死亡等；②性功能改变：随着年龄的增加，老年人的性能力逐渐减退，老年人常对自己的性需求感到窘迫；③搬迁：搬迁不仅是丧失熟悉的生活环境，同时也要适应新的环境，这也会对老年人的心理造成影响。

第二节　老年人常见的心理问题及护理

一、焦虑

焦虑是指个体由于达不到目标或不能克服障碍而感受到威胁，自尊心、自信心受挫或失败感、内疚感增加时的一种不愉快、急躁、紧张不安、无根据的恐惧的一种情绪状态。焦虑是一种很普遍的情绪反应，适度的焦虑可以促使个体更好地适应变化，但持久过度的焦虑则会严重影响个体的身心健康。

（一）焦虑的原因

造成老年人焦虑的原因有：①生理功能下降；②疑病症；③丧偶、离退休、空巢、再婚，以及日常生活常规被打乱等生活事件；④某些疾病，如抑郁症、甲状腺功能亢进、低血糖、体位性低血压、肿瘤及长期使用某些药物（如一些治疗高血压、关节炎或帕金森病的药物）都会造成焦虑症状；⑤饮食：不良的饮食习惯也可以诱发焦虑，例如食物中缺乏叶酸和某些B族维生素可能引起焦虑症状。

（二）焦虑的表现

焦虑可分为急性焦虑和慢性焦虑两大类。

1.急性焦虑　主要表现为急性惊恐发作。老年人常突然莫名其妙地感到内心紧张、心烦意乱、坐立不安、睡眠障碍、激动、哭泣，可伴潮热、多汗、口干、面手发麻、脉搏加快、血压升高、尿频等交感神经功能亢进的症状。严重时，可以出现阵发性气喘、胸闷、心悸，有一种濒死感，并产生妄想和幻觉。一般持续几分钟到几小时之后症状缓解或消失，因交感神经功能亢进引起的躯体症状也恢复平稳。

2.慢性焦虑　其焦虑情绪可以持续较长时间，焦虑程度也时有波动。老年人慢性焦虑一般表现为平时比较敏感、易激怒，生活中稍有不如意的事就心烦意乱，注意力不集中，经常提心吊胆，有不安的预感，有时会生闷气、发脾气、与他人发生冲突等。

（三）焦虑的危害

1.持久过度的焦虑可严重损害老年人的身心健康，使食欲和消化功能下降，影响各种营养素的供给，还会加快老年人的衰老过程，助长高血压病、冠心病的发生；当急性焦虑发作时，会引起脑卒中、心肌梗死、青光眼眼压骤升而导致的头痛或失明、跌伤等意外事故。

2.焦虑时的神经官能症状可导致头痛、失眠等，这一系列的不良影响通过各种生理生化机制，可损害人体的免疫功能，使人易于罹患感冒及各种慢性疾病。

3.焦虑常成为某些老年人自杀的重要诱因。据统计，在美国每年因焦虑症而自杀的老年人达数千人之多。因此，焦虑对老年人的危害应引起足够的重视。

（四）护理措施

1.重视老年人的焦虑情绪，帮助老年人的子女学会谦让和尊重老年人，理解老年人的焦虑心理，倾听他们的心声，对老年人的退休生活给予足够的关心，尽可能满足老年人的情感和物质需求。

2.指导和帮助老年人正确对待离退休问题，积极治疗原发疾病，保持良好的心态，学会自我疏导、自我放松，保持情绪稳定，不轻易发脾气。

3.帮助老年人建立有节律的老年生活，如定期上老年大学，学一门技艺，打太极拳，定期参加社会活动等，做到"老有所学、老有所乐"。这不仅可缓解老年人的焦虑，还可延缓老年人的衰老，预防某些老年性疾病的发生。

4.重度焦虑时应寻求专业心理医师的帮助，并遵医嘱用抗焦虑药物，如地西泮、氯氮䓬等进行治疗。

二、抑郁

抑郁是个体失去某种重视或追求的东西时产生的以心境低落为主要特征的态度体验，是一种常见的情绪反应。抑郁在老年人中的发生率相当高，而且对老年人的影响范围非常大。欧美的研究显示，老年抑郁症的发生率非常高（约为1%～2%），且随老年人口的增加而增加，尤其是那些原先就患有多种内科疾病的老年人，抑郁症的发生率更高（12%～16%）。我国目前还缺乏相关的数据。抑郁症是老年期最常见的功能性精神障碍之一，老年人的自杀通常与抑郁有关。世界卫生组织提出，21世纪预防老年抑郁是重要的心理卫生任务之一。

（一）抑郁的原因

1.生理功能退化　由于老化致中枢神经递质改变，这可能对老年抑郁起重要作用。

2.疾病　病症的压力是老年人抑郁的常见诱因。与老年人抑郁相关的常见内科疾病有：甲状腺功能亢进、甲状腺功能低下、肿瘤、感染、恶性贫血、充血性心衰、心肌梗死、代谢性疾病、乙醇成瘾、阿尔茨海默病、帕金森病等。

3. 性格特征　老年人的性格特征，如抑郁气质、孤僻、被动、依赖型人格等，也与抑郁的发生相关。

4. 社会因素的影响　如离退休、丧偶、经济拮据、子女分居等造成老年人空虚、寂寞、孤独以致发生苦闷、抑郁。

5. 某些药物　引起抑郁症的药物常见的有：抗高血压制剂、类固醇制剂、利尿药、β 受体阻断药、洋地黄类药、镇静药及酒精等。

链　接

依赖型人格

美国《精神障碍的诊断与统计手册》中将依赖型人格的特征定义为：

1. 在没有从他人处得到大量的建议和保证之前，对日常事务不能做出决策。

2. 无助感，让别人为自己作大多数的重要决定，如在何处生活，该选择什么职业等。

3. 被遗弃感，明知他人错了，也随声附和，因为害怕被别人遗弃。

4. 无独立性，很难单独展开计划或做事。

5. 过度容忍，为讨好他人甘愿做低下的或自己不愿做的事。

6. 独处时有不适和无助感，或竭尽全力以逃避孤独。

7. 当亲密的关系中止时感到无助或崩溃。

8. 经常被遭人遗弃的念头所折磨。

9. 很容易因未得到赞许或遭到批评而受到伤害。

只要满足上述特征中的五项，即可诊断为依赖型人格。

（二）抑郁的主要表现

主要包括心境低落、思维迟缓、意志活动减退、躯体症状和认知功能损害五个主要方面，以心境低落最为常见。

1. 心境低落　主要表现为显著而持久的情感低落，抑郁悲观。轻者闷闷不乐、无愉快感、兴趣减退，觉得什么事情都没有意义；重者痛不欲生，感到世界是灰暗的，从而悲观绝望，觉得度日如年、生不如死。典型者的抑郁心境有晨重夜轻的节律变化。在心境低落的基础上，老年人会出现自我评价降低，产生无用感、无望感、无助感和无价值感，常伴有自责自罪，严重者出现罪恶妄想和疑病妄想，部分患者可出现幻觉。

2. 思维迟缓　主要表现为较正常老年人的思维联想速度变慢，反应迟钝，思路闭塞，主动言语减少，语速明显减慢，声音低沉，对答困难，严重者交流无法顺利进行。

3. 意志活动减退　表现为行动缓慢，生活被动，懒散，不想做事，不愿和周围人接触交往，常独坐一旁，无精打采，或整日卧床，闭门独居，疏远亲友，回避社交。严重时连吃、喝等生理需要和个人卫生都不顾，蓬头垢面、不修边幅，甚至发展为不语、不动、不食，称为"抑郁性木僵"。有时老年人还可伴有坐立不安、手指抓握、搓手顿足或踱来踱去等焦虑症状。严重的老年人由于有消极悲观的思想及自责自罪、缺乏自信心，可萌发危险的暴力行为，如自杀或伤及他人。

4. 躯体症状　常见有顽固性睡眠障碍（如入睡困难、睡眠节律紊乱、睡眠质量差、早醒、易醒多梦）、头痛、心悸、胸闷、失眠、食欲下降、腹胀、便秘等。部分老年人以躯体症状为主，心境低落表现不太明显，称为隐匿性抑郁。抑郁症的躯体症状往往查无实据，且多为非特异性的，难以定位，诊断时一定要排除躯体疾病，以免误诊。这些躯体症状常在抑郁情绪消失后减轻或消除。

5. 认知功能损害　主要表现为老年人近事记忆力较正常下降，注意力障碍，反应迟钝，警觉性增高，抽象思维能力差，学习困难，语言流畅性差，空间知觉、眼手协调及思维灵活性等能力减退。认知功能损害导致患者的社会功能障碍，而且影响患者远期预后。

（三）抑郁的危害

抑郁除能导致上述心身障碍的症状或表现外，最严重的就是有抑郁情绪的老年人常有严重的自杀倾向甚至是自杀行为，其自杀决心坚决，行动较隐蔽，若防范不佳，自杀成功率可高达20%。老年人抑郁的同时也会给老年人的家庭、亲友带来痛苦，严重影响其本人、家人和亲人的生活质量，甚至会对社会造成一定的负面影响。

（四）护理措施

老年抑郁的防护原则是：减轻抑郁症状，减少复发，提高生活质量和健康水平，降低医疗费用和死亡率。

1. 加强心理护理　多陪伴老年人，指导老年人调整心态，使其不要自责，多与友人、家人谈心取得理解和支持；为老年人创造条件，增加社交机会，积极参加体育运动并引导老年人适时表达自己的内心想法，积极疏导，改变应对方式，避免促发因素。

2. 严防自杀　自杀观念与行为是抑郁最严重的危险症状，必须尽早识别自杀动向。抑郁症患者因常有顽固性睡眠障碍而早醒，尤其是在清晨3～5时醒来，此时情绪最低落，自杀的危险最大，应注意防范。自杀倾向强烈者，要专人24小时看护，必要时适当约束，并加强物品及药品的管理，凡能成为自杀、自伤的工具都要妥善保管，药物应在监督下服用，以免患者一次大量吞服。

3. 积极治疗　目前抑郁的主要治疗措施有：

（1）**非药物治疗**　如精神治疗法中的认知精神疗法对轻度抑郁的老年人能取得较好的效果，但对中度或重度的老年抑郁症则效果不明显。

（2）**传统的药物疗法**　如三环类抗抑郁药（如地昔帕明、去甲替林、曲唑酮等）、选择性5-羟色胺再摄取抑制药（如氟西汀、舍曲林、帕罗西汀等）等。

（3）**电击疗法**　对于已产生幻觉、妄想的中度抑郁症，并有多种内科疾病和对传统治疗产生阻抗的抑郁老年人都可以考虑采用电击疗法。

三、孤独

孤独是一种心灵的隔膜，是一种被疏远、被抛弃和不被他人接纳的情绪体验。退休后，老年人的活动范围变窄，社交圈子相对缩小，常会出现失落、孤独、焦虑感。而且，目前我国城市家庭多为独门独户，农村家庭也为单家独院，加之现在是一个信息化时代，家庭之间、人与人之间面对面的交流越来越少，这对老年人的身心健康极为不利。据调查，老年人很少与人交流和从不与人交流的比例分别占到30.6%和4.4%。即使在65%经常交流的老年人中，交流的对象也仅仅局限于家庭成员和邻居，其中与邻居交流的占33.8%，与配偶交流的占31.5%，与子女交流的占16.4%，与同事、朋友间的交流则更少，占13.8%。据调查，很多老年人都存在不同程度的孤独感，可见老年人的孤独感是个不容忽视的社会问题。

（一）孤独的原因

孤独常见的原因有：①离退休后远离社会生活；②子女独立成家后成为空巢家庭，或因老年人患病、行动不便等，减少了与亲朋的来往；③丧偶，俗话说"少年夫妻老来伴"，伴侣对老年生活来说是老年人保持心情愉快的重要条件；④性格孤僻、过度内向等。

（二）主要表现

1.精神症状　精神萎靡不振，常偷偷哭泣，形影相吊、顾影自怜。当体弱多病、行动不便时，这些精神症状会更重。

2.行为改变　长期孤独会给老年人带来持久的社会心理压力。孤独会使老年人选择更多的不良生活方式，如吸烟、酗酒等，从而诱使某些疾病的发生。

（三）孤独的危害

孤独除了导致老年人的精神症状和行为改变外，有的老年人会因孤独而转化为抑郁症，产生自杀倾向。

（四）护理措施

心理学家认为，孤独是人的社会动机和好群行为得不到满足所产生的内心体验。当人的社会动机和好群行为得到满足，就会产生愉悦、快慰等正性情感体验。家庭功能和社会支持是影响老年人孤独的重要因素。要摆脱老年人孤独，首先要鼓励子女与老年人同住，子女不仅要有满意的物质赡养，还应有满意的精神赡养。既要在生活上给予老年人照顾，还要在精神上予以关心。如若分居，应经常书信问候，节假日回家探望，使老年人精神上获得安慰。对丧偶的老年人，子女应该支持其求偶需求。其次，要教育老年人不脱离社会，积极而适量地参加各种力所能及的有益于社会和家人的活动，做到"老有所为"。这样既可消除孤独与寂寞，更能从心理上获得生活价值感的满足。再次，社区和老年护理机构等要创造条件，让老年人互相交往和参加一些集体活动，为已离退但尚有工作能力和学习要求的老年人创造工作和学习的机会。

四、自卑

自卑是一种自愧无能、丧失自信、自我评价过低并伴有自怨自艾、悲观失望的消极情感体验。当个体的自尊需要得不到满足而又不能实事求是地分析自己时，就容易产生自卑心理。著名的奥地利心理学家阿德勒就认为，人类都有自卑感，以及对自卑感的克服与超越，老年人也不例外。由于生理功能的衰退和社会地位的降低，老年人往往有很强的自卑心理。老年人若不设法克服自卑心理，往往会诱发或加重疾病，对老年人健康十分不利。

（一）自卑的原因

老年人自卑的原因可能有：①正常老化引起生理功能的衰退；②疾病引起的自理能力下降或丧失；③社会地位降低，如角色改变、经济收入的下降等；④丧失在家庭中的主导权；⑤消极的认知评价。

（二）自卑的表现

老年人形成自卑心理后，不能客观地评价自己，认为自己"老了""不中用了"，是"废人"，严重缺乏自信。同时老年人深感自己地位低下，低人一等，一无是处，毫无价值、烦躁、焦虑、自卑等情绪反应也随之而来，严重影响其人际交往和社会活动。

（三）护理措施

为老年人创造良好、健康的生活环境，尊老敬老；鼓励老年人参与社会，做力所能及的事情，挖掘潜能，得到一些自我实现，增加生活的价值感和自尊；建议老年人日常生活要有规律，起居定时，养成良好的习惯；同时指导老年人用乐观的态度对待暮年，注意心平气和，宽厚待人，修养心境，遇事冷静，不急不躁，避让无争。对生活完全不能自理的老年人，应注意保护，在不影响健康的前提下，尊重他们原来的生活习惯，使老年人的需要得到满足。

五、离退休综合征

离退休综合征是指老年人由于离退休而产生的一种适应性心理障碍。离退休后由于职业生活和个人兴趣发生了很大变化，从长期紧张的职业生活，突然转到无规律、懈怠的离退休生活，加之随着离退休后社交范围的缩小，人际关系发生了改变，这种应激因素对心理、生理方面的干扰，使一些老年人在一个时期内难以适应现实生活，并且出现一些偏离常态的行为。这种心理障碍往往还会引发其他生理疾病，影响身体健康。

（一）离退休综合征的原因

1. 心理准备不足　离退休前没有计划和设想，离退休后缺乏足够的心理准备，失去精神寄托，心理上无法适应。

2. 角色改变　离退休后权力、影响力下降，经济收入降低，社会活动减少，前后生活反差较大，自我调整不及时。

3. 个性特点　本身性格缺陷，不善交际，固执内向，适应能力较差。

4. 价值感丧失　离开原来的工作岗位，自感无社会价值，易产生不良的负性情绪。

5. 缺乏社会支持　离退休后，单位领导、同事及亲朋好友对老年人关心不够，老年人易产生孤独、失落等心态。

（二）主要表现

离退休综合征是一种复杂的心理异常反应。主要表现为情绪异常和躯体症状。

1. 情绪异常　患者心烦意乱，坐卧不安，行为反复或无所适从，做事犹豫不决，注意力不集中，急躁易怒，敏感多疑，精神不振，忧郁沮丧，有强烈的孤独、失落和无用感，对未来悲观失望，对一切事物兴趣索然，严重者生活需他人协助。

2. 躯体症状　头痛、头晕、失眠多梦、胸闷、心悸、腹痛、乏力、多汗、阵发性全身燥热等。

当然，离退休综合征的形成因素比较复杂，与人的个性特点、生活方式和人生观有着密切关系，所以并非每一个离退休老年人都会出现以上症状。

（三）护理措施

1. 理解、尊重老年人　作为子女应认识到离退休是人生的一个重要转折。预防和治疗离退休综合征，首先应努力协助老年人适应离退休所带来的各种变化，即实现离退休社会角色的转换；然后主动关心、陪伴老年人，遇事主动与老年人商量，尊重其成就感和权威感。

2. 心理指导　指导老年人正确认识角色转换与过渡的必然性，平常心对待离退休，并将其视为人生的另一个美好开始。

3. 指导老年人重新规划离退休后的生活　指导老年人根据自身状况重新安排离退休后的生活。可以继续发挥专长，做一些力所能及的工作，积极主动地去建立新的人际网，妥善处理离退休后工作、学习和家庭生活的关系。

4. 培养兴趣爱好　应培养有益于身心健康的兴趣爱好，如书法、绘画、棋艺、烹饪等，以丰富和充实自己的生活，保持身心健康。

5. 维持良好的生活方式　老年人应生活规律、睡眠充足、适度运动、合理饮食、戒除不良嗜好，并采取适合自己的休息、运动和娱乐方式，以保持健康的生活状态。

6. 必要的药物和心理治疗　对于患有严重的焦躁不安和失眠的离退休综合征的老年人，可在医生的指导下适当服用药物及接受心理治疗。

六、空巢综合征

空巢是指子女长大成人后相继离开家庭，形成老年人独自生活，独守老巢的情况。空巢综合征是指老年人生活在"空巢"环境中，因人际关系疏远而产生被分离、舍弃的感觉，出现孤独、寂寞、空虚、精神萎靡、情绪低落等一系列心理失调症状。

（一）原因

1. 老年人独居时间增多　由于中国的社会文化变迁，大家庭逐渐解体，社会结构以核心家庭为基础，部分老年人希望自己有更多的自由空间或不愿意离开熟悉的环境而选择与子女分开居住；或者年轻人因外出务工、出国等无法与老年人居住在一起；或者住房紧张或年轻人追求自由与自己的生活方式等，不愿意与老年人一起居住；或者老年人无子女或鳏寡。以上种种原因导致老年人独居，形成"空巢"。

2. 传统观念的影响　传统文化重视天伦之乐，认为膝下儿孙跟随左右是人生莫大的幸福，还有"养儿防老"的传统思想，使得部分老年人对子女依赖性很强。当因衰老或疾病造成身体衰弱需要子女照顾而子女不在身边时，或部分已婚子女家庭观念淡薄，长时间不探望老人，使老年人心情郁闷、孤寂、沮丧。

3. 社会投入不够　社会化养老保障机制及体系不健全，养老设施、设备不完善。

（二）主要表现

1. 情感表现　老年人常有孤独无助、寂寞空虚、伤感、自怜等复杂的情感体验。空巢家庭中的老年人，大都寂寞、空虚、精神萎靡和情绪低落。

2. 认知表现　多数老年人有自责倾向，认为过去没有尽到父母应尽的责任与义务，也有部分老年人认为子女对父母的回报、孝敬、关心和照顾不够。

3. 行为表现　表现为活动减少，兴趣减退，社交减少，深居简出，闷闷不乐，甚至偷偷哭泣；同时老年人常伴有睡眠障碍、食欲减退、疼痛等躯体障碍的表现，严重时生活不能自理。

（三）护理措施

1. 指导老年人正确面对现实　积极引导，帮助老年人调整心态，正确面对子女成家立业的现实，不过高期望和依赖子女的照顾。退休后，及时调适自己的生活状态，可确立一些生活目标，好好规划自己的老年生活。如制订旅游计划；加入老年大学，学一门技艺，丰富自己的生活；加入一些老年性团体组织等。

2. 鼓励老年人适当参加社会活动　鼓励老年人尽可能多地参加各种社会活动，多与邻里和朋友交往，互相关心和帮助，消除孤寂感。同时，社区应积极开展丰富多彩的活动，为老年人的社交创造有利的条件。

3. 鼓励老年人表达自己的情感　为老年人提供表达情感的机会，促进老年人与家庭成员的沟通。子女应经常探望父母，经常与父母通过各种方式进行感情和思想的交流，给老年人以精神慰藉。

4. 鼓励老年人进入老年机构　经济条件允许时可去养老院、老年公寓居住，老年人与同龄人共处一室，有助于消除孤独感。

第三节　老年人心理健康的评估、维护与促进

第三届国际心理卫生大会认为，心理健康是指个体在身体、智能及情感上与他人的心理健康不相矛盾的范围内，将个人心境发展成最佳状态。国内外多数学者认为，老年人心理健康的标准应包含如下内容：

1. 智力正常　智力正常是心理健康的首要标准，也是正常人所应具备的最基本的心理条件。老年人智力正常主要体现在：感知觉正常，能判断事物，不常发生错觉；记忆力良好，能记住重要的事情；思路清晰，回答问题条理清楚；想象力丰富；有一定的学习能力，能不断适应新的生活方式。

2. 人格健全　健全的人格要求个性中的能力、兴趣、需要、性格与气质等各个心理特征必须和谐统一。如，老年人能够充分地了解自己，客观分析自己的能力，并做出恰如其分的判断，有限度地发挥自己的才能与兴趣爱好，体验成功感和满足感。当个人的基本需要得到一定程度的满足时，会产生愉快感和幸福感。

3. 情绪健康　保持积极乐观的心态，接纳自己的情绪变化，善于及时调整自己的不良心态，宽容别人，增加愉快的体验，掌握有效的情绪调节方法。

4. 意志坚强　能经受得起各种意外的精神打击，面对精神刺激或压力有较强的承受能力，办事有始有终，不半途而废。

5. 关系融洽　有稳定而广泛的人际关系，又有知己朋友；乐于助人，也乐于接受他人的帮助；能与家人保持情感上的融洽，有充分的安全感。

6. 适应环境　正确面对退休，以积极处事的态度与外界环境保持接触，对社会现状有较清晰的认识，不断丰富自己的精神生活，及时调整自己的行为。

7. 行为正常　能坚持正常的生活、学习、工作，一切行为与多数同龄人相一致，并符合自己的身份和角色。

对于老年人心理健康的标准，应注意从动态的、发展的角度进行分析，切忌由于某项标准的轻微或短暂不符就断定老年人心理不健康，进而带来负面影响。

一、老年人心理健康的评估

心理状况不佳会严重干扰和损害老年人的神经、免疫、内分泌及消化系统等功能，从而加速衰老，影响老年性疾病的发生、发展和预后。正确评估老年人的心理健康状况，对维护和促进老年人的身心健康，有针对性地进行心理健康指导具有重要的作用。老年人的心理健康常从老年人的认知能力、心理情绪反应、压力与应对、精神状况和老年人心理健康的自我评价等方面进行评估。

（一）认知的评估

认知是人们认识、理解、判断、推理事物的过程，通过个体的行为、语言表现出来，反映个体的思维能力。认知能力的评估是判断老年人是否能独立生活的重要因素。正确评估认知功能对提高老年人的独立生活能力和生活质量有着重要的作用。老年人认知的评估包括思维能力、语言能力及定向力3个方面，具体内容包括老年人的外观行为、语言、思考知觉、记忆力、注意力和高等认知能力等方面。目前常用的评估工具有认知功能智力状态简易评价量表（mini-mental state examination，MMSE）和简易心智状态问卷调查表（SPMSQ）。

1. 认知功能智力状态简易评价量表 由 Folstein1975 年编制。它是最具影响的认知缺损筛选工具之一，被选入诊断用检查提纲（DIS），用于美国 ECA 的精神疾病流行病学调查。主要用于筛查有认知缺损的老年人，适合于社区和基层人群的调查。

MMSE 共 19 个大项目，30 个小项目，包含时间定向、地点定向、语言即刻记忆、定向力、注意力、计算力、短期记忆、物体命名、语言重复、阅读理解、语言理解、语言表达和绘图等 11 个方面的内容。项目 1~5 是时间定向；6~10 为地点定向；项目 11 分 3 个小项，为语言即刻记忆；项目 12 为 5 个小项，检查注意力和计算力；项目 13 分 3 个小项，检查短程记忆；项目 14 分 2 个小项，检查为物体命名的能力；项目 15 为语言复述；项目 16 为阅读理解；项目 17 为语言理解，分 3 个小项；项目 18 检测言语表达；项目 19 为图形描画。以上共 30 个小项（详见附表 1）。

2. 简易心智状态问卷调查表 由 Pfeffer 于 1975 年编制，主要用于评定老年人认知状态改变的前后比较。该量表评估的内容包括短期记忆、长期记忆、定向力、注意力，评估时还需结合老年人的教育背景（详见附表 2）。

（二）心理情绪反应的评估

情绪是指人对客观事物是否符合自己的需要而产生的态度体验，是心理健康与否的重要标志。虽然老年人较中青年人更倾向于控制自己的情感，但面对衰老、疾病、丧偶等各种生活事件，焦虑、抑郁、悲伤等负性情绪随之而来，严重困扰老年人的身心健康，故心理情绪状态的评估主要是判断是否有抑郁或焦虑情绪出现。护理人员应正确评估老年人的焦虑、抑郁情绪，并及时采取护理措施，促进老年人的心理健康。

心理情绪评估常用的方法有交谈、观察和心理测验三种，常用的心理测验工具有 Zung 焦虑自评量表、汉密尔顿焦虑量表、抑郁自评量表和老年抑郁量表等。

1. Zung 焦虑自评量表 该量表由 Zung1971 年编制，能准确、迅速地反应有焦虑倾向的被试者的主观感受。它使用范围广，可用于任何职业、任何年龄段和不同文化层次的正常人或各类精神疾病患者。

该量表由 20 个项目，每个项目按 1~4 分评分，评估时将所有项目得分相加，最低分 20 分，最高分 80 分。得分 <50 分无焦虑，得分 ≥ 50 分则存在焦虑，得分越高则焦虑情绪越重（详见附表 3）。

2. 汉密尔顿焦虑量表　汉密尔顿焦虑量表由 Hamilton 于 1959 年编制，是一个广泛用于评定焦虑严重程度的他评量表。

该量表有 14 个条目，包含精神性和躯体性两个方面的内容。每个条目对应有一些焦虑症状，同时据症状的严重程度用 0 ~ 4 分进行评价，最后将所有条目得分相加，症状越重，相应的得分越高，总分也愈高。总分 <7 分为没有焦虑，总分 >7 分为可能有焦虑，总分 >14 分为有肯定的焦虑，总分 >21 分为有明显的焦虑，总分 >29 分为严重焦虑（详见附表 4）。

3. 抑郁自评量表　抑郁自评量表（self-rating depression scale，SDS）的原型是 Zung 于 1965 年编制的抑郁自评量表。该量表能简便、直观地反映被试者的主观抑郁感受，适用于具有抑郁症状的成年人；不过，SDS 对文化程度较低或智力水平稍差的人使用效果不佳，对严重迟缓症状的抑郁，评定有困难。

SDS 有 20 个项目，每个项目按 1 ~ 4 分评分，评估时将所有项目得分相加，最低分 20 分，最高分 80 分。总分 50 ~ 60 分为轻度抑郁，60 ~ 70 分为中度抑郁，>70 分为重度抑郁（详见附表 5）。

4. 老年抑郁量表　该量表由 Brink 等人于 1982 年创制，主要用于老年人的抑郁筛查。

该量表共有 30 个条目，对应 30 个不同的问题，包含情绪低落，活动减少，易激惹，退缩，痛苦的想法，对过去、现在和将来的消极评价等方面的内容，被试者对每项问题只需回答"是"和"否"。每项表示抑郁的回答得 1 分，总分 0 ~ 10 分为正常，11 ~ 20 分为轻度抑郁，21 ~ 30 分为中重度抑郁（详见附表 6）。

（三）压力与应对的评估

进入老年期后，老年人的应激能力下降，而各种应激事件增多，例如退休、社会角色的改变、丧偶、好友去世、慢性疾病折磨、经济状况的改变等，这些压力源的刺激，再加上机体应对方式不当，将威胁到老年人的身心健康。护理人员应全面评估压力源的性质、强度、持续的时间，以及对老年人的影响，正确评价老年人的应对能力和应对方式，帮助老年人适应环境变化，促进老年人的身心健康。由于不同的应对方式对身心健康产生的影响不同，所以要评估老年人的应对方式是积极应对还是消极应对，有无靠酒精或药物来应对突发事件。

压力与应对的评估方法采用交谈、观察、心理测验相结合的综合评定方法，评定量表包括生活事件量表、各种应对方式问卷及社会支持量表等。

（四）精神状态评估

精神疾病症状可通过问诊和观察发现（详见《精神病护理学》）。

（五）心理健康的主观评价

心理健康的主观评价主要通过生活满意度来反映，可了解老年人在情感层次上对生活幸福的感受，常用的工具如生活幸福指数。

二、老年人心理健康的维护与促进

（一）维护和促进老年人心理健康的原则

1. 适应原则　心理健康强调人与环境的和谐一致。人与环境能否达到动态平衡，不仅依靠个体对环境的被动顺应、妥协，更主要的是个体能积极、主动、能动地适应并改造环境。因此，应指导老年人学会面对环境中的不良刺激，并设法减轻其对身心的影响；学会协调各种人际关系，发挥自己的潜能，以维护和促进心理健康。

2. 整体原则　人是一个身心统一的整体，相互影响。老年人应通过积极的体育锻炼、卫生保健和健康的生活方式，来增强体质和维持机体正常的生理功能，以促进身心健康。

3. 系统原则　人是一个开放系统，受自然环境和社会环境的影响。要维护人的心理健康，需关注家庭、群体、社区、社会对个体的影响。促进老年人的心理健康，应创建良好的家庭、群体和社会氛围，从自然、社会文化、道德、人际关系等多方面、多角度、多层次考虑，才能达到系统内外环境的协调与平衡。

4. 发展原则　人的心理健康状况是一个动态发展的过程，应充分考虑到人的心理状况在不同年龄阶段、不同时期、不同身体状况和不同环境中的可变性和可塑性。维护和促进老年人心理健康，不仅要了解老年人现有的心理健康水平，而且要重视他们过去的经历，挖掘他们的潜能，以发展的观点促进其心理健康。

（二）维护和促进老年人心理健康的措施

1. 帮助老年人正确认识"生、老、病、死"

（1）树立正确的衰老观　"生、死"是自然界的法则，古往今来，没有人可以逾越。如果老年人总是处于一种年龄增长、生命垂暮、死亡将至的心理状态，就会加速心理及生理的衰老。但如果老年人在思想上有所准备，承认现实并能够正确对待衰老，泰然处之，就会产生一种青春活力，就能青春永恒。因此，老年人应保持心理平衡，要客观地意识到岁月不饶人，既不能逞强，也不应把自己贬得一无是处。

（2）树立正确的疾病观　有些老年人不能实事求是地评价自己的健康状况，过度担心自己的疾病和不适，对待疾病焦虑烦躁、忧心忡忡、悲观失望，这种精神状态会加重疾病和躯体的不适，加速衰老，对健康十分不利。另外，老年人多病，并不等于每个老年人都一定会疾病缠身，很多健康长寿者向世人揭示：只要老年人能保持乐观、通达，养成良好的生活方式，积极进行身心保健，是完全可以延年益寿的。

（3）树立正确的生死观　哲学家和心理学家将死亡理解为生命的一个自然阶段，死亡只是生命有机体的自然变化，其本身并没有什么可怕之处。人们对死亡的恐惧、焦虑，多数不是来源于死亡本身，而是来源于对死亡的可怕想象，特别是人到晚年或身患重病时，便会掉进"死亡恐惧"的漩涡，愁绪满怀、忧心忡忡，进而自暴自弃，消极悲观，这样反而会加速死亡的到来。只有树立正确的生死观，克服对死亡的恐惧，才能以无畏的勇气面对生命的终结，才能更加珍惜生命，提高生活质量，使生活更有意义和乐趣。

2. 帮助老年人正确面对离退休

（1）帮助老年人正确认识离退休，重新规划生活　要帮助老年人认识到，进入老年后由于职业能力的下降而从工作岗位上退下来，是一个自然的、正常的、不可避免的过程。老年人从原先的领导岗位或工作岗位上退下来后，生活的重心变成了家庭琐事，广泛的社会联系骤然减少，赋闲在家会突然觉得冷清寂寞。为避免因离退休而产生的消极不良情绪，刚刚离退休下来的老年人不妨多与亲朋好友来往，将自己心中的郁闷、苦恼通过交谈等方式进行宣泄，及时消除和转化不良情绪，求得心理上的平衡和舒畅。同时，为避免离退休后毫无心理准备，甚至产生抵触情绪，导致心理失去平衡，在离退休前应做好规划，如经济上的收支计划、生活上的安排等，以实现平稳过渡。一些调查研究表明，退休前做过妥善安排，心理准备良好的老年人，退休后的生活及心理适应较快。

（2）教育老年人树立"老有所为""老有所乐"的观念　为避免离退休后无所事事，产生孤独感，老年人应树立一定的目标，努力开创人生的第二个春天，继续发挥余热，做到"老有所为"。这不仅有利于社会，而且有益于老年人的身心健康。

应教育老年人保持乐观、豁达的心态，做到"老有所乐"。情绪波动会对健康状况产生巨大的影响。当情绪稳定、乐观，心情愉悦时，大脑神经中枢会持续不断地分泌一种叫作"内啡呔"的良性激素，这种激素能提高机体免疫力，使人延年益寿。很多对我国百岁以上老年人生活方式的研究均表明，百岁老人最显著的共同特点为具有乐观、豁达的心态和较规律的生活。因此，老年人应保持乐观的情绪，保持好奇心，保持积极进取的人生态度，与时俱进，进而提高其生活质量。

3. 指导老年人认识"老有所学""老有所教"的必要性　进入老年期后，大脑及其他各器官功能逐渐衰老，但老年人仍需要学习，科学用脑，丰富精神生活，以延缓大脑衰老。研究表明，适当刺激老年人的视、听、嗅、味等的感觉器官，可增进其感知觉功能，提高记忆力、想象力、思维能力等认知能力，减少老年期痴呆的发生。应组织老年人上各种老年大学，指导老年人根据自身的具体条件和兴趣，学习和参加一些文化活动，如绘画、音乐、舞蹈、园艺、健身操等；老年人还需学习老年人常见疾病的防治知识，了解老化带来的生理及心理的变化及适应方法，从而做到自我保健；同时还要了解国内外大事，学习新知识，更新观念，更新自己的专业知识和技能，紧跟时代的步伐，要"活到老，学到老"。

4. 指导老年人建立良好的家庭关系，保障"老有所养"　家庭是老年人生活的主要场所，老年人的心理状态和家庭关系、家庭氛围息息相关。有专家说"健康从家庭开始"是有一定的道理的。亲情是人间最高尚，最纯洁，最能表达人性之美，最能给人带来温馨和快乐的情感。一方面作为老年人要以宽容大度的胸怀处理好与晚辈的关系，不要倚老卖老、指手画脚、发号施令，进行所谓权威性的指挥，而要实事求是；另一方面孝顺和敬老是亲情的核心，作为晚辈应该理解老年人的心理状态，充分体谅他们各种能力的衰退现象及当前的处境与心情，更多地给予安慰、体贴和照顾，让他们轻松愉快地欢度晚年；再有，夫妻恩爱有助于老年人保持舒畅的心理状态，有利于双方的健康监护，老年夫妻间要相互关心、相互照顾，更要注重情感交流。家庭成员要为老年人的衣、食、住、行、学、乐等创造条件，为其提供必要的经济和物质上的帮助，这样老年人才会感受到老有所依，有利于健康。总之，家庭关系和睦，家庭成员互敬互爱有利于老年人的健康长寿；相反，家庭不和，家庭成员之间关系恶劣，则对老年人的身心健康极为不利。老年人离退休后最怕与世隔绝，把自己封闭起来，因为这样会加快老化过程，影响老年人身心健康，所以老年人还应注重除家庭关系之外的其他人际关系的建立。

5. 指导老年人进行日常生活中的心理保健

（1）培养广泛的兴趣爱好　有些老年人，兴趣与爱好越来越少，日子长了，可能会产生"活着无意义"的悲观情绪。怎样把闲逸的生活时间安排得饶有乐趣、丰富多彩，对维护老年人的心理健康至关重要。老年人要根据自己的情况，有意识地培养一两项兴趣爱好，如养鸟、种花、摄影、园艺、烹调、旅游、钓鱼等。广泛的兴趣爱好既可开阔视野，丰富生活内容，扩大知识面，激发对生活的兴趣，有效地帮助他们摆脱失落、孤独、抑郁等不良情绪；又可以协调、平衡神经系统的活动，使神经系统更好地调节全身各个系统、各个器官的生理活动，对推迟和延缓衰老起积极作用，促进生理及心理的健康。

（2）培养良好的生活习惯　据统计，危害老年人健康的心血管疾病、脑血管疾病和癌症等疾病50%以上是由不良的生活方式和行为习惯引起。良好的生活习惯的建立有利于老年人的心理健康。老年人应力求做到饮食有节、起居有常、戒烟限酒、修饰外表、多参与社会活动、扩大人际交往、多接触大自然等，有助于克服消极心理，振奋精神。

（3）坚持适量运动　"生命在于运动"。实践证明，老年人参加各种体育运动能增强自己的体质，延缓增龄所带来的各器官功能的衰退，并提高老年人对生活的兴趣，减轻老年生活孤独、抑郁和失落的情绪。老年人可根据自己的体质和兴趣，有选择地进行运动。运动不仅指体力运动，也指脑力运动，有道是："用进废退"，适当地进行脑力运动能延缓大脑功能的衰退，有效地延缓记忆力、思维能力等智力的减退。跑步、打球、爬山、打太极拳等是体力运动，而下棋、打牌等则是脑力运动。

6. 建立良好的社会支持系统

（1）树立尊老、敬老的社会风尚　尊老敬老是中华民族的传统美德，也是我国老年人心理健康的良好社会心理环境。为促进健康老龄化的实现，促进社会和谐稳定发展，应加强宣传教育，大力倡导尊老、敬老。

（2）维护老年人的合法权益　应加强老龄问题的科学研究，为完善立法提供依据。尽快建立相关法律，如《老年人保护法》《老年人福利法》等，为增强老年人安全感、解除后顾之忧、安度晚年提供社会保障。

（3）尽快发展老年人服务事业 为方便老年人的生活和保健，需要改造不适应人口老龄化的住宅、社区、环境，提供适合老年人的衣、食、住、行、用、文等各种消费品，建立高服务水平的老年公寓、老年人门诊、老年人社区护理站，加强老年人的社会保障，完善老年人综合福利设施。

复习自测题

1. 下列老年人的记忆功能不正确的是（　　　）
   A. 初级记忆保持得较好　　　B. 机械记忆较差　　　　　C. 老年人意义记忆较好
   D. 次级记忆减退不明显　　　E. 再认能力的保持比回忆能力好

2. 不影响老年人心理变化的因素是（　　　）
   A. 各种生理功能减退
   B. 家庭人际关系和经济状况的改变
   C. 社会角色的变化
   D. 疾病、丧偶、文化程度
   E. 性别

3. 关于老年人的智力特点下列描述不正确的是（　　　）
   A. 词汇理解力随增龄而逐渐减退
   B. 近事记忆力及注意力逐渐减退
   C. 知觉整合能力随增龄而逐渐减退
   D. 晶态智力并不随增龄而逐渐减退
   E. 液态智力随年龄增长而减退较早

4. 老年人心理健康的标准中的首要标准是（　　　）
   A. 情绪健康　　　　　　　　B. 意志坚强　　　　　　　C. 智力正常
   D. 适应环境　　　　　　　　E. 关系融洽

5. 人是一个开放系统，受到所处自然环境和社会环境的影响，这符合（　　　）
   A. 适应原则　　　　　　　　B. 整体原则　　　　　　　C. 发展原则
   D. 系统原则　　　　　　　　E. 以上都不是

6. 人是一个身心统一的整体，身心相互影响，这符合（　　　）
   A 系统原则　　　　　　　　B. 发展原则　　　　　　　C. 整体原则
   D. 适应原则　　　　　　　　E. 以上都不是

7. 导致老年人孤独的可能原因是（　　　）
   A. 丧偶　　　　　　　　　　B. 空巢家庭　　　　　　　C. 离退休后远离社会生活
   D. 性格孤僻　　　　　　　　E. 以上均是

8. 老年人产生自卑的原因有（　　　）
   A. 生理功能退化，疾病缠身
   B. 对事物消极的认知评价

C.性格的改变

D.社会因素的影响

E.以上均是

9.陈某，女，60岁，为保持自己的外观、体型，热衷于饮食、保养和身体的锻炼。她的人格类型属于（　　）

A.收缩型　　　　　　B.中心型　　　　　　C.离退型

D.坚持型　　　　　　E.重组型

10.张某，男，63岁，退休后继续广泛参加各种社会活动，如参加老年文艺团、为街道居委会出谋划策等，他的人格类型属于（　　）

A.收缩型　　　　　　B.重组型　　　　　　C.离退型

D.中心型　　　　　　E.坚持型

第五章　老年人的日常生活护理

1. 掌握老年人的安全护理。
2. 熟悉老年人的饮食与排泄、休息与活动、皮肤、沟通交流的护理。
3. 了解老年人的性生活护理。

老年期不同于人生的其他时期，是人生的下坡时期，身体机能的水平降低及社会地位等变化，使老年人的健康受损和患各种慢性疾病的比例增加。老年人的日常生活护理目标就是帮助老年人适应生理功能的日渐衰退，尤其是在疾病和功能障碍的情况下，最大限度地发挥老年人的残存功能，使其恢复基本的生活功能，充分发挥老年人的主动性并扩大生活空间，最大限度地恢复和维持老年人生理 – 心理 – 社会的完满状态，使其适应日常生活，提高生活质量。

第一节　老年人日常生活评估及注意事项

一、老年人日常生活评估

日常生活活动是指人们为独立生活而每天必须反复进行的、最基本的、具有共性的身体动作群，即进行衣、食、住、行、个人卫生等的基本动作和技巧。老年人日常生活评估主要包括老年人生活自理能力的评估、认知能力的评估、心理能力和社会能力的评估三个方面。

（一）老年人生活自理能力的评估

老年人的生活自理能力备受各国政府和学者关注。早在 20 世纪 60 年代，国外学者就开发出了日常生活活动能力量表（ADL），通过对几项基本生活活动的自理程度来衡量老年人的生活自理能力（表 5-1）。这些活动通常包括进餐、穿脱衣、洗澡、如厕、上下床等，其中任何一项活动如果老年人不能独立完成，都意味着他（她）需要依赖别人的照料。如果有一至两项不能独立完成，通常可定义为中度依赖，三项以上为重度依赖。生活自理能力的丧失，既反映出老年人的躯体健康问题，也突出反映了配偶与子女的照料压力问题。

表 5-1　老年人生活自理能力量表

评估事项 \ 程度等级		正常	轻度依赖	中度依赖	重度依赖	判断评分
1.进食	使用餐具将饭餐送入口腔，完成咀嚼、吞咽等步骤	独立完成	需要将食物送到床边完成	需要协助将食物切碎、搅碎后完成	完全需要喂食完成	正常　　　0分 轻度依赖1分 中度依赖3分 重度依赖5分
2.个人卫生	修饰、洗澡等	独立完成	能独立的洗头、梳头、洗脸、刷牙、剃须等，洗澡需要协助完成	在他人协助下完成	完全依赖他人帮助完成	正常　　　0分 轻度依赖1分 中度依赖3分 重度依赖5分
3.穿衣	穿脱衣服	独立完成	送至床边，在指导下完成穿脱	在部分协助下完成	在完全协助下完成	正常　　　0分 轻度依赖1分 中度依赖3分 重度依赖5分
4.如厕及排泄	如厕、小便、大便等	独立完成	能表达排便意愿，在搀扶下完成如厕	经常失禁，在协助下在床边排便	完全失禁，在床上完成排便	正常　　　0分 轻度依赖1分 中度依赖3分 重度依赖5分
5.移动	站立、转移、行走、上下楼梯等	独立完成	借助较小外力或助力器完成	在搀扶下完成站立、转移、行走、上下楼梯等	卧床不起，床上运动在协助下完成	正常　　　0分 轻度依赖1分 中度依赖3分 重度依赖5分

判断评分参考值：

0~5分　生活自理能力正常。

6~15分　生活自理能力轻度依赖。

16~26分　生活自理能力中度依赖。

27分或以上　生活自理能力重度依赖。

（二）老年人认知能力的评估

认知是指熟练运用知识的能力，即利用所了解到的知识对事物进行概括、计算和判断的能力。影响老年人认知能力的因素主要有：

1.生理因素　年龄、不良生活习惯（吸烟、酗酒等）。

2.病理因素　心理、情绪、疾病、药物作用、脑血管意外、代谢综合征是认知障碍的独立因素。

3. 环境因素　患者所受的教育水平、生活经历、社会经济状况等。

老年人认知能力的研究，分横断面和纵断面的研究。从横断面的研究发现：不同年龄组有不同的智能水平。一般来说，20～30岁达最高峰，之后渐渐下降，到老年期智能低下比较明显，特别是动作性智能低下比语言性更为明显。从纵断面的研究发现：对同一对象从20～60岁进行智能测验，可以得出老年期智能水平下降不明显。健康老人的智能至少能保持到60～70岁，直到70～80岁才渐渐下降。故老年期智能的降低不是平衡的。

老年期的认知功能评估内容（表5-2）主要包括意识状态、听觉功能、视觉功能、定向力、注意力、计算能力、判断力、理解能力、记忆力和语言表达能力。认知能力的评定多采用智力评定量表，其中有正式和非正式两种，正式的认知能力测定使用标准的检查量表（表5-2），非正式的则通过护士与患者个体之间相互接触所观察到的结果进行评定。

表5-2　老年人认知能力量表

评估事项 / 程度等级		正常	轻度缺失	中度缺失	重度缺失	判断评分
1. 近期记忆	回忆近期发生的事情	记忆清晰	记忆模糊	遗忘，在提醒下能记起部分	经提示也不能记起	正常　　0分 轻度缺失1分 中度缺失3分 重度缺失5分
2. 程序记忆	完成基本的生活技能，穿衣、烧水泡茶程序等	正确完成	在提示下能正确完成	在反复提示下能正确完成	反复提示也不能正确完成	正常　　0分 轻度缺失1分 中度缺失3分 重度缺失5分
3. 定向能力	现实导向能力，对人物、地点、时间、空间等的识别和判断能力	定向力正常	在提示下能正确说出人物、地点、时间、空间等	在反复提示下能基本说出人物、地点、时间、空间等	经提示也不能正确说出人物、地点、时间、空间等	正常　　0分 轻度缺失1分 中度缺失3分 重度缺失5分
4. 判断能力	对日常生活的内容、时间、谁做处理等做出判断	能正确做出判断	在提示下基本能做出判断	在反复提示下能做出判断，表现为判断迟缓、不决	判断错误	正常　　0分 轻度缺失1分 中度缺失3分 重度缺失5分

判断评分参考值：

0～7分　认知能力正常。

8～15分　认知能力轻度缺失。

16～29分　认知能力中度缺失。

30分或以上　认知能力重度缺失。

（三）老年人心理和社会能力的评估

老年人的心理功能主要从人格、智力和记忆三个方面进行评估。人格是构成一个人思想、情感及行为的特有模式，这个独特模式包含了一个人区别于他人的，稳定而统一的心理品质。人格的评估主要指如何描述老年人的人格，老年人最大的压力源是什么，如何应对压力，以及老年人是否能掌控自己的生活。智力是指认识、理解客观事物，并运用知识、经验等解决问题的能力。对老年人智力的基本评价包括如何保持头脑运转，如何运用智力资源解决问题。记忆代表着一个人对过去的活动、感受、经验的印象累积。对记忆的评估，如老年人记起最近的事或很久以前的事是否困难，老年人是否刻意去记一些事，或者"我不记得"成为其有些不自觉地反应，老年人是否总重复特定信息而不自觉，老年人是否担心丧失记忆。

老年人的社会功能主要从老年人的生活方式和社会隔离两方面评估。生活方式主要指老年人一天中带来有意义的发现的事情是什么和了解老年人自己构建的世界观。社会隔离是指个体对人类社会及人际交往环境的疏远、隔离或被剥夺。在评估时应包括老年人的社会交往状况、意愿、老年人的重要他人和情感性支持。

二、注意事项

1. 理解尊重老年人　尊重老年人的尊严与其社会文化背景；检查涉及老年人的隐私时，应事先得到老年人的允许；应注意不同的社会文化对触摸礼仪的使用。开始触摸，并持续性观察老年人的反应，例如从单手握老年人的手到双手合握；进行会谈时，由约90～120cm渐渐拉近距离；在触摸过程中，观察老年人面部表情和被触摸的部位是松弛（表示接受且舒适），或是紧绷（表示不舒适），身体姿势是退缩得向后靠，或者是接受得前倾，都可为下一步措施的选择提供依据。

2. 个性化原则　个体由于有着自己独特的社会经历和生活史，其思维方式和价值观也不尽相同。人们常能从自己的个性中发现价值，尤其是老年人有丰富的社会经验。老年人为社会贡献了毕生精力，为家庭做了很大贡献，从生活经历而来的自我意识很强，如果受到侵害，其尊严将被损伤。对老年人的关怀，首先是尊重其本性和个性，关怀其人格和尊严。

3. 持之以恒　随着衰老，加上老年疾病病程长、合并症多、后遗症多，多数老年患者的生活自理能力下降，有的甚至出现严重的生理功能障碍，需要连续性的照顾。因此，开展长期护理是必要的。

4. 防止过度依赖　老年人由于疾病及衰老的原因，往往会对护理人员产生强烈的依赖心理，甚至有些老年人只是为了得到他人的关注和爱护而要求护理。因此，在拟定护理计划前要对老年人进行全面评估，在生活功能方面，既要注意其丧失的功能，还应该看到残存的功能；在心理方面，要通过观察、交谈等途径了解其是否存在过度的依赖思想和其他心理问题如抑郁、孤独等。护理人员应鼓励老年人最大限度地发挥其残存功能的作用，使其基本的日常生活能够自理，而不依赖他人，同时提供一些有针对性的心理护理。总之，既要满足老年人的生理需要，还要充分调动老年人的主动性，最大限度地发挥其残存功能，尽量让其作为一个独立自主的个体参与家庭和社会生活，满足其精神需要。

5. 注意安全防护

（1）针对相关心理进行护理 一般有两种心理状态可能会危及老年人的安全，一是不服老，二是不愿麻烦他人，尤其是个人生活上的小事，愿意自己动手。对此要多做健康指导，使老年人了解自身的健康状况和能力。另外护理人员要熟悉老年人的生活规律和习惯，及时给予指导和帮助，使其生活自如。

（2）其他防护措施 ①防坠床：意识障碍的老年人应加床档；睡眠中翻身幅度较大或身材高大的老年人，应在床旁用椅子护挡；如果发现老年人靠近床边缘时，要及时护挡，必要时把老年人推向床中央，以防坠床摔伤。②防止交叉感染：老年人免疫功能低下，对疾病的抵抗力弱，应注意预防感染。所以不宜多会客，患者之间尽量避免互相走访，尤其患呼吸道感染或发热的老年人更不应串门。

6. 提供私人空间 日常生活中部分生活行为需要在私人空间中开展，如排泄、沐浴、性生活等。为保证老年人的隐私和快乐舒适的生活，有必要为其提供一个独立的空间。但在现实生活中，由于老年人的身体状况、生活方式、价值观、经济情况等存在个体差异，很难对此做出统一的规定。理想状况下老年人最好能有其单独的房间，且要与家人的卧室、厕所相连，以方便联系；窗户最好为两层，薄的纱层既可透光又可遮挡屋内情况，厚的则可遮住阳光以利于睡眠。但无论是家庭还是老年养护机构，很多都不能满足以上条件，此时可因地制宜地采取一些措施以保护老年人的隐私，如在多人房间中应用拉帘或屏风进行遮蔽。

第二节 老年人日常生活护理

由于衰老的原因，老年人会出现各器官功能的衰退，同时会患有多种疾病，那么在日常生活中就会出现各种困难，需要他人帮助。因此对老年人的护理，不仅要重视疾病本身的康复，更重要的是老年人日常生活功能的康复。

老年人的日常生活内容不仅包括基本的日常需要，还包括生活照料和精神慰藉。日常生活是指身边的事情，具有连续性、习惯性、反复性和恒常性的特点。

老年人的日常生活护理，应该注重补充、维持和提高老年人的日常生活功能。老年人的日常生活护理包括饮食、排泄、个人卫生、衣着、居室环境、活动与休息等方面的护理。

一、饮食与排泄

（一）饮食护理

人进入老年时期，不再像年轻时每天奔波，生活一下子放松了，在相对单调的老年生活中，饮食的制作和摄入过程对于老年人来说不仅仅是维持生命的基本需要，还可以带来精神上的满足和享受。人老了，咀嚼及消化功能都会随着减弱，此时宜给予营养丰富、清淡、易于消化的饮食和半流质饮食。根据病情，注意蛋白质、脂肪和糖等营养物质的合理搭配，保证维生素、纤维素及微量元素的摄入，给予足够的液体量，做到饮食规律、少量多餐。因此，改善饮食营养可以防止衰弱和老年多发病，维护老年人的健康，这也是老年人日常生活护理的一个重要课题。

1. 影响老年人营养摄入的因素　影响老年人营养摄入的因素主要包括生理因素、心理因素和社会因素。生理因素主要表现在机体功能的降低，比如味觉和嗅觉功能降低、肢体活动能力降低、咀嚼能力降低、吞咽反射能力降低、消化吸收能力降低、胃肠蠕动减慢及同时患有多种疾病等。心理因素往往是在生理因素和社会因素的影响下产生的，身体健康出现的问题或者社会地位的变化等都会影响老年人的心理状态，可能会产生紧张、焦虑、抑郁等情绪，从而影响正常的饮食。社会因素主要包括社会地位的改变，经济实力的减弱，生活环境的变化，价值观、人生观的转变等。

2. 老年人所需要的营养素

（1）碳水化合物　碳水化合物供给的能量应占总热能的 55% ~ 65%。随着年龄的增加，体力活动和代谢活动的逐步减低，热能的消耗也相应减少。一般来说，60 岁以后热能的提供应较年轻时减少 20%，70 岁以后减少 30%，以免过剩的热能导致超重或肥胖，并诱发一些常见的老年病。老年人摄入的糖类以多糖为好，如谷类、薯类含较丰富的淀粉，在摄入多糖的同时，还可提供维生素、膳食纤维等其他营养素；而过多摄入单、双糖（主要是蔗糖，如砂糖、红糖等）能诱发龋齿、心血管疾病与糖尿病。

（2）蛋白质　原则上应该优质、少量。老年人的体内代谢过程以分解代谢为主，需要较为丰富的蛋白质来补充组织蛋白的消耗，但由于其体内的胃胰蛋白酶分泌减少，过多的蛋白质可加重老年人消化系统和肾脏的负担。因此，每天的蛋白质摄入不宜过多，蛋白质供给能量应占总热量的 15%。此外，还应尽量供给优质蛋白，应占摄取蛋白质总量的 50% 以上，如豆类、鱼类等可以多吃。

（3）脂肪　老年人胆汁酸的分泌减少，脂酶活性降低，故对脂肪的消化功能下降，且老年人体内脂肪组织随年龄增加而逐渐增加，因此膳食中过多的脂肪不利于心血管系统、消化系统；但另一方面，若进食脂肪过少，又将因必须脂肪酸的缺乏而发生皮肤疾病，并影响到脂溶性维生素的吸收，因此脂肪的适当摄入也十分重要。脂肪摄入总的原则是：由脂肪供给的能量应占总热能的 20% ~ 30%，并应尽量选用含不饱和脂肪酸较多的植物油，减少膳食中饱和脂肪酸和胆固醇的摄入，如多吃一些花生油、豆油、菜油、玉米油等，而尽量避免猪油、肥肉、酥油等动物性脂肪。

（4）无机盐　老年人容易发生钙代谢的负平衡，特别是绝经后的女性，由于内分泌功能的衰减，骨质疏松的发生将进一步增加。应强调适当增加富含钙质食物的摄入，并增加户外活动以帮助钙的吸收。由于老年人体内胃酸较少，且消化功能减退，因此，应选择容易吸收的钙质，如奶类及奶制品、豆类及豆制品，以及坚果如核桃、花生等。

此外，铁参与氧的运输与交换，缺乏可引起贫血，应注意选择含铁丰富的食物，如瘦肉、动物肝脏、黑木耳、紫菜、菠菜、豆类等，而维生素C可促进人体对铁的吸收。老年人往往喜欢偏咸的食物，容易引起钠摄入过多而钾不足，钾的缺乏可使肌力下降而导致人体有倦怠感。

（5）维生素 维生素在维持身体健康、调节生理功能、延缓衰老的过程中起着极其重要的作用。富含维生素 A、B_1、B_2、C 的饮食，可增强机体的抵抗力，特别是 B 族维生素能增加老年人的食欲。蔬菜和水果可增加维生素的摄入，且对于老年人来说有较好的通便功能。

（6）膳食纤维 主要包括除淀粉以外的多糖，存在于谷、薯、豆、蔬果类等食物中。这些虽然不被人体所吸收，但在帮助通便、吸附由细菌分解胆酸等而生成的致癌物质、促进胆固醇的代谢、防止心血管疾病、降低餐后血糖和防止热能摄入过多方面，起着重要的作用。老年人膳食纤维摄入量以每天 30g 为宜，具体到我国居民，要求每人每天 250～400g 粮食（含不少于 50g 的粗粮），300～500g 蔬菜，200～400g 水果，30～50g 大豆，这样就能达到每人每天 30g 膳食纤维的摄入量。

（7）水分 失水 10% 就会影响机体功能，失水 20% 即可威胁人的生命。如果水分不足，再加上老年人结肠、直肠的肌肉萎缩，肠道中黏液分泌减少，很容易发生便秘，严重时还可发生电解质失衡、脱水等。但过多饮水也会增加心、肾功能的负担。因此，老年人每日饮水量（除去饮食中的水）一般以 1500mL 左右为宜。饮食中可适当增加汤羹类食品，既能补充营养，又可补充相应的水分。

3. 老年人的饮食原则

（1）平衡膳食 老年人易患的消化系统疾病、心血管系统疾病及各种运动系统疾病，往往与营养不良有关。因此，在日常生活中要注意饮食多样化，吃多种多样的食物才能利用食物营养素互补的作用，达到全面营养的目的。老年人在食用主食时尽量包括一定量的粗粮、杂粮，粗杂粮包括全麦面、玉米、小米、荞麦、燕麦等；最好每天饮用牛奶或食用奶制品，牛奶及其制品是钙的最好食物来源，摄入充足的奶类有利于预防骨质疏松症和骨折；适量食用动物性食品，如禽肉和鱼类脂肪含量较低，较易消化，适于老年人食用，还要多吃水果、蔬菜；老年人的饮食尽量清淡、少盐，选择用油少的烹调方式如蒸、煮、炖、焯，避免摄入过多的脂肪导致肥胖，少用各种含钠高的酱料，避免钠的过多摄入引起高血压。

（2）饮食易于消化吸收 老年人由于消化功能减弱，且咀嚼能力也因为牙齿的松动和脱落而受到一定的影响，因此，食物应细、软、松，既给牙齿咀嚼的机会，又便于消化。在食用的时候可以把蔬菜切细、煮软，水果切细，使容易咀嚼和消化，从而达到营养均衡的要求。

（3）食物温度适宜 老年人的消化道对食物的温度较为敏感，因此，饮食宜温偏热，两餐之间或入睡前可加用热饮料，以解除疲劳，增加温暖。

（4）良好的饮食习惯 根据老年人的生理特点，少食多餐的饮食习惯较为适合，要避免暴饮暴食或过饥过饱，膳食内容的改变也不宜过快，要照顾到个人爱好。由于老年人肝脏中储存肝糖原的能力较差，而对低血糖的耐受能力不强，容易饥饿，所以在两餐之间可适当增加点心。晚餐不宜过饱，因为夜间的热能消耗较少，如果多吃了富含热能而又较难消化的蛋白质和脂肪会影响睡眠。

（5）食量合理搭配　早吃好（早餐量占一天总量的 2/5），午吃饱（午餐量占一天总量的 2/5），晚吃少（晚餐量占一天总量的 1/5）。

（6）注意饮食卫生　老年人由于胃肠功能减弱，防御系统差等，在平时饮食中要注意不吃腌制、烧焦、烟熏、发霉和过期的食品；注意饮食和餐具卫生，防止病从口入。

4. 饮食护理　对行动不便的老年人进行饮食护理时，需要注意以下两个方面：

（1）长期卧床老年人的护理　①卧床老年人进食时，为防止呛咳尽可能采用坐位，床头需抬高 45°，颈下垫入枕头，以便于食物下咽。同时可使用跨床小桌，让老年人能看到饭菜，以便增进食欲。②为避免老年人吃饭时撒落饭菜，饭前要给老年人系上餐巾，这样老年人就可以放心地吃饭，而不会因怕撒落饭菜而精神紧张。③可以借助辅助用品，尽可能地鼓励老年人自己进餐，吃饭不但是生存的需要，而且会带来精神的愉悦。如果需要喂饭，速度不宜过快，确认吞咽后再继续喂。④进食之初需要喝少量的水、汤等。另外，喝茶或汤汁时，可以使用带嘴的或好拿不易倒的杯子，以防老年人自己进餐时弄湿床单，产生羞辱感。⑤饭菜制作的形状要根据老年人身体功能状况决定，如小块、小片、丝状、饭团等，总之要便于老年人食用。⑥饭后用清水或茶水漱口，以保持口腔内的清洁。要鼓励老年人养成餐后漱口的好习惯。

（2）有视力障碍老年人的饮食护理　①对于有视力障碍的老年人，根据其身体功能的状况，尽量固定摆放饭菜的位置及习惯使用的餐具，如碗、盘、筷子、叉、汤勺、吸管等。②同时尽量创造和谐的气氛，鼓励老年人自己进食。食品制备要精细，应考虑食物质地、颜色与味道的调配，尽量给予质地柔软、易消化的食物。③加工的形状也应考虑老年人的进食习惯，尽量使老年人容易夹取。对鱼类的食物应先将鱼刺剔掉。④进食前要向老年人说明制订的食谱及烹调方法。提醒老年人食物的温度，以免发生烫伤。⑤要鼓励老年人养成餐后漱口的好习惯。饭后用清水或茶水漱口，以保持口腔内的清洁。

（二）排泄护理

老年人日常生活的护理，也包括对排便的护理。对于行动不便的老年人来说，排泄也是一大难题，需要身边护理人员的帮助与安慰。

排泄是机体将新陈代谢的产物排出体外的生理过程，顺利排泄是维持健康和生命的必要条件。老年人随着年龄的增长，机体自我调节功能逐渐减弱，自理能力下降，或者因疾病导致排泄功能出现异常，发生尿急、尿频甚至尿便失禁等现象，有的老年人还会出现尿潴留、腹泻、便秘等。老年人排泄障碍可以说是机体老化过程中无法避免的事，常给老年人的身心健康及生活带来极大不便。照护者应妥善处理，要体谅老年人，尽力给予帮助。

1. 排便失禁

（1）腹泻会使营养大量流失，水分和电解质丢失过多，造成老年人身体虚弱，故应卧床休息，减少活动，减少能量的消耗。

（2）可以通过饮食疗法，如进食低纤维、低脂肪、流质饮食，以刺激胃结肠反射并使粪便质地正常化；也可采取排便训练，建立排便反射，通过生物反馈训练肛门括约肌活动，以提高患者对直肠扩张的感受性和警觉性。

（3）失水严重时，应鼓励大量饮水或用补液的方法及时补充，防止水、电解质失衡。

（4）做好皮肤护理，保持会阴部及肛门周围皮肤的清洁、干燥，防止发生破溃。及时更换尿垫、床单，经常用温水清洗会阴、肛周皮肤，必要时使用油膏或消炎药涂擦，还可用烤灯进行局部治疗。

（5）掌握卧床老年人排便的规律，定时给予便盆设法接便，保持皮肤、被服的清洁干燥，指导患者进行盆底肌收缩运动锻炼，以逐步恢复肛门括约肌的控制能力。

2. 便秘　是指排便困难，排便次数减少（每周少于 3 次）且粪便干硬，便后无舒畅感。由于粪便在大肠中停留时间过长，大量水分被肠壁吸收，导致粪便干燥、坚硬，排便不畅，排便困难。便秘表现为粪便干硬，呈栗子样，排便困难，腹胀，腹痛，可触及腹部包块，并可伴随出现头痛，乏力，食欲不佳，舌苔变厚等。便秘的治疗原则是促进肠蠕动及增强肠道功能。

（1）老年人容易发生便秘的原因主要有以下几个方面：①生理功能改变：随着年龄增长，老年人发生生理性改变，如唾液、胃液等各种消化液分泌逐渐减少，腹肌和骨盆肌等肌张力减弱，胃肠蠕动减慢。②不良的生活习惯：饮食结构不合理，饮食中缺少纤维素；饮水量不足；活动量减少或长期卧床；排便习惯不良，排便无规律，排便时间过久等。③与疾病有关：老年人如患有糖尿病、脑血管疾病、结肠肿瘤、痴呆、偏瘫、痔疮等皆可导致便秘。另外，滥用药物也会导致便秘的发生。④与精神、情绪状态有关：过度紧张、焦虑、恐惧等情绪变化都会引发便秘。

（2）便秘的护理要点：①了解排便相关知识：老年人应了解影响排便的因素和有关排便的知识。②养成良好的排便习惯：排便有规律，定时排便，最佳时间是饭后；排便时不阅读报刊、杂志或听广播，集中精力，避免排便时间过久；排便时最好采取蹲姿，增加腹肌张力，促进肠蠕动。长期卧床患者应按时给予便器，刺激排便；提供隐蔽的排便环境；最好采取坐姿或适当抬高床头，以增加腹内压，利于排便。③合理安排饮食：应多吃富含纤维素的食物，如蔬菜、水果、粗粮等；增加饮水量，每日饮水量为2000 ~ 3000mL，每天清晨喝一杯温开水或淡盐开水，每餐前饮用温开水、柠檬汁等饮料，促进肠蠕动；可常饮用蜂蜜水，利于排便；少食辛辣等刺激性食物。④适当增加活动量：根据个人身体情况从事适宜老年人的活动，如散步、慢跑、做操、打太极拳等。卧床患者可进行床上活动或在他人协助下进行被动活动。⑤保持良好的精神状态：培养积极乐观的人生态度，养成健康的生活方式，消除紧张因素，克服不良情绪。⑥注意观察大便变化：正常情况下，一般成年人每日排便 1 ~ 3 次或每 2 ~ 3 日排便 1 次，粪便为黄褐色的成形软便，排便通畅无痛苦。⑦腹部环形按摩：先排空尿液，可于起床前、睡觉前及排便时，用手自右顺结肠方向向左环形按摩数十次，以促进肠蠕动，增加腹内压力，利于排便；还可用手指轻压肛门后端，也可促进排便。⑧肛门用药：肛门用药可软化粪便，解除便秘，适用于老年人便秘、体弱久病、长期卧床便秘者。⑨手抠法（人工取便）：当老年人持续便秘，粪便干硬，无法自行排出或使用以上方法无效时，可采取手抠法。先用少许肥皂液润滑手指和肛门周围，后将手指轻插入肛门抠出干硬粪便。粪便取出后，用温水清洗肛门周围，以利于肛门括约肌收缩。⑩灌肠：在医生指导下由社区护士给予灌肠。

（3）便秘的药物治疗常识：在医生指导下使用口服缓泻药物。缓泻药可减少粪便水分的吸收，刺激肠蠕动。缓泻药虽然可以暂时解除便秘，但长期使用或滥用会引起药物依赖而出现慢性便秘。老年人应在医生的指导下使用温和的缓泻剂。①番泻叶：番泻叶含蒽醌，性苦寒。取 3～5g 泡茶饮用，服用后 8～10 小时引起排便，可伴有轻微腹部疼痛。②果导片（酚酞）：每日 1 次，每次 2 片，睡前服用，服用后 4～8 小时可引发排便。③便乃通：此药较温和。每日 2～3 次，每次 1 包，用开水泡茶服用。④蜂蜜：蜂蜜营养丰富，滋肺润肠，性温和。取 20～30mL 用温水化开饮用，每日清晨饮用最佳。

3. 尿失禁

（1）尊重老年人的人格自尊，给予安慰和鼓励，使其树立信心，积极配合治疗和护理。

（2）保持局部清洁、干燥，防止发生压疮。保持被褥整洁、干燥，湿后及时更换，每次排便后用温水清洗会阴及肛门周围。

（3）适量饮水，以减少尿路感染和结石的形成。一般情况下，每天应摄入 2000～3000mL 的水分，晚餐后应适当控制水的摄入以减少夜间尿量，让老年人有充分的睡眠时间。

（4）指导老年人建立良好的生活习惯，嘱穿宽松、柔软、舒适且易解的衣裤，减轻对腹部的压力，定时开门窗，通风换气，除去不良气味，保持室内空气清新。

（5）鼓励老年人多参加社会活动以增强自信心。对过度紧张、焦虑的老年人，照护者应经常与老年人谈心。周到的照护有利于老年人心理的平衡，可预防尿失禁。

二、休息与活动

（一）休息

1. 休息与睡眠的定义　休息是指一段时间内，相对地减少活动，使人从生理、心理上得到松弛并使体力、精力得到恢复。休息意味着身心感到平静和放松。休息的方式可有卧床或静坐，闭目养神，听音乐、看电视等以解除疲劳。睡眠是生理需要，是休息的最好方式，在恢复精力，消除疲劳，维持每天的活动方面起了极其重要的作用。如果由于身心的改变及环境的因素，可影响睡眠，发生睡眠障碍。

2. 影响老年人睡眠的因素

（1）随年龄的增加而入睡困难，睡眠时间缩短，睡眠变浅，中途觉醒增多。

（2）因退行性病变及疾病的影响，如老年性慢性支气管炎患者，因夜间咳嗽不止而引起入睡困难。

（3）因疾病治疗用药而产生的不良反应，如降压药可能引起多梦而影响睡眠质量。

（4）心理的紧张、不安或兴奋也可影响睡眠，如老年人亲临家人、朋友死亡后心理的震荡，对自己体力的衰退和疾病、死亡的担忧等。

（5）老年人因入院、进养老院等，睡眠环境发生了较大改变（如灯光、温度、湿度等），睡眠的习惯也随之发生了改变，从而影响了睡眠。

3. 老年人休息时护理的注意点

（1）休息要注意质量，有效的休息应满足三个基本条件：充足的睡眠、心理的放松、生理的舒适。因此，简单地用卧床限制活动并不能保证老年人处于休息状态，有时这种限制甚至会使其感到厌烦而影响了休息的效果。

（2）卧床时间过久会导致运动系统功能障碍，以及出现压疮、静脉血栓、坠积性肺炎等并发症，因此，应尽可能对老年人的休息方式进行适当调整，尤其是长期卧床者。

（3）老年人在改变体位时，要注意预防体位性低血压或跌倒等意外的发生，如早上醒来时，不应立即起床，而需在床上休息片刻，伸展肢体，再准备起床。

（4）看书和看电视也是一种休息，但时间不宜过长，应适时举目远眺或闭目养神来调节一下视力。看电视不应过近，避免光线的刺激引起眼睛的疲劳，看电视的角度也要合适，不宜过低或过高。

（5）睡眠习惯是经历了几年甚至几十年才形成的，一旦形成，很难改变，所以我们要重视老年人的睡眠习惯。老年人有早睡早起的习惯，在评估时以被评估人原有的习惯为基准，同时了解目前的情况，不必强调夜间才是真正的睡眠。

（6）重视老年人关于失眠的述说。对失眠的判断应把老年人自己的感觉放在第一位。如护士进行夜查房，发现患者闭眼而睡，但患者自己认为一夜没睡好，此时护士必须仔细倾听，然后寻找原因及解决的办法。这样，既满足了老年人的心理需求，又能为解决问题找到真正的原因。另外，也不能将老年人的失眠简单归类为老化引起的，不能忽视由疾病及药物引起的失眠。失眠可能是疾病发生的表现或是药物不良反应的表现，也是老年人不能或不愿说出的心理问题。

（7）重视对失眠叙述不清的老年人。当身体有异常情况时，如痛、痒或者用尿布不适等情况不能入睡时，如果老年人表述清楚，就比较容易解决问题；有的老年人因意识、语言障碍而不能表达，再加上护士不注意，就不能发现患者的失眠问题。因此，对不能自己表达的老年人，必须注意观察其身体状况、睡眠环境等。

4. 睡眠的护理评估

（1）睡眠规律 包括过去与现在的 24 小时内的活动与休息、睡眠的时间、睡眠的状态、入睡的时间、起床的时间、有无入睡困难、有无中途觉醒及觉醒的次数和当时的状况、有无服安眠药。

（2）日中生活 包括白天有无睡眠、多长时间、有无昼夜颠倒、白天的运动量。

（3）老年患者的主述 对睡眠的满意度、起床时的精神状态。

（4）老年患者对于睡眠的问题 何时入睡较好，怎样的睡眠是好的，患者想获得怎样的睡眠。

（5）影响睡眠的疾病与症状　①疾病：慢性阻塞性肺疾病、慢性支气管炎、支气管哮喘、高血压病、心包炎、痴呆、急性脑血管意外等；②症状：意识障碍、疼痛、瘙痒感、尿频、腹痛、腹胀、胸闷、心悸、呼吸困难、咳嗽、鼻塞等。

（6）药物的影响　①降压药：多梦，影响睡眠规律；②睡眠药：白天精神，机能状态低下；③抗抑郁药：眩晕欲睡、摇晃；④抗焦虑药：眩晕欲睡、摇晃、无力，长期使用可导致精神错乱。

（7）心理因素　①新入院；②病重及担心预后；③治疗与手术；④自己的身体状况；⑤对死亡的担忧；⑥家事；⑦有需照顾的家庭成员；⑧经济压力。上述问题都可引起老年患者心里不安，特别是晚上可引起睡眠障碍。

（8）入睡的习惯　每个人都有入睡的习惯，如：喝牛奶、洗热水脚、泡澡等，而进入医院或养老院等机构后，条件不允许，导致了睡眠障碍。

（9）环境因素　①病室中有多少人；②床具舒服度；③室内物理环境状况；④同室病友的状态及人际关系等。

5. 失眠的护理措施

（1）缓解躯体原因的失眠　①根据病情遵照医嘱给予治疗，同时依照患者入眠的习惯，给予热饮、足浴、轻音乐等。②缓解发热、疼痛、咳嗽、呼吸困难等症状，可用对症的办法处理。

（2）处理紧张与不安　患者的紧张与不安不一定能马上解决，故以关心的态度仔细倾听是非常重要的。老年人因为失眠而产生紧张与不安，如果强迫入睡是没有效果的，因此需进行情绪的调整，如听音乐、广播等。另外入院后与病友互相关心照顾，一起交流，解除紧张，也能促进睡眠。

（3）加强日间活动　缓解心身疲惫，睡眠是必不可少的。如果白天活动量少，夜里的睡眠必然会受到影响。因此，白天可参加适当的运动与作业疗法产生轻度的疲劳，有益睡眠。

老年人入院后躺在床上的时间较多，因此，一天的生活计划应该包含散步、物理疗法、作业疗法等，尽可能离床活动。

白天孩子出门工作、学习，居家老年人独居家中无所事事，卧床的时间就会增多，日常生活活动能力就会逐渐下降。因此，每天应有计划的活动，如积极参加社区组织的活动，接受家庭访视。另外，适当的午睡是较好的休息方法，但要避免午休时间过长，必须认真排好日程计划，自我督促，自我照顾。

（4）处理尿频与尿失禁　尿频是引起失眠的常见原因，不能简单地采取少喝水的方法以防止尿频，而应该考虑到会不会是膀胱炎、膀胱肿瘤、膀胱结石、前列腺肥大等疾病引起。因此，须经过认真的评估，找出原因，对症处理。另外，尿频患者的卧室应离厕所近些，或尿壶置于随手可及处。

（5）调整物理环境　应该注意空气的流通，适时关窗，调节室温，移去不利于睡眠的物品，调暗光线，调低电话音，医护人员工作时放低声音，减轻操作时医疗器械的声响，并及时清除排泄物及其他污物。

（6）促进睡眠 入睡前可以洗澡，无条件者可采取足浴，水温根据老年人的情况而定，一般 39℃ ~ 40℃ 为宜。认真做好刷牙、洗脸的卫生工作，必要时做背部的按摩，也可给予轻音乐催眠。限制白天睡眠时间在 1 小时以内，睡前不喝咖啡、浓茶、不吸烟，晚餐不过饱等；允许老年人穿用习惯了的睡衣，并使用入睡时陪伴的物品。

（7）注意睡眠中的安全 如果老年人因担心从床上摔下而影响睡眠，应征求老年人本人意见，给予床栏。对于意识混乱，可能跨越床栏者，应把床的高度放低，并随时注意观察。在床边随手可及处安置呼叫器。

（8）适当使用抗失眠药 因心身的疲劳引起的失眠，可与医生联系，适当使用抗失眠药，尤其对于紧张不安引起的失眠，效果明显。但是给药前必须做全面的评估，慎重用药，并仔细观察效果，防止老年人出现对抗失眠药的依赖。

（二）穿衣护理

自古就有"衣食住行"的描述，可见在人们的日常生活中，它们起着举足轻重的作用。老年人在几十年的生活经历中，形成了自己的穿衣习惯，然而，伴随着老化和身体功能的衰退，老年人自理出现了障碍，需要借助他人的援助来完成。"穿衣戴帽"不仅关系到老年人的冷暖和个人形象，更重要的是有利于老年人的心身健康，因此，照护者要给予足够的重视。

需要援助的老年人、卧床老年人和痴呆老年人可以完成部分穿脱衣的动作，但是衣服的选择、清洁、整理需要他人的帮助。

1. 区别清洁和脏的衣着。

2. 睡衣和日间穿的衣服及时更换。

3. 内衣每日更换，保持清洁，冬季可适当延长时间。

4. 脏的衣着尽早洗涤，被排泄物（特别是痢疾）弄脏的衣着需要消毒处理。

5. 按弄脏的程度准备和补充所要更换的衣着。

6. 外衣根据穿的次数和弄脏的程度选择洗涤。

7. 洗涤剂要选择防静电和柔顺作用的，充分漂洗，以免发生皮炎。

8. 被排泄物弄脏的内裤等和其他衣着分开洗涤。

9. 把平时穿的衣服与睡衣和内衣等分类整理存放。衣服应放在易发现的固定位置，同类衣物一同保存，以免老年人因遗忘找不到而担心。

10. 可只更换弄脏的衣物，如尿便失禁时，只更换下衣，可减少老年人的疲劳感。

11. 可选择舒适、柔软、有弹性的衣物，减少因关节屈曲困难时穿衣的难度。

12. 尽可能在阳光下晒干，整理后放在不潮湿的地方。

13. 检查纽扣、挂钩等是否完好，确认后整理存放。

（三）活动

大量研究证实，身体活动不足、能量摄入过多引起的超重和肥胖是高血压病、高脂血症、糖尿病等慢性非传染性疾病的独立危险因素。适当多做户外活动，在增加身体活动量、维持健康体重的同时，还可以接受充足的紫外线照射，有利于体内维生素 D 的合成，可预防或推迟骨质疏松症的发生。

1. 老年人的活动　老年人的活动种类可分为 4 种：日常生活活动、家务活动、职业活动、娱乐活动。对于老年人来说，日常生活活动和家务活动是生活的基本活动，职业活动是属于发展自己潜能的有益活动，娱乐活动则可以促进老年人的身心健康。老年人要选择合适的活动进行科学锻炼。比较适合老年人锻炼的项目有：散步、慢跑、游泳、跳舞、球类运动、医疗体育、太极拳与气功等。锻炼要求有足够且又安全的活动强度，这对心血管疾病、呼吸系统疾病和其他慢性疾病患者而言尤为重要。老年人的活动强度应根据个人的能力及身体状态来选择。

2. 老年人运动的原则

（1）安全　由于老年人体力和协调功能衰退，视听功能减弱，对外界的适应能力下降，参与运动时首先要考虑安全，避免有危险性的项目和动作，运动强度和幅度不能太大，动作要简单舒缓。

（2）全面　尽量选择多种运动项目和能活动全身的项目，使全身各关节、肌肉群和身体多个部位受到锻炼。

（3）自然　老年人的运动方式应自然、简便，不宜做负重憋气、过分用力、头部旋转摇晃的运动，尤其对有动脉硬化和高血压的老年人，更应避免憋气。

（4）适度　老年人应该根据自己的生理特点和健康状况选择适当的运动强度、时间和频率。最好坚持每天锻炼，至少每周锻炼 3~5 次，每天户外活动时间至少半小时，最好 1 小时。饭后不宜立即运动，因为运动可减少对消化系统的血液供应及兴奋交感神经，从而抑制消化功能，影响消化吸收，甚至导致消化系统疾病。老年人进行健康锻炼一定要量力而行，运动强度以微出汗、自我感觉舒适为度。

（5）正确选择　老年人可以根据自己的年龄、体质、场地条件，选择适当的运动项目。活动的设计应符合老年人的兴趣并且是在其能力范围内的，而活动目标的制订则必须考虑到老年人对自己的期望，这样制订出来的活动计划才会让老年人觉得有价值而且容易坚持。

（6）循序渐进　机体对运动有一个逐步适应的过程，所以应先从不费力的活动开始，再逐渐增加运动的量、时间、频率，且每次进行新的活动内容时，都应该评估老年人对此项活动的耐受性。

（7）持之以恒　通过锻炼增强体质、防治疾病要有一个逐步积累的过程，且在取得疗效以后，仍需坚持锻炼，才能保持和加强效果。

（8）运动场地与气候　运动场地尽可能选择空气新鲜、安静清幽的公园、庭院、湖滨等地。注意气候变化，夏季户外运动要防止中暑，冬季则要防跌倒和感冒。

3. 患病老年人的活动　老年人常因疾病困扰而导致活动障碍，特别是卧床不起的患者，如果长期不活动很容易导致废用性萎缩等并发症。因此，必须帮助各种患病老年人进行活动，以维持和增强其日常生活的自理能力。

（1）瘫痪老年人 对这类老年人要借助助行器等辅助器具进行训练。一般说来，手杖适用于偏瘫或单侧下肢瘫痪患者，前臂杖和腋杖适用于截瘫患者。步行器的支撑面积较大，较腋杖的稳定性高，多在室内使用。步行器选择的原则是：两上肢肌力差、不能充分支撑身体重量时，应选用腋窝支持型步行器；上肢肌力较差、提起步行器有困难者，可选用前方有轮型步行器；上肢肌力正常，平衡能力差的截瘫患者可选用交互型步行器。

（2）为治疗而采取制动状态的老年人 制动状态很容易导致肌力下降、肌肉萎缩等并发症，因此，应尽可能小范围的制动。在不影响治疗的同时，尽可能地做肢体的被动运动或按摩等，争取早期解除制动状态。

（3）不愿甚至害怕活动的老年人 唯恐病情恶化而不愿活动的老年人为数不少，对这类老年人要耐心说明活动的重要性及对疾病的影响，让其理解"生命在于运动"的真理，并鼓励他们一起参与活动计划的制订，尽量提高其满意度而愿意自己去做。

（4）痴呆老年人 人们常期望痴呆老年人在一个固定的范围内活动，因而对其采取了许多限制的方法，其实这种活动范围的限制只能加重病情。社区护士应该认识到，提高痴呆老年人的活动能力，增加他们与社会的接触机会，可以延缓病情的发展。

4.体弱和患病老年人的活动原则 年老体弱，患有多种慢性病或平时有气喘、心慌、胸闷或全身不适者，应请医生检查，并根据医嘱进行运动，以免发生意外。下列情况应暂停锻炼：患有急性疾病，出现心绞痛或呼吸困难，精神受刺激，情绪激动或悲伤之时。

5.老年人活动的指导 运动时的最高心率可反映机体的最大吸氧力，而吸氧力又是机体对运动量负荷耐受程度的一个指标，因而可通过心率情况来控制运动量。最简单方便的监测方法是以运动后的心率作为衡量标准，即：运动后最宜心率（次／分钟）＝170–年龄。身体健壮者则可用：运动后最宜心率（次／分钟）＝180–年龄。

观察活动强度是否适合的方法有：

（1）观察运动后的心率是否达到最宜心率；

（2）运动结束后3分钟内心率恢复到运动前水平，表明运动量较小，应加大运动量；在3～5分钟之内恢复到运动前水平，表明运动适宜；而在10分钟以上才能恢复者，则表明活动强度太大，应适当减少。

以上监测方法还应结合自我感觉综合判断，如运动时全身有热感或微微出汗，运动后感到轻松或稍有疲劳、食欲增进、睡眠良好、精神振作，表示强度适当，效果良好；如运动时身体不发热或无出汗、脉搏次数不增或增加不多，则说明应增加活动强度；如果运动后感到很疲乏、头晕、胸闷、气促、心悸、食欲减退、睡眠不良，说明应减低运动强度；如果在运动中出现严重的胸闷、气喘、心绞痛或心率反而减慢、心律失常等，应立即停止运动，并及时就医。

三、安全

注重老年人的生活质量，是所有护理工作者的职责。安全是老年人生活和心理的需要。随着年龄的增长，机体的衰弱，身心功能的退化，平衡的失调，行动的困难，反应的迟钝，感觉的减退或体质的减弱，不服老和不想麻烦别人的心态，都可影响安全。护理人员要意识到安全的重要性，加强老年人的安全保障措施，保证老年人安全。

（一）影响老年人安全的危险因素

1. 老年人自身生理因素　老年人随着年龄的增长，机体各器官的衰退，生理功能、代谢功能障碍，记忆力减退，行动缓慢，感觉迟钝，视力下降等生理功能的退行性变化，增加了老年人生活安全的危险因素。

2. 疾病因素　老年人由于年龄大，常患有多种疾病，且病情复杂，并发症多，如：高血压病、糖尿病、冠心病、慢性支气管炎、肺炎、偏瘫、营养失调、关节炎、风湿性关节炎等，增加了老年人生活安全的危险因素。

3. 药物因素　由于老年人疾病多，病情复杂，并发症多，所以用药相对较多。多种药物联合应用控制老年人的疾病，再加上老年患者记忆力减退，在服用药物时，往往记不清楚药物的服用方法，从而导致了多服药或药量不够的情况发生。另外，多数老年人有睡眠障碍，特别是用镇静催眠药物、抗抑郁药的时候，会增加老年人生活安全的危险因素。

4. 其他　体位性低血压和餐后低血压是老年人高血压病的特征之一，约有20%的老年人从平卧位改为直立位时，可引起血压过低，易发生晕厥而致跌倒。糖尿病患者在注射胰岛素时，使用不当或注射胰岛素后未正常用餐，会造成低血糖反应，甚至低血糖休克反应。

（二）老年人易发生的各种安全问题

1. 跌倒　老年人跌倒造成骨折的发生率随着年龄的增加而增高。其原因有多方面，如老年人行动迟缓、思维能力减退、肢体的协调功能减弱等，另外，病情变化、药物副作用、体位性低血压等亦可增加跌倒的发生率。

2. 坠床　意识障碍的老年人，常因躁动，易发生坠床。另外，因老年人平衡功能减退，在危险的境地中常因不能敏捷地回避而发生坠床。

3. 走失　患有认知障碍的老年人都有定向力障碍，表现为时间、人物、地点定向障碍，离家后经常迷失方向，导致走失。

4. 皮肤受损　老年人皮肤感觉功能减退，末梢神经不敏感，容易引起烫伤、冻伤、皮肤擦伤或刮伤等。有些老年人活动受限，皮肤长时受压可导致压疮的发生。

5. 误吸　老年人吞咽功能减退，神经反射活动减退，导致吞咽障碍，在进食过程中易发生呛咳或哽噎。有些老年人由于视力差，还会误食非食品。

（三）针对护理问题做出对策

1. 防止滑到　对于行动不便、行为迟缓、身体虚弱的老年人在行走或活动时，要有人陪伴，不要让老年人单独外出，人多的公共场合尽量少去，协助老年人如厕、洗浴，防止跌倒的发生。

2. 防止老年人走失　对于有认知、定向障碍的老年人，要严加看护，家庭看护要精心、仔细，对痴呆诊断不十分清楚的老年人，随身携带一张小卡片，上面注明老年人及子女的姓名、家庭住址、电话联系方式、病区地址，防止走失。

3. 防止皮肤受损　指导家人在老年人使用热水袋或洗澡时，帮助其调节水温，一般水温不超过 50℃；使用冰袋时，可以加用干毛巾包裹，防止冻伤；长期卧床的老年人，鼓励其主动翻身或帮助其翻身，并保持皮肤清洁干燥，以防压疮的发生。

4. 保证营养、防误吸　饮食以清淡、易消化为主，应少量多餐，营养丰富，进食时尽量采用坐位或半卧位。食品尽可能加工得软、烂一些，必要时加工成糊状，防止呛咳或哽噎的发生。

5. 防止意外损失　对老年人房间内使用的电器应加强管理，防止触电。老年人的房间禁止使用电炉、电热杯、取暖器等。禁止老年人卧床吸烟。

6. 端正态度，有责任心　护理人员对待老年人要热心、细心、耐心、体贴，要尊重老年人，有高度的责任心，善于发现护理安全隐患，具有一定的预测性，以采取必要的预防措施。

影响老年人安全的因素是多方面的，可能发生的意外是多种多样的，因此，要加强安全护理，提高老年人的生活质量。加强安全护理是护理人员的一项基本职责，也是从事老年护理工作的重要内容。

四、皮肤护理

皮肤是人体最大的器官，具有温度觉、触觉、痛觉等感觉功能，还具有缓冲外界的刺激和打击，分泌皮脂和汗液的功能。

（一）老年人皮肤生理功能状态的评估

1. 皮肤的完整性　老年人皮肤层变薄、易破，可能是由于擦拭皮肤时用力不当，或衣服质地粗糙而致。

2. 是否有瘙痒症　因皮脂腺萎缩，皮肤干燥，因此，很容易发生瘙痒症，冬季更甚。

3. 有无压疮　因皮下脂肪减少，皮肤紧张度减弱，弹性降低，易发生压疮。

4. 有无中暑或感冒　汗腺减少导致出汗少，再加上体温调节功能下降，夏天易中暑，春秋交替季节易发生感冒。

5. 指（趾）甲的形态　指甲脆、肥厚、易破，导致不完整。

6. 头发的清洁度　皮脂、汗液伴灰尘常黏附于头发、头皮形成污垢，不仅会发出难闻的气味，而且会诱发脱发及其他头皮疾病。

7. 皮肤的感觉　老年人的感觉逐渐迟钝，需评估痛觉、触觉、压觉、温觉是否正常。

（二）一般护理

1. 预防皮肤损伤　老年人皮肤损伤后伤口愈合比年轻人慢得多，故应避免风吹、日晒、雨淋，寒暑易节穿衣须及时，帽子、口罩、围巾、手套、棉鞋等要备齐，天寒地冻减少外出，雨天路滑谨防摔倒。

2. 注意饮食起居 尽量减少浓茶、咖啡、辣椒、海鲜等刺激性饮食及烟酒等不良嗜好，可以有效地防止皮炎、湿疹、荨麻疹等瘙痒性皮肤病的发生。内衣宽松适度，以棉织物为好，不易过敏，不刺激皮肤。

3. 讲究洗澡方法 老年人洗澡水温度不宜过高，一般为35℃~38℃，桑拿浴和冷水浴对老年人不太适宜；洗澡时间不宜过久，一般为10~20分钟，最长不超过半小时；洗澡次数不宜过勤，一般7~10天1次即可；不宜用碱性强的肥皂，最好选用不含碱的多脂皂，洗浴后及时外涂少许保湿润肤品。

4. 按摩面部皮肤 老年人在早晚洗脸后还应按摩面部皮肤，正确的按摩能促进面部血液循环，加快皮肤新陈代谢，进而使皮肤滋润光洁。平时尽量少接触刺激性东西，戒烟限酒，少喝浓茶、咖啡，少吃辛辣食物，多吃水果。

5. 选择护肤品 老年人皮肤失水干燥、皱纹多，可以选择含橄榄油、硅酮油、透明质酸等成分的保湿润肤剂；为了促进血液循环，增加皮肤弹性，提高皮肤抵抗力，可选择含人参、花粉、珍珠、胎盘、鹿茸等成分的营养护肤品；为了抗衰老、抗黑色素生成、祛斑增白、防晒除皱，可选择含维生素 A、维生素 E 及超氧化物歧化酶（SOD）的护肤品。

6. 防止压疮及肛周溃破 对长期卧床的老年人要定时协助更换体位，防止局部皮肤受压过久，可用手按摩受压部位。对于大便失禁或腹泻的老年人，每次排便后均要用软纸擦净，并用温水清洗会阴及肛门处，必要时，可用紫草油外涂，防止肛门周围皮肤红肿破溃。

7. 警惕皮肤病恶变 老年性皮肤病变绝大多数是良性的，本身不恶变也不破溃，只是有碍观瞻。若自行搔抓、抠挤、烫洗等不良刺激可能会引起恶变，若皮肤溃疡长期不愈合、增生变色或者黑痣突然增大、破溃出血则可能是恶变的征象，建议及早就医。

（三）皮肤瘙痒及护理

老年皮肤瘙痒症是临床上常见的皮肤病之一，分全身性和局限性两种。局限性皮肤瘙痒症发生于身体的某一部位，常见的有肛门瘙痒症、阴囊瘙痒症、会阴瘙痒症、头部瘙痒症等。全身性皮肤瘙痒症则广泛发生于身体各个部位，是与季节、天气、冷热及机体代谢变化有密切关系的皮肤病。

针对老年人的皮肤瘙痒症，主要采用以下护理措施：

1. 一般护理 首先生活要规律，有充足的睡眠，不要过度劳累，保持大便通畅；其次由于老年人皮脂分泌少，皮肤比较干燥，建议多擦一些护肤膏、护肤油等护肤用品，使皮肤保持一定的湿度和滋润状态；再次老年人的营养要均衡，膳食调配要适当，可清淡些，建议多吃新鲜的蔬菜和水果，忌过多食用辛辣、鱼腥、酒类等，以免皮肤瘙痒加剧。不断搔抓可使皮肤增厚，皮质变厚后反过来又加重皮肤瘙痒，因此会形成愈抓愈痒、愈痒愈抓的恶性循环。老年人在日常生活中要注意保持皮肤卫生，特别是皱褶部位，如腋下、肛门、外阴等。沐浴可清除污垢，保持毛孔通畅，利于预防皮肤疾病。建议冬季每周沐浴2次，夏季可每天温水洗浴，合适的水温可促进皮肤的血液循环，改善新陈代谢，延缓老化的过程，但同时要注意避免烫伤和着凉。建议沐浴的室温调节在24℃~26℃，水温以40℃左右为宜；沐浴时间以10~15分钟为宜，时间过长易发生胸闷、晕厥等意外；洗浴时应注意避免碱性肥皂的刺激，宜选择弱酸性的硼酸皂、羊脂香皂，以保持皮肤pH值在5.5左右；沐浴用的毛巾应柔软，洗时轻擦肌肤，以防损伤角质层；可预防性地在晚间热水泡脚后用磨石板去除过厚的角化层，再涂护脚霜，避免足部的皲裂，而已有手足皲裂的老年人可在晚间沐浴后或热水泡手足后，涂上护手护脚霜，再戴上棉质手套、袜子，穿戴一晚或一两个小时，可有效改善皲裂状况。需使用药效化妆品时，首先应观察老年人皮肤能否耐受，是否过敏，要以不产生过敏反应为前提，再考虑治疗效果。

老年人头发与头部皮肤的清洁卫生也很重要。老年人的头发多干枯、易脱落，做好头发的清洁和保养，可减少脱落，焕发活力。应定期洗头，干性头发每周清洗1次，油性头发每周清洗2次，有条件者可根据自身头皮性质选择合适的洗发护发用品。

2. 对症处理　全身治疗以内服抗组胺药物为主，传统药物如扑尔敏、赛庚啶，新药如开瑞坦等均有效。病情较重时，可选用两种抗组胺药物联合用药，还可配合使用钙剂、维生素、镇静安眠药及中药。局部治疗以止痒润肤为原则，如含甘油和樟脑的搽剂，也可使用皮质类固醇霜剂，如艾洛松、去炎松等。例如面部治疗，可用4~6层浸满3%硼酸溶液的纱布，在面部进行湿敷，持续时间约为1小时，然后薄薄地涂上一层艾洛松软膏。此类外用药有收敛、保护皮肤的作用，还有抗过敏、消退红疹的作用，且对面部皮肤无不良刺激，不会发生面部皮肤萎缩、毛细血管扩张等皮质激素类副作用。但应注意，在治疗期间必须停用所有护肤品。

五、沟通交流

沟通是指两个人或两个群体间，通过语言、姿势、表情或其他信号等方式，相互分享与交换信息、意念、信仰、感情与态度，以使双方能够互相理解。在此过程中需要交流的双方进行持续不断地调整与适应，使交换的信息更加清晰与真切，以期达到有效的沟通及促进彼此正向关系的发展。沟通的方式主要包括非语言沟通和语言沟通。

非语言沟通对于因逐渐认知障碍而越来越无法表达和理解谈话内容的老年人来说极其重要。老年人可能较为依赖非语言沟通，但并非意味着其心理认知状态也退回孩童阶段。所以，要避免不适宜的拍抚头部等让老年人感觉不适应和难以接受的动作；要尊重与了解老年人的个别性和文化传统背景，以免触怒老年人；要注意观察何种沟通模式是老年人反应良好的特定方式，并予以强化和多加运用。

首先，和老年人沟通要营造沟通机会，启发交流兴致，主动和老年人接触，主动打招呼，先自我介绍。老年人有着自己独特的人生经历和丰富的经验，和老年人接触时注意多请教，少指教，让老年人充分发挥自己的特长。

其次，和老年人交流要学会换位思考，体谅对方的处境，理解对方的苦衷，耐心倾听老年人的述说，让老年人发泄自己的不快，多听少说，多了解少判断，多启发少代劳。同时由于身体状态的原因，和老年人沟通时要注意老年人的作息时间、兴趣及禁忌，不要影响老年人的生活和休息。

六、老年人性生活护理

（一）老年人性生活护理的内容及方法

1. 收集病史及客观资料　需了解老年人的一般资料、性认知、性态度、性别角色及自我概念，以及其婚姻状况、宗教信仰、疾病史及性生活史，还应包含性生活现况如性欲、性频率、性满意次数、性行为成功次数等。最后还要了解老年人对治疗或咨询的期望，以免其出现过高的期望或错误的期待。

配偶或性伴侣的评估对处理问题的成败有不可忽视的重要性，因此也应作为评估的重要组成部分。具体包括配偶或性伴侣的一般资料、性认知、性态度、性别角色、自我概念，以及其对性生活的期望和配合度等。

2. 身体检查　可通过相应的检查来协助确认老年人的性生活是否存在问题。常见的检查有：阴茎膨胀硬度测验、海绵体内药物注射测试、神经传导检查、阴茎动脉功能检查等。

3. 护理人员的态度及准备　在处理老年人的性问题前，护理人员应用丰富的专业知识和专业态度来协助老年人，才能得到其信任与合作。因此，护理人员应掌握正确的性知识，了解不同的社会文化及宗教背景，坦然、客观地面对性问题，并真诚地尊重老年人个人及家庭。

4. 一般指导

（1）开展健康教育　应对老年人及其配偶、照顾者进行有针对性的健康教育，帮助他们树立正确的性观念，正视老年人的性需求。

（2）鼓励伴侣间的沟通　必须鼓励和促进老年人与其配偶或性伴侣间的沟通，只有彼此之间坦诚相对，相互理解和信任，各项护理措施和卫生指导才能取得良好的效果。

（3）提倡外观的修饰　除了适当的营养休息以保持良好的精神状态外，还需提醒老年人在外观上加以装扮，如在服装发型上应注意性别角色的区分，若能依个人的喜好或习惯做适当修饰，如女性使用香水、戴饰物等，男性使用古龙水、刮胡子等，则更能表达属于自我的意义。

（4）营造合适的环境　除温度、湿度适宜外，基本的环境要求应具有隐私性及自我控制的条件，如门窗的隐私性、床的高度及适用性等。在性过程当中不应被干扰，在时间上应充裕，避免造成压力。

（5）其他　在时间的选择上以休息后为佳。有研究表明，男性激素在清晨时最高，故此时对男性而言是最佳的时间。低脂饮食可保持较佳的性活动，因高血脂易引起心脏及阴茎的血管阻塞而造成阳痿。老年女性停经后由于雌激素水平下降而导致阴道黏膜较干，可使用润滑剂来进行改善。事实上由于停经后没有怀孕的忧虑，更利于享受美好的性生活。

（二）性卫生的指导

性卫生包括性生活频度的调适、性器官的清洁及性生活安全等。其中性生活频度的调适是指多长时间进行一次性生活比较合适，由于个体差异极大，难以有统一的客观标准，一般以性生活的次日不感到疲劳且精神愉快较好。性器官的清洁在性卫生中十分重要，要求男女双方在性生活前后都要清洗外阴，即使平时也要养成清洗外生殖器的习惯，否则不洁的性生活可以引起男女双方生殖系统的感染。在享受美好的性生活时，应提醒老年人仍应注意必要的安全措施，如性伴侣的选择及保险套的正确使用等。

护理人员必须仔细并具有专业的敏感度，同时应尊重老年人的隐私权。一般而言，老年人多不会主动地表达性问题方面的困扰，有些会从睡眠情形不佳或表现出焦虑不安的现象等问题谈起，有些则习惯从"别人"的问题谈起，有些则用较含蓄的言语来沟通，如"在一起""那事儿"等。这时护理人员就需要有相应的"倾听"与"沟通"的技巧。

若遇到老年人几乎没有性生活或频率异常等问题时，一定不要面露惊讶或做草率的判断。性活动本身就是千变万化的，无需用频率的高低来衡量老年人的性生活是否正常，并且应认识到性器官的大小与性的满足无关。

总之，护理人员需具有正确的专业知识、专业态度和沟通技巧才能发现问题。在确认问题的性质后，还应评估自己是否有能力处理，是否需要转介给其他的专业人员，如性治疗师、婚姻咨询家等。

复习自测题

1. 关于老年人的营养需求，错误的是（　　　）

A. 应摄入足够的优质蛋白质

B. 脂肪摄入量应占总能量的 20% ~ 30%

C. 应多摄入红糖、砂糖，避免低血糖发生

D. 应摄入以不饱和脂肪酸为主的植物油

E. 高血压老年人每天食盐摄入量应控制在 5g 以下

2. 下列对于老年人的饮食叙述中，错误的是（　　　）

A. 低脂肪	B. 高蛋白质	C. 高维生素
D. 多吃细粮	E. 三餐两点	

3. 70 岁老年人活动后的适宜心率为（　　　）

A.80 次 / 分	B.90 次 / 分	C.100 次 / 分
D.110 次 / 分	E.115 次 / 分	

4. 为促进老年人夜间睡眠，下列叙述错误的是（　　　）

A. 睡前热水泡脚　　　　　　B. 睡前可短时间听轻音乐放松

C. 限制白天睡眠时间在 1 小时以内

D. 睡前不喝咖啡、浓茶、不吸烟

E. 晚餐宜饱，以免晚上挨饿

5. 对老年人生命体征的描述，下列叙述错误的是（　　　）

A. 基础体温较成年人低 　　　B. 脉搏较成人慢 　　　C. 呼吸较成年人稍快

D. 血压较成人稍高 　　　E. 体位性低血压发生率低

6. 下列关于指导老年人排便的叙述，错误的是（　　　）

A. 养成良好的排便习惯 　　　B. 合理安排饮食物 　　　C. 适当增加活动量

D. 服用缓泻剂 　　　E. 保持良好的精神状态

第六章　老年人特有疾病的护理

　学习目标

1. 掌握老年性痴呆患者的护理。
2. 掌握老年期帕金森病患者的护理。
3. 熟悉老年骨质疏松症患者的护理。
4. 熟悉老年退行性骨关节病患者的护理。

因老化而引起的一些老年高发疾病（即老年病），如心脑血管病、糖尿病、退行性关节病、恶性肿瘤及痴呆等成为威胁老年人生存和生活质量的重大问题。

据统计，全世界范围内 65 岁以上老年人痴呆的患病率达 8.4%，至 2010 年底，全球老年性痴呆（AD）患者增至 3500 万例，我国上海和北京地区患病率为 4.2%～6.1%（相近于欧美的 5.0%）。骨质疏松症患病率随增龄明显增高，我国 60～69 岁男女患病率分别为 33% 和 73.8%，70～79 岁分别为 55.6% 和 89.7%，80 岁以上分别为 65.4% 和 100%。

老龄是多种老年病的危险因素，与增龄相关的老年病随着人口老龄化的加剧而逐年增多。

源自不同器官、系统的老年病表现出共有的临床特征：①起病隐匿，发展缓慢；②症状及体征不典型；③多种疾病同时存在；④易出现水、电解质紊乱；⑤易出现意识障碍；⑥易存在并发症和后遗症；⑦伴发各种心理反应；⑧预后不良，治愈率低，病死率高。基于老年病的特殊性，要求必须对老年人做广泛而深入的评估，应考虑到认知、营养、生活经历、环境、活动及压力等一切影响因素，从多途径提供满足患者所需的一系列照顾活动，尤其要提高个体的自我照顾能力，使老年人保持尊严和舒适，提高生活质量。

第一节　老年性痴呆患者的护理

案例导入

　　王某，男，71 岁，既往从未有过脑卒中发作。近 2 年来逐渐出现记忆力减退，起初表现为新近发生的事容易遗忘，如经常失落物品，经常找不到刚用过的东西，看书读报后不能回忆其中的内容等。症状持续加重，近半年来表现为神志恍惚，目光呆滞，出门不知归家，忘记自己亲属的名字，把自己的媳妇当作自己的女儿，言语功能障碍明显，讲话无序，不能叫出家中某些常用物品的名字，个人生活不能料理，有情绪不稳和吵闹行为，甚至随地大小便。体格检查未发现神经系统定位征，CT 检测提示弥漫性脑萎缩。

　　问题： 1. 此患者最可能的诊断是什么？有何依据？

　　　　　　2. 请列出主要护理诊断 / 问题。

　　　　　　3. 请列出护理措施要点。

一、概述

　　老年性痴呆（阿尔茨海默病，alzheimer disease，AD）是一种中枢神经系统原发性退行性疾病，起病隐蔽，病程呈进行性发展，临床主要表现为认知和记忆功能降低、精神行为异常及日常生活能力下降，病因至今未明。1907 年，德国一位精神病和神经病理学家 Alois Alzheimer 首先报道了一位 51 岁的女性痴呆患者。该患者表现为进行性记忆和语言能力丧失及识别能力障碍，病情逐渐恶化，4 年半后死亡，病理解剖发现脑萎缩、神经元纤维改变和老年斑。此后又报道了 4 例起病年龄稍早的类似病例。后人为了纪念 Alzheimer 的贡献，将这类疾病命名为阿尔茨海默病（alzheimer disease，AD），即通常所说的老年性痴呆。

二、病因与发病机制

　　老年性痴呆是一种中枢神经系统原发性退行性疾病，病因至今不明，一般认为与下列因素有关：

　　1. 高龄　是脑组织退行性病变唯一明确的危险因素。

　　2. 遗传因素　从家系及孪生子的调查及遗传流行病学的调查资料表明，AD 有家族聚集性，大约 10% 的病例有阳性家族史，并发现多项基因，如载脂蛋白 E-4（ApoE-4）、前体蛋白（APP）、人早老素 2（PS-2）、巨球蛋白等与老年性痴呆有关。

　　3. 神经生化改变　神经递质如乙酰胆碱、去甲肾上腺素等的减少，影响记忆和认知功能。

　　4. 脑血管疾病　有研究表明老年性痴呆与脑血管供应不好、能量差有关，脑血管病可直接造成血管性痴呆，也可导致老年性痴呆。

5. 脑外伤　较重的脑外伤病史。

6. 其他　①叶酸和维生素 B_{12} 的缺乏，可导致认知功能的减退；②内分泌疾病如甲状腺功能减退，可导致认知功能障碍；③酒精中毒、一氧化碳中毒、金属铝中毒对脑功能都有一定的损害和影响；④心理 – 社会因素，如丧偶、文化水平低下、独居、经济窘迫者，患本病机会较多。

三、护理评估

（一）健康史

1. 了解老年人有无心脑血管疾病、帕金森病、脑外伤、糖尿病、吸烟、中毒或代谢障碍等。

2. 评估老年人有无 AD 发病的可能因素：①遗传因素，早发家族型 AD 与第 1、14、21 号染色体存在基因异常有关，散发性 AD 及晚发性 AD 与第 19 号染色体上的载脂蛋白 E 基因有关；②中枢神经递质乙酰胆碱减少，影响记忆和认知功能；③免疫系统的功能障碍，AD 患者脑内发现多种细胞因子、受体、抗体及多种免疫细胞和免疫球蛋白存在；④糖耐量减低和 2 型糖尿病；⑤胆固醇增高；⑥慢性病毒感染；⑦铝的蓄积；⑧高龄；⑨文化程度低。

3. 评估老年人不安全行为史包括是否有走失、擦伤、抓伤、烫伤、误吸误食、药物误服、呛咳、坠床、跌倒、攻击他人及自杀史。

4. 评估老年人过敏史、家族史及遵医行为史。

（二）临床表现

AD 多数在 65 岁以后发病，少数在中年发病。据国外资料报道，男性的平均发病年龄为 73 岁，女性为 75 岁。65 岁以后发病者起病缓慢，为潜隐性起病。轻度的 AD 患者有近事遗忘和性格改变，随后理解、判断、计算及智能等全面下降，导致不能工作或操持家务，直至终日卧床不起，生活不能自理，发音含糊，口齿不清，言语杂乱，一般经 5 ~ 10 年发展为严重痴呆，最后常因压疮、骨折、肺炎等并发症引起脏器衰竭而死亡。AD 根据病情演变，可人为地分为三期，此三期的症状并无明确的分界，各期均有交叉和移行。

第一期（早期，健忘期）：以近记忆障碍、性格改变为首发症状。①记忆力下降，尤其是近期记忆，学习新知识感到困难，时常忘记讲过的话、做过的事或重要的约会，慢慢地连往事也遗忘了；②语言能力下降，常常找不到合适的词汇表达思维内容；③空间定向不良，易于迷路；④情绪不稳，易激惹、易伤感，有时有明显的焦虑、抑郁情绪；⑤思维分析、判断能力、计算能力降低，但有时还可以保持过去熟悉的工作技能，日常生活基本上能自理。病程可持续 1 ~ 3 年。

第二期（中期，混乱期）：精神和行为障碍也较突出。①不仅近记忆下降，远记忆障碍也逐渐明显，记不清自己的结婚年龄、子女年龄，记不清自己的事业成就等；②定向力进一步丧失，常去向不明或迷路，并出现失语、失用、失写、失认、失计算；③语言能力进一步下降，常自言自语、文不对题、答非所问；④日常生活能力下降，如进食、穿衣、洗漱及大小便等需别人协助；⑤人格进一步改变，如对人冷漠，缺乏羞耻感和伦理感，不修边幅，不知整洁，随地大小便，甚至会出现违法行为。该期多在起病后的 2～10 年。

第三期（晚期，极度痴呆期）：患者进入全面衰退状态。①生活完全不能自理，大小便失禁；②智能趋于丧失；③无自主运动，卧床不起，缄默不语，为植物人状态。常因压疮、泌尿系感染、吸入性肺炎等并发症而死亡。该期多在发病后的 8～12 年。

（三）辅助检查

1. 脑电图　在疾病早期患者脑电图可正常。随着病情的发展，AD 患者的脑电图主要表现为：α 波频率减慢，波幅下降，严重时可消失；枕区出现弥漫性、对称性的 δ 波和 θ 波。

2. 影像学检查　①头颅 CT：头颅 CT 是 AD 在临床鉴别诊断上最常用的辅助检查手段之一。有些器质性脑病如脑积水、硬膜下血肿、脑梗死、脑肿瘤等，可产生与 AD 相似的痴呆症状，可用头颅 CT 排除。AD 早期，头颅 CT 可能正常，随着病情发展，头颅 CT 可见脑室扩大、脑沟裂增宽、脑萎缩明显加重。头颅 CT 诊断 AD 的特异性不高；②磁共振（MRI）：MRI 显示脑解剖结果较 CT 清晰，能更准确地显示 AD 患者的脑萎缩改变。与头颅 CT 一样，MRI 诊断 AD 仍必须结合临床，排除其他原因引起的痴呆，才能诊断为 AD。

3. 心理测验　MMSE、长谷川痴呆量表可用于筛查痴呆，韦氏记忆量表和临床记忆量表可测查记忆，韦氏成人智力量表可进行智力测查。

四、治疗要点

目前本病无特效治疗方法，重点在于预防和护理。早期干预、采取综合治疗和护理可以延缓疾病的进程，使患者脑功能得到最大限度的保留。要重视个别症状的药物治疗，对早期、中期患者，目前临床常用乙酰胆碱酯酶抑制剂，如盐酸多奈哌齐等，长期服用可以延缓病程的发展；对于中晚期患者特别是有精神症状，如亢奋及破坏性行为的患者，可使用兴奋性氨基酸受体拮抗剂，如美金刚等。此外，应积极治疗脑血管病，服用改善血液循环的药物，对改善认知功能、延缓疾病进展有一定的作用。

五、主要的护理问题

1. 记忆受损　与记忆进行性减退有关。

2. 自理缺陷　与认知行为障碍有关。

3. 语言沟通障碍　与思维障碍有关。

4. 照顾者角色紧张　与老年人病情的严重性和病程的不可预测性，以及照顾者照料知识欠缺、身心疲惫有关。

5. 有走失的危险 与空间定向力不良有关。

6. 有受伤的危险 如肺炎、骨折等。

六、护理目标

治疗及护理的总体目标是：使老年性痴呆患者最大限度地保持记忆力和沟通力，提高日常生活自理能力，能较好地发挥残存功能，提高生活质量，并教会家庭应对、照顾痴呆老年人。

七、护理措施

（一）一般护理

1. 日常生活护理 痴呆老年人在卫生、饮食、大小便、起居等日常生活方面自理能力差，需要家属督促或协助。安排患者合理而有规律的生活，尽量按时起床、就寝和进餐，使生活接近正常规律。①个人卫生：维持良好的个人卫生习惯，可减少感染的机会。个人卫生包括皮肤、头发、指甲、口腔等的卫生，早晚刷牙、洗脸、勤剪指甲，定期洗头、洗澡、勤换内衣、被褥。给予卫生指导，采取措施制止不卫生行为，如随地大小便、捡地上东西吃等。根据天气变化及时添减衣被，居室常开窗换气，被褥常晒太阳。长期卧床者要定期翻身、拍背，预防压疮等。②饮食护理：一日三餐应定量、定时，尽量保持患者平时的饮食习惯，老年性痴呆患者多数因缺乏食欲而少食甚至拒食，可直接影响营养的摄入。对这些患者，要选择营养丰富、清淡适口的食品，荤素搭配，食物温度适中，无刺、无骨，易于消化。对吞咽有困难者应给予缓慢进食，不可催促，以防噎食及呛咳。吞咽能力丧失者行鼻饲饮食。对少数食欲亢进、暴饮暴食者，要适当限制食量，防止其因消化、吸收不良而出现呕吐、腹泻。③睡眠护理：患者往往有睡眠障碍，要为患者创造良好的入睡条件，如保持周围环境安静，入睡前用温水洗脚，不要进行刺激性谈话或观看刺激性节目等，不要给老年人饮酒、吸烟、喝浓茶、喝咖啡，以免影响睡眠质量。对严重失眠者可给予药物辅助入睡，夜间患者勿单独居住，以免发生意外。

2. 安全护理 护理人员及家属要提高对患者护理安全的认识，制订相应的护理对策，加强护患双方的安全性教育及有效的沟通交流，减少意外事故的发生。①提供较为固定的生活环境：尽可能避免搬家，且房内设施物品尽量排列有序、固定位置。②佩戴标志：老年人外出时最好有人陪同或佩戴写有患者姓名、地址、联系电话的卡片、布条或手镯，如万一走失，便于寻找。③防意外发生：老年性痴呆患者常可发生跌倒、烫伤、烧伤、误吸、自伤或伤人等意外，特别是对中、重度痴呆患者要处处留意其安全。不要让患者单独外出，以免迷路、走失；行走时应有人扶持或关照，以防跌倒摔伤、骨折；对居住在高层楼房的痴呆老年人，更应防止其不慎坠楼；洗澡时避免烫伤；进食时须有人照看，以防误吸而窒息死亡；睡床低，必要时可加栏；不宜让患者单独承担家务，以免发生煤气中毒、火灾等意外；家里的药品、化学日用品、热水瓶、电源、刀剪等危险品应放在安全、不容易碰撞的地方，防止患者自杀或者意外事故发生。

3. 用药护理 老年性痴呆的患者多合并其他疾病，且用药多样，必须注意用药的安全性。应注意：①全程陪伴：痴呆老年人用药既要避免漏服、少服和过量服用，也要防止吃错及重复吃药等。所以患者服药时必须有人在旁陪伴，送服到口，看服下肚。痴呆老年人常不承认自己有病，或者因幻觉、多疑而认为给的是毒药，所以常常拒绝服药。需要耐心说服，向老年人解释。②观察药物的不良反应：痴呆老年人服药后常不能诉说不适，要细心观察患者有何不良反应，及时报告医生，调整给药方案。③药品管理：所服药品要代为妥善保管，放在患者拿不到或找不到的地方，特别是对于有抑郁症、幻觉或自杀倾向的痴呆老年人。④特殊老年人服药：重症或吞咽障碍的老年人不宜吞服药片，最好碾碎后混于糊状食物中服用，也可由胃管注入药物。

（二）康复训练

1. 生活自理能力训练 轻、中度痴呆患者仍然有能力及部分能力完成简单的日常自我照顾，应尽可能给予其自我照顾的机会，并进行生活技能训练，如反复练习刷牙、洗脸、进食、穿脱衣服、扣扣子、大小便等。训练时应首先建立训练时间表，简化活动细节，给予口头、视觉及触觉提示或示范，制订训练步骤，将整个练习分成若干小部分，分项并由易到难逐步训练。训练过程不催促，要有足够的耐心，鼓励并赞扬其尽量自理的行为，以达到维持患者部分日常生活的自理能力，保持患者自我尊严的目的。

2. 记忆力训练 强化记忆锻炼，增加信息的刺激量，经常鼓励患者回忆过去生活的经历，并叙述亲身经历的几件大事，或用图片、物品、书籍或音乐等帮助回忆，以激发其远期记忆。鼓励家人经常和他们聊天，有耐心和毅力帮助其认识目前生活中的真实人物和事件。定时陪老年人看电视、报纸，了解国内、外大事，保持良好的社会互动，以获得更多的信息。经常协助患者确认现实的环境，如日期、时间、季节、地址、电话号码、房间、厕所、餐厅等。

3. 智力训练 根据患者的病情和文化程度，教他们记一些数字，由简单到复杂反复进行训练；把一些事情编成顺口溜，让他们记忆背诵；利用玩扑克牌、玩智力拼图等进行锻炼，以帮助患者扩大思维和增强记忆；做简单的认图、折纸、计算、物品分类等活动。每日益智训练不少于30分钟。

4. 理解与表达能力训练 对思维贫乏的患者给予信息及语言刺激，对患者关心体贴，多与其交谈沟通，寻找患者感兴趣的话题，如提问患者与生活密切相关的问题或用患者经历过的重大事件诱导启发患者用语言表达，刺激大脑的兴奋性。对失语患者尽早进行语言表达能力的训练，可采用单词短句加视觉信号来进行训练，如卡片、图片等。

（三）心理护理

1. 陪伴关心老年人 鼓励家人多陪伴老年人，给予老年人各方面必要的帮助，多陪老年人外出散步，或鼓励老年人参加一些有益于身心健康的活动，如养花、养鱼、画画、散步、太极拳、编织等。另外，也可读报、听广播或选择性看一些文娱性节目，使其充分感受生活的乐趣，保持轻松、愉快的心情。

2. 维护老年人的自尊　尊重老年人的人格，与其交谈时注意态度和蔼可亲，语气缓慢柔和，声音清晰，语调略高，诉说的话语通俗易懂平常化。多鼓励、赞赏、肯定患者在自理和康复锻炼方面做出的任何努力。切忌使用刺激性语言，避免使用呆傻、愚笨等词语。

3. 不嫌弃老年人　要有足够的耐心，态度温和，周到体贴，不厌其烦，积极主动地去关心、照顾老年人。

（四）照顾者的支持指导

教会照顾者和家属自我放松的方法，合理休息，寻求社会支持，如适当利用家政服务机构和社区卫生服务机构的资源，组织有痴呆患者的家庭进行相互交流，相互联系与支持。

八、健康教育

1. 进行基本知识的指导。给老年人及其照顾者讲解老年性痴呆的发病原因、主要的临床表现、治疗方法及预后。

2. 重视日常生活护理，严防意外事故的发生。

3. 坚持功能康复训练，包括自我照顾能力训练、记忆训练、智力训练及理解表达力训练，以最大限度地保持记忆力和沟通力，发挥残存功能，提高日常生活的自理能力和生活质量。

4. 注意预防和治疗躯体疾病。痴呆老年人反应迟钝，不知冷暖及危险，易患躯体疾病，患病后又不能诉说身体不适，因此，对老年痴呆患者要密切观察，注意其饮食、起居、二便的变化情况，如发现有异常，应及时送往医院进行检查和治疗。

5. 开展科普宣传，早期预防痴呆。应全社会参与防治痴呆，大力开展科普宣传，普及有关老年性痴呆的预防知识，尽早发现痴呆早期症状（轻度认知障碍和记忆障碍），并及时就医，做到早期诊断和干预。早期预防的具体措施：①老年性痴呆的预防要从中年开始做起；②积极用脑，劳逸结合，保护大脑，保证充足睡眠，注意脑力活动多样化；③培养广泛的兴趣爱好和开朗性格；④培养良好的卫生饮食习惯，多吃富含锌、锰、硒类的健脑食物，如海产品、坚果、豆类、乳类、鱼类等食物，适当补充维生素E；⑤戒烟、限酒；⑥尽量不用铝制炊具；⑦积极防治高血压病、脑血管病、糖尿病等慢性病。

九、护理评价

老年性痴呆患者能否最大限度地保持记忆力、沟通能力和日常生活自理能力；生活质量是否有所提高；家庭能否应对照顾痴呆老年人。

十、特色中医治疗及护理

本病属中医内科"痴呆"范畴。病位主要在脑，与心、肝、脾、肾等脏的功能失调关系密切。本病的基本病机为髓减脑消，神智失养，或痰瘀阻窍，神机失用。治疗总以补肾益髓、益气养血、化痰开窍、活血通络为主。

（一）常用中成药

可根据证候选用河车大造丸、还少丹、归脾丸、脑力宝丸、参麦注射液、通心络胶囊、复方丹参注射液、川芎嗪注射液等。

（二）针灸

1.体针 选取肾俞、足三里、三阴交、神门、内关、丰隆。毫针平补平泻，留针20分钟，隔日1次，7次1疗程。

2.艾灸 选取百会、神门、三阴交、足三里等，每日1次，每次20分钟，10次1疗程。

3.耳针 用王不留行按压耳穴肾、脑、心、皮质下、角窝下、内分泌。单侧每次3～5分钟，10次1疗程。

（三）药膳

1.桂圆百合炖鹌鹑：桂圆肉15g，百合30g，鹌鹑2只。适用于老年健忘。

2.金针茯神牛心汤：牛心洗血去污150g，干金针菜20g，茯神30g。辅助治疗老年健忘。

3.山药芡实羊肉粥：山药30g，芡实20g，羊肉、小米各100g。适宜于老年健忘。

第二节 老年帕金森病患者的护理

案例导入

刘某，男，78岁，因"四肢静止性抖动2年，饮水呛咳3天"收治入院。既往有高血压病史，入院诊断为"老年帕金森病"。查体：体温36.5℃，脉搏78次/分，呼吸20次/分，血压128/80mmHg，神清，"面具脸"，右侧肢体肌肉明显萎缩，肌强直，呈慌张步态。患者自发病以来，精神、睡眠尚可，食欲差，大小便正常。

问题：1.老年帕金森病的主要临床表现有哪些？

2.该患者存在哪些护理问题？

3.请为该患者制订个性化的护理措施。

一、概述

老年帕金森病（parkinson's disease，PD）亦称震颤性麻痹，是指发生在老年期，由基底节多巴胺能神经元功能减退造成的慢性神经元变性坏死性疾病，以静止性震颤、肌强直、运动障碍和姿势步态异常为特点，晚期常因高级神经功能障碍而发生抑郁、痴呆甚至丧失生活自理能力。按照发病原因本病可分为原发性帕金森病和继发性帕金森病两大类。前者发病原因不详，后者系由中枢神经退行性改变或其他因素所引起。随着老龄人口的不断增多，帕金森病的患者数也随之增加，在我国 65 岁以上人群中，帕金森病的患病率约为 2%。迄今为止，帕金森病尚无法根治，只能靠药物或手术等方式控制症状。因此，为了延缓病情进展、提高患者的生存质量，加强对老年帕金森病患者的护理尤为重要。

二、病因

本病的病因不明，发病机制复杂，可能与下列因素有关：

1. 脑神经核团老化 随着年龄增长，多巴胺能神经元减少导致多巴胺分泌量减少。

2. 环境因素 流行病学调查显示，长期接触工农业毒素如杀虫剂、除草剂或某些工业化学品可能与本病有关。

3. 遗传因素 帕金森病在一些家族中呈聚集现象，约有 10% 的帕金森病患者有家族史。

三、护理评估

（一）健康史

1. 现病史要评估老年人患病的主要临床表现及其特点，如询问患者震颤的部位，频率，发作或持续的时间，有无伴随旋转，有无诱发因素等。评估老年人有无 PD 的危险因素：①年龄；②帕金森病家族史；③神经毒素：据报道，神经黑色素及其前体对中枢色素细胞的毒性作用可能与帕金森病发病有关；④用药史：是否有抗精神药物服用史、毒物接触史，是否长期接触农药。另外，还要评估患者的自理状况等。

2. 既往史要评估老年人有无心脑血管疾病、糖尿病、抽搐等病史。

（二）身体状况

1. 静止性震颤 早期表现为一侧肢体远端的震颤，以手部多见。表现为手指甚至仅为拇指的震颤；震颤频率为 4~8Hz，静止时出现，活动时消失，情绪紧张可加剧震颤；震颤持续数周或数月，甚至数年，随着病情的进展，震颤逐渐累及四肢，严重者头部，主要为下颌、口唇、舌均可出现震颤；若伴随有旋转的震颤，则称"搓丸样动作"。

2. 肌强直 可表现为主动肌和拮抗肌肌张力增加。在关节作被动运动时，增高的肌张力始终存在，故称之为"铅管样强直"。强直可出现在近端、远端或中轴肌群，大关节如肘关节更为突出，对侧肢体运动、情绪紧张、抑郁等可使强直加剧，若对侧肢体放松，强直也可增强，称之为"Westphal 现象"。若伴有震颤时，被动运动常出现齿轮运动感，则称为"齿轮样强直"。

3. 运动迟缓 表现为：①运动启动困难和速度减慢。患者常出现起步困难，步行速度慢，步子越走越小，往前冲而不易停下，重复运动后极易疲劳，称为"慌张步态"。②运动多样性缺陷。瞬目少，面部表情差，即"面具脸"。③运动变换困难。从一种运动转为另一种运动困难，出现运动终止和重复，随着病情的进展，患者会出现始动犹豫，或运动中出现停顿，即"凝固现象"。

4. 平衡及姿势障碍 患者行走时步态不稳，常发生跌倒。由于平衡和姿势调节障碍，PD 患者在行走时会出现头前倾，躯干前曲，膝、肘、手指弯曲，臂外翻，手放到躯干前面的特殊姿态。

5. 自主神经系统症状 由于迷走神经背核受损，常有自主神经系统症状，如多汗、便秘、尿频、油脂分泌增多等。因口、咽部运动障碍致唾液不能自然下咽而引起流涎。部分患者可伴有忧郁或焦虑，晚期可有认知功能障碍，表现为痴呆。

（三）辅助检查

1. 影像学检查 对于 PD 患者，头颅 CT 可显示正常或有皮质萎缩，侧脑室、第三脑室扩大。MRI 可见黑质密度信号减少，黑质变薄、消失，壳核、苍白球区 T1 信号延长。正电子发射计算机断层扫描（PECT）测得帕金森病患者脑血流下降。

2. 实验室检查 血中肾素活力降低、酪氨酸含量减少；脑脊液中多巴胺和 5- 羟色胺的代谢产物降低；尿中多巴胺及其代谢产物 3- 甲氧基酪胺、高香草酸和去甲肾上腺素、肾上腺素的含量减少，但均无特异性。

（四）心理 - 社会状况

评估患者及家属的心理反应、对帕金森病的认识与理解程度，以及治疗、护理上的配合程度等。

四、治疗要点

目前，PD 无法治愈，应用理疗、医疗体育、康复训练等手段可改善症状，维持日常生活能力，也可应用药物和（或）手术治疗，但应尽量推迟药物治疗和手术治疗时间。

五、主要的护理问题

1. 躯体移动障碍 与肌肉强直、肢体震颤有关。
2. 便秘 与自主神经系统功能紊乱、药物副作用有关。
3. 焦虑 与担心疾病预后等有关。
4. 有误吸的危险 与吞咽功能障碍有关。
5. 有跌倒的危险 与步态不稳、肌肉强直有关。

六、护理目标

治疗及护理的总目标：老年期 PD 患者及其家属能正确认识并应对该疾病，老年患者能最大限度地进行生活自理，积极进行功能康复训练，改善运动功能，延缓疾病进展，提高生存质量。

七、护理措施

治疗及护理的原则是控制症状，延缓病情发展，改善运动功能，提高生存质量。

（一）一般护理

1. 环境 室内光线充足，通风较好；地面平坦，尽可能减少障碍物；家具牢固、固定，床的高度适宜；卫生间应有防滑垫、扶手等设备；卧室内放尿壶或便器，便于患者夜间大小便。

2. 日常生活护理 患者衣物尽可能选用按钮、拉链式以便于穿脱；鞋裤大小合适，裤子不宜过长，以免踩踏裤脚发生跌倒；活动及变换体位时动作宜慢，避免直立性低血压的发生；外出活动时应有人陪同；教会患者正确使用拐杖辅助行走；生活自理能力下降的患者应提供协助，如协助穿衣、如厕、进食；若患者出现吞咽困难，可协助进食或进行鼻饲饮食，进食过程中应防止误吸、烫伤、烧伤等事故发生。

（二）饮食护理

自主神经功能紊乱及药物的不良反应使得老年 PD 患者容易出现胃肠蠕动乏力、痉挛、便秘等，震颤及肌强直可使机体能量消耗增加。因此，为了维持患者良好的营养状况，饮食应遵循以下原则：

1. 补充足够的热能 以低盐、低脂、适量蛋白质、易消化、富含维生素和膳食纤维的食物为主，适当饮用咖啡和茶，避免进食高胆固醇、辛辣、刺激性食物，忌烟、酒。由于帕金森病患者肌张力增高，能量消耗增加，故所需要的热能常高于同等年龄段的正常人。正常成人 24 小时的基础代谢所需热量为 1400~1800kcal，卧床 PD 患者每天一般需供给热量 1500~2000kcal，下床活动的 PD 患者一般需供给热量 2000~3000kcal，仍在从事体力劳动的轻症 PD 患者，需供给热量 2400~3000kcal。

2. 适量的蛋白质摄入 以优质蛋白质为主，PD 患者每日蛋白质摄入量限制在 0.8g/（kg·d）以内，总量 40~50g/d，以蛋、奶、肉、豆制品等优质蛋白质为主。因蛋白质消化过程中可产生大量的中性氨基酸，可与左旋多巴竞争入脑而影响其疗效，故富含蛋白质的食物如肉、蛋、奶等建议放在晚餐食用。

3. 多吃富含酪氨酸和硒的食物 富含酪氨酸的食物如瓜子、杏仁、黑芝麻等可促进多巴胺合成，富含硒的食物如鱼、虾、荠菜、大蒜、蘑菇等能降低帕金森病的危险性。

4. 多饮水、多吃蔬菜和水果 由于自主神经系统紊乱及药物的不良反应等，PD 患者容易发生便秘，故宜多食富含膳食纤维的蔬菜、水果。帕金森患者出汗多，故应注意补充足够的水分，充足的水分可减少尿路感染的发生，同时还可使粪便软化，易于排泄以预防便秘。在病情允许的情况下，每天的饮水量至少达到 2000mL。

5. 注意饮食方法　中晚期患者通常会出现吞咽困难、饮水呛咳，故进食时应采取坐位，身体稍前倾，动作宜慢，食物顺序依次为软食 – 半固体 – 固体 – 液体。

（三）严密观察病情变化

观察患者震颤、肌强直所累及的范围和程度，震颤发作或持续的时间。运动受损的程度包括起步行走的能力、手的操作能力、表情肌的变化、吞咽的能力等。此外，还要严密观察患者的智力、心理状况等。

（四）用药护理

用药期间应观察患者震颤、肌强直和其他运动功能改善的程度，以确定药物的疗效。同时，应教会患者观察有无药物不良反应，如食欲不振、恶心、呕吐、焦虑、失眠、抑郁、口干、便秘、皮疹、头晕、直立性低血压、排尿困难、多动症等。服用左旋多巴类制剂者，还要注意有无"开关现象"，即症状突然缓解（开）或加重（关），和"剂末观象"，即每次用药后疗效维持的时间逐渐缩短，症状随着血药浓度发生规律性变化。记录症状所发生的次数及持续的时间，以指导临床用药剂量和次数。

（五）康复训练

1. 肢体功能锻炼　教会患者主动进行肢体功能锻炼及关节活动范围练习（range-of-motion exercise，ROM exercise）等，以预防肢体挛缩、关节僵直的发生。中晚期症状较重者，可采取被动肢体锻炼，以促进血液循环，预防肢体挛缩及关节僵直。

2. 面部肌肉训练　教会患者做各种面部表情动作，如鼓腮、噘嘴、龇牙、伸舌、吹气等，锻炼面部肌肉，预防面具脸的发生。

3. 呼吸功能锻炼　指导患者进行深呼吸训练，以锻炼其肋间肌、膈肌和辅助呼吸肌等。

4. 语言康复锻炼　即通过发音、朗诵、唱歌、数数等反复锻炼其说话能力。

（六）心理护理

帕金森病发展缓慢，病程长，患者在漫长的治疗过程中容易产生焦虑、抑郁、抵制等消极情绪。因此，医护人员应主动关心、关爱患者，耐心讲解疾病及治疗的相关知识，疏导患者的思想症结，安慰患者情绪，解除心理问题，增强战胜疾病的信心。此外，还应主动关心家属及照顾者，并给予心理及专业应对支持。

八、健康教育

1. 疾病知识指导　告知患者及家属帕金森病的原因、临床表现及治疗方法，使其更好地配合治疗及护理。

2. 日常生活指导　随着疾病的发展，运动功能发生障碍，生活自理能力显著降低，此时应注意患者活动中的安全指导，防止跌倒、坠床等意外的发生。指导老年人行走时两腿尽量保持一定的距离，脚要高，双臂自然摆动，脚跟着地后再迈出另一步。鞋子选择摩擦力大的防滑橡胶底鞋，尽量选择带后跟的平底鞋，避免穿高跟鞋。卧床患者应将床栏拉起，以防坠床。存在吞咽障碍的患者，应注意饮食方式的指导，防误吸。

3. 用药指导　药物治疗是 PD 患者的主要治疗方式，应向患者及家属强调长期坚持用药的重要性。指导患者遵医嘱正确服药，避免多服、漏服；向患者及其家属讲解药物的作用及不良反应，注意观察有无食欲不振、恶心、呕吐、焦虑、失眠、抑郁、口干、便秘、皮疹、头晕、直立性低血压、排尿困难、多动症等症状。服用左旋多巴类制剂者，教会患者及家属观察有无"开关现象"和"剂末现象"。

4. 心理指导　及时了解老年人的心理状况及情绪反应，善用鼓励性的语言，启动社会支持系统，帮助老年人树立康复的信心。

九、护理评价

患者及家属能否正确认识该疾病，患者自理能力是否有所增强，躯体及言语沟通障碍是否有所减轻，患者能否主动进行康复训练。

十、特色中医治疗及护理

本病属于中医"颤证""颤振"范畴。病位在肝、肾，涉及心、脾，与筋脉关系尤为密切。其基本病机为肝肾阴虚、气血亏虚、肝风内动，故滋养肝肾、补益气血、平肝息风、活血通络是治疗本病的基本原则。

（一）常用中成药

可根据证候选用六味地黄丸、河车大造丸、千金化痰丸、补中益气丸、舒筋活络丸、复方丹参注射液等。

（二）针灸推拿

1. 体针　根据证候选取合谷、太冲、外关、风池、曲池、阳陵泉、三阴交、下关、人中、阴陵泉、丰隆等。毫针平补平泻，隔日 1 次，7 次为 1 疗程。

2. 耳针　取交感、神门、内分泌、脑干、心，0.5 寸毫针快速进针，中度刺激，每日 1 次，10 次 1 疗程。

3. 穴位注射　取心俞、肝俞、肾俞、足三里、三阴交，选用当归注射液或丹参注射液 4mL，每穴注入 0.5 ~ 1mL 药液。隔日注射 1 次，10 次为 1 疗程。

4. 一指禅推法，随证取穴　点按百会、风池、肝俞、太冲等以平肝息风，点按膈俞、血海、阳陵泉以活血补气柔筋，点按肾俞、涌泉、太溪、关元以滋阴补肾，点按内关、印堂以清脑安神。

（三）药膳

1. 天麻炖猪脑　天麻 10g，猪脑 1 个，砂锅炖食，可疏筋通脉、聪脑安神。

2. 桑仁桂圆饮　鲜桑仁 60g，鲜桂圆 30g，洗净后加清水适量，捣烂挤汁，可滋阴补血。

第三节　老年骨质疏松症患者的护理

案例导入

张某，男，70 岁，慢性腰痛 7 年。早晨洗漱时在卫生间不慎跌倒，跌倒后出现腰部剧烈疼痛。家人将其送往医院，X 线显示第 4 腰椎压缩性骨折。

问题：1. 为确诊骨质疏松症，还应做哪些检查？

2. 如何指导老年人正确补钙？

3. 骨质疏松的老年人应如何休息与运动？

一、概述

世界卫生组织（WHO）认为，骨质疏松症（osteoporosis，OP）是一种以骨量低下，骨微结构损坏，导致骨脆性增加，易发生骨折为特征的全身性骨病。OP 分为绝经后 OP（Ⅰ型）、老年 OP（Ⅱ型）和特发性 OP（包括青少年型）3 类。老年 OP 一般指老年人 70 岁后发生的骨质疏松。2003 年至 2006 年我国一次全国性大规模流行病学调查显示，50 岁以上人群以椎体和股骨颈骨密度值为基础的 OP 的总患病率：女性为 20.7%，男性为 14.4%。60 岁以上人群中 OP 的患病率明显增高，女性尤为突出。OP 的严重后果是发生骨质疏松性骨折（脆性骨折），指在受到轻微创伤或日常活动中即可发生的骨折。骨质疏松性骨折的危害很大，导致病残率和病死率增加。OP 及骨质疏松性骨折的治疗和护理，需要投入巨大的人力和物力，造成巨大的家庭、社会和经济负担。

二、护理评估

（一）健康史

应详细询问老年人有无腰痛，以及疼痛的性质，有无骨折史等，同时详细评估有无 OP 的危险因素。老年人随着年龄的增长，由于破骨细胞的吸收增加和成骨细胞功能的衰减导致骨代谢中的骨重建处于负平衡状态，从而引起 OP。此外，老年 OP 的发生还与多种因素有关：

1. 遗传因素　遗传因素决定个人峰值骨量和骨骼大小，峰值骨量越高，到老年发生 OP 的危险性就越小。家族中患本病较多者，本人患本病的危险性明显增高。不同人种的发病率也不同，白种人和黄种人患骨质疏松的危险性高于黑人。

2. 性激素　性激素在骨生成和维持骨量方面起着重要的作用。老年人随着年龄的增长，性激素功能减退，激素水平下降，骨的形成减慢，吸收加快，导致骨量下降，尤其是绝经后女性。

3. 营养　老年人由于牙齿脱落及消化功能降低，进食少，多有营养缺乏，蛋白质、钙、磷、维生素及微量元素等摄入不足，导致骨的形成减少。

4. 生活方式　体力活动是刺激骨形成的基本方式。老年人户外运动减少，缺乏阳光照射，尤其是长期卧床的老年人更易发生OP。此外，吸烟、酗酒、蛋白质摄入过多或不足、高盐饮食、大量饮用咖啡都是OP的易发因素。

5. 药物因素　长期使用类固醇激素、甲状腺素、肝素等，均可影响钙的吸收，促使骨量丢失。

（二）身体状况

1. 疼痛　是OP患者早期出现的症状，最常见的症状是腰背痛，其他可有周身骨骼疼痛，负荷增加时疼痛加重或活动受限，严重时翻身、起坐及行走有困难。

2. 脊柱变形　骨质疏松严重者可有身高缩短和驼背，脊柱畸形和伸展受限。胸椎压缩性骨折会导致胸廓畸形，影响心肺功能；腰椎骨折可能会改变腹部解剖结构，导致便秘、腹痛、腹胀、食欲减低和过早饱胀感等。

3. 骨折　是导致老年骨质疏松症患者活动受限、寿命缩短的最常见和最严重的并发症。老年骨质疏松症患者发生的骨折多为脆性骨折，常因轻微活动或创伤诱发，如打喷嚏、弯腰、负重、挤压或摔倒等。骨折的常见部位为胸、腰椎，髋部，桡、尺骨远端和肱骨近端。

（三）辅助检查

1. 骨密度检查　临床上采用骨密度（BMD）测量作为诊断骨质疏松，预测骨质疏松性骨折风险，监测自然病程，以及评价药物干预疗效的最佳定量指标。常用方法包括：双能X线吸收测定法（DXA）、外周双能X线吸收测定法（pDXA），以及定量计算机断层照相术（QCT）等。其中DXA测量值是目前国际学术界公认的骨质疏松症诊断的金标准。骨密度值（常用T值表示）低于同性别、同种族正常成人的骨峰值不足1个标准差（SD）属正常；降低1~2.5SD为骨量低下（或骨量减少）；降低程度等于和大于2.5SD可诊断为骨质疏松症。

2. 骨骼X线检查　X线检查是最简单易行的检查方法，但该方法只能定性，不能定量，且不够灵敏。一般在骨量丢失30%以上时，才能在X线平片上显示出骨质疏松。骨质疏松的X线表现为皮质变薄、骨小梁减少变细、骨密度减低、透明度加大，晚期出现骨变形及骨折。

3. 生化检查　骨形成标志物和骨吸收标志物的测定，可作为诊断OP的参考。国际骨质疏松基金会（IOF）推荐的骨形成标志物中1型原胶原N-端前肽（P1NP）和骨吸收标志物中血清I型胶原交联C-末端肽（CTX-I）的敏感性相对较好。

（四）心理 - 社会状况

疼痛、脊柱变形或骨折常给老年人带来心理和躯体上的压力，从而产生担忧、焦虑、抑郁等负面情绪。OP 及相关并发症的治疗和较长的护理周期给老年人的家庭及社会带来沉重的负担。老年人还会因身体活动不便或担心骨折而减少或拒绝锻炼，不利于身体功能的改善。

三、治疗要点

骨质疏松的预防比治疗更重要，应积极避免和及时处理各种危险因素。对于老年人，应合理膳食，摄入足够的维生素 D 和钙，少饮酒和咖啡，不吸烟，不滥服镇静药，适量运动，加强保护意识，预防骨质疏松和骨折。药物治疗包括使用钙剂和维生素 D，剂量不宜过大或过小。绝经后女性如无禁忌证，可用少量雌激素替代治疗 5 ~ 10 年。不适用雌激素替代治疗的患者或男性原发性骨质疏松症可用二磷酸盐或降钙素，此两类药物可抑制骨吸收，减慢骨丢失，并有镇痛、增进活动的功能。

四、主要的护理问题

1. 慢性疼痛　与骨质疏松、骨折及肌肉疲劳、痉挛有关。

2. 躯体活动障碍　与骨痛、骨折引起的活动受限有关。

3. 潜在并发症　骨折。

4. 营养失调，低于机体需要量　与钙的摄入不足、激素水平改变、不良饮食习惯等有关。

5. 自我形象改变　与椎体骨折引起的身长缩短或驼背有关。

6. 知识缺乏　缺乏疾病的有关知识。

五、护理措施

（一）一般护理

1. 环境及安全　老年人因生理性老化，视力、听力减退，平衡功能差，自我保护应变能力减退，加之骨骼脆性增加，常易造成跌倒而致骨折。因此，为老年人提供安全的生活环境很重要。如家具、室内物品要合理摆放，容易取放；座椅高度不宜太低，沙发不宜过度松软、凹陷；使用坐厕而不用蹲厕；穿舒适、耐磨、防滑的鞋，必要时使用辅助器具等。

2. 休息与活动　嘱老年人多晒太阳，适当运动，促进机体钙、磷的吸收。教导颈、腰椎退行性变的患者，在使用支架、颈托、腰围及其他骨科器械的情况下适当运动。对于骨折需卧床休息的患者，协助其维持关节的功能位，鼓励床上活动及训练关节，训练肌肉等长、等张收缩，严防关节、肌肉的功能失用。

3. 饮食　①钙及维生素 D：对于老年骨质疏松症患者，应补充足够的钙，尤其是老年人应进食富含钙和维生素 D 的食物，才能平衡体内钙的代谢。②蛋白质与维生素 C：研究表明，进食高蛋白和富含维生素 C 的食物可有效增加机体钙的吸收，而体内蛋白质或维生素C缺乏均会影响骨骼的生长发育，导致OP；但应控制蛋白质的摄入量，因为蛋白质摄入过少或过多都会增加骨钙的流失。大豆蛋白可减少骨吸收，增加其摄入量对预防OP有利。因此，护理人员应向患者推荐富含蛋白质（鱼、虾、奶制品、豆类等）和维生素C（蔬菜、水果）的饮食，保证患者每天摄入优质蛋白的含量在0.92g/（kg·d），维生素C的含量为300mg/d。③均衡饮食：老年OP患者，饮食要适量，营养要均衡，避免暴饮、暴食。注意不宜多吃糖，否则会影响钙质吸收，导致OP。要多吃新鲜的蔬菜水果，其所含的钾、镁、铁、维生素C、维生素A等有利于提高骨量。但是菠菜、竹笋和茭白等含草酸量高，在烹饪时宜先在开水中焯一下，使部分草酸溶解于水而降低草酸的含量，避免降低钙的吸收。高盐饮食是OP的高危因素，食盐摄入过多会促进尿钙排泄，食盐摄入量平均应低于5g/d。④此外，还应戒烟、限酒、限咖啡及浓茶。

（二）用药护理

1.钙剂 使用钙剂时应注意：①增加饮水量，以增加尿量，减少泌尿系统结石的形成；②空腹服用，同时服用维生素D，利于钙剂的充分吸收；③避免同时进食如菠菜、竹笋和茭白等含草酸高的绿叶蔬菜，以免形成钙螯合剂而减少钙的吸收。

2.双磷酸盐类药物 此类药物宜晨起空腹服用，用200~300mL温开水将完整药物服下，不能咀嚼；服药时取立位或坐位，避免平卧，以减轻药物对食管的刺激；服药后半小时内不能进食或喝饮料；一旦出现咽下困难、吞咽痛或胸骨后疼痛，应警惕发生食管炎、食管溃疡和食管糜烂等，应立即停药，并及时通知医师。

3.降钙素 使用时若观察到有食欲减退、恶心、颜面潮红等症状，应及时通知医生，必要时调整药物剂量。

4.雌激素 雌激素应在医生的指导下服用，使用剂量要准确，宜与钙剂、维生素D同时使用，以达到更好的效果。雌激素服用期间嘱患者至少每3~6月做妇科检查和乳腺检查1次；每半年测量骨密度1次；每3~6月做阴道B超检查1次，观察子宫内膜厚度的变化，如子宫内膜>5mm，应加用孕激素；反复阴道出血者宜减量或停药；肝功能不良者应慎用。

5.慎用诱发或加重OP的药物 如糖皮质激素、利尿剂、抗癫痫药、甲状旁腺素等，这些药物可直接或间接影响维生素D的活化，加快钙盐的排泄，妨碍钙盐在骨内沉积。OP患者禁止使用上述药物，如因疾病需要，必须在医师的指导下用药。

（三）病情观察

密切观察患者骨、关节疼痛的部位、性质、持续时间，疼痛是否放射，疼痛与活动的关系，疼痛加重的诱因或缓解的方式；观察药物的作用及副作用。

（四）疼痛护理

症状较轻者可予以轻柔按摩或热敷，较重者应适当限制活动，避免长时间坐立及肢体负重，必要时卧床休息。对于卧床患者，应卧于加薄垫的木板或硬棕床上，仰卧时头不可过高，在腰下垫一薄枕，在膝关节下垫软枕，保持患者膝关节于功能位。疼痛剧烈不能忍受者，可口服镇痛药。骨折者应通过牵引或手术方法最终缓解疼痛。

（五）心理护理

经常与患者交谈，鼓励其表达内心的感受；明确患者忧虑的根源，有效调节患者的情绪，使其适应自我形象的改变。向患者宣传OP的预防及护理常识，使患者树立战胜疾病的信心，以减轻身心负担。

（六）康复锻炼

1. 运动锻炼　①负重的有氧运动：此类活动较舒缓，可以锻炼下肢及脊柱下部的骨骼，减少骨骼矿物质的流失，十分适合老年患者，阳光下进行更佳，包括散步、慢跑、跳舞、爬楼梯等。②力量训练（包括器械训练）：可以增强上臂和脊柱力量，减慢OP的进展，如游泳等。③柔韧性训练：能增加关节活动度，有助于身体平衡，增加耐力和肌力，还可以舒缓精神压力，保持愉快心情，如瑜伽、太极拳等。伸展运动应在肌肉充分活动后缓慢、温和地进行，应避免过度弯腰，以免发生压缩性骨折。

2. 骨科辅助用具的使用　如背架、腰痛保护带、颈托等可以限制脊椎的活动度并给予支持，从而减轻疼痛。

3. 物理疗法　①湿热敷：可以促进血液循环，减轻肌肉痉挛，缓解疼痛；②推拿按摩：可舒缓僵直的肌肉而止痛；③其他，如超短波、微波，低频、中频电疗法，磁疗法和激光均可以达到消炎止痛的效果。

六、健康教育

1. 疾病知识指导　通过不同的方式，如书籍、图片、健康处方、影像资料等，向老年人讲解骨质疏松发生的危险因素、表现、辅助检查结果及治疗方法。

2. 日常生活指导　每日适当运动和户外日光照晒，注意环境安全，防止跌倒，避免过度用力，必要时通过辅助工具协助完成各种活动。

3. 饮食指导　为老年人制订每日饮食计划单，教会老年人各种营养素的合理搭配，尤其应多摄入富含钙和维生素D的食物。

4. 用药指导　指导老年人务必遵医嘱服药，向老年人讲解各类药物的作用、使用方法及疗程，教会其观察药物的不良反应，出现不良反应时能及时告知医护人员。

七、护理评价

患者疼痛是否减轻或消失，每日能否合理地进食和用药，躯体功能是否有所改善，有无骨折等并发症发生，情绪是否稳定。

八、特色中医治疗及护理

本病属中医"骨痹""骨痿""腰痛""骨折"等范畴。老年骨质疏松症的病位在骨，与肾精不足密切相关。其病机主要为肾精不足、气血两虚、寒湿凝滞、瘀血阻络。本病治疗以补肾填精、益气补血、强筋壮骨为主要治法。

（一）常用中成药

可根据证候选用河车大造丸、健步虎潜丸、左归丸、右归丸、人参养荣丸等。

（二）针灸推拿

1.体针　肾精不足者，选取肾俞、太溪；脾肾阳虚者，取中脘、气海、命门；肝肾阴虚者，取肾俞、照海、三阴交等，以上均施以补法。血瘀气滞者，取气海、足三里、三阴交等，施以泻法。腰背痛甚者，加刺委中、腰阳关。

2.耳针　选取神门、交感、肝俞、肾俞、卵巢、肾上腺、内分泌等。

3.灸法　取关元、气海、脾俞、肾俞、三阴交、足三里，每穴施灸 5 ~ 7 分钟，每日 1 次，10 日为 1 疗程。

4.按摩　患者宜平立，以两手自摩肾俞、命门穴，每日 1 次。

（三）外治

取防风、威灵仙、川乌、草乌、透骨草、续断、狗脊各 100g，红花、川椒各 60g，将诸药粉碎成细末，每次用量 50 ~ 100g，用醋调成稀面状，放入纱布袋中，置患处皮肤上，并将热水袋放在药袋上热敷 30 分钟，每日 1 ~ 2 次。适用于因骨质疏松导致的疼痛。

第四节　老年性关节炎患者的护理

案例导入

王某，女，65 岁，2008 年 10 月 8 日就诊。诉双膝乏力，上楼梯为甚，间歇性疼痛，下蹲困难 4 年，加重 6 月。检查发现：右膝屈曲 75°，外旋 10°，左膝屈曲 95°，外旋 15°，下蹲明显受限。X 线片显示：双膝髌骨软化，胫骨平台及髁间嵴骨质增生明显，关节面软骨磨损，部分脱落，关节间隙变窄，以右膝为甚。诊断结果：双膝关节骨性关节炎。

问题： 1.何谓老年期骨性关节炎？

2.老年期骨性关节炎有哪些临床表现？

3.请为患者制订合适的肢体康复功能训练计划。

一、概述

骨性关节炎（osteoarthritis，OA）是一种以关节软骨的变性、破坏及骨质增生为特征的慢性非炎症性关节病，老年期多为退行性改变，又称老年性关节炎、退行性骨关节炎等。此病好发于膝关节、髋关节、脊柱关节、颈椎及手指间关节，主要以承重关节和多活动的关节明显，如膝骨性关节炎在老年人群中最为常见，易致关节功能障碍，对老年人的日常生活影响较大。60 岁以上人群中，50% 的人群在 X 线片上有骨性关节炎的表现，其中 35%~50% 有临床表现；75 岁以上人群中 80% 有骨性关节炎症状。因此我们应早发现、早诊断、早治疗，以提高老年期生活和生存的质量。

二、病因

本病临床上分为两类：原发性骨关节炎和继发性骨关节炎。两者之间病理、症状和治疗虽然相同，但发病年龄、好发部位、发病机制却不尽一样。本节重点介绍最常见的原发性骨关节炎。

原发性骨关节炎多见于老年人，是一种老年人骨关节生理性的退行性变的表现。病因尚不清楚，其发生往往受体质的影响，被认为与年龄及肥胖有密切关系，如体重超重的老年人下肢承重关节特别是膝关节易得此病。老年性关节组织变化，再加上长期的慢性创伤，使关节过多地承重和牵拉是本病重要的发病因素。

三、护理评估

（一）健康史

询问老年人关节不适发生的时间，疼痛的频率、性质、发作或持续时间，有无伴随关节肿胀和活动障碍，有无诱发因素；既往有无关节受伤史，是否使用特殊药物如糖皮质激素等；既往是否有疾病如痛风、类风湿关节炎等；老年人及家属对待该疾病的态度。

（二）身体状况

1. 主要症状　关节疼痛和僵硬是 OA 的主要症状。疼痛多出现在负重关节如膝、髋等；关节痛与活动有关，活动过多、劳累、外伤时疼痛会加剧，休息后疼痛就会逐渐缓解，但病情严重者即使在休息时都有关节疼痛。受累关节往往除压痛外还伴有骨性肥大、骨性摩擦音，严重时有畸形、活动障碍，以致生活不能自理。

2. 主要体征　患者关节活动受限、肿胀、骨摩擦音、关节腔积液、髋关节 Thomas 征阳性等。

（三）辅助检查

1. X 线　可见受累关节间隙狭窄，软骨下骨反应增生及囊性变，关节边缘有骨赘形成，关节内出现游离骨片。

2. MRI　可以早期发现软骨病变，以及半月板和韧带等的结构变化。

（四）心理–社会状况

骨性关节炎引起的疼痛、关节活动受限、畸形等会降低舒适度，影响老年人的日常生活质量；因关节活动受限，老年人会减少社交活动；因关节畸形，老年人会产生自卑心理。长此以往，老年人会失去治疗信心，悲观失望，从而出现心理疾病。

四、治疗要点

减少关节的负重和大幅度活动，对患病关节要保护，以延缓病变的进程。急性发作疼痛严重时应休息，可用皮肤牵引或石膏固定，以利炎症消退，减轻疼痛，防止关节挛缩畸形。理疗可减轻疼痛，缓解肌肉痉挛。药物治疗一般采用非甾体类消炎镇痛药。该药物具有消炎镇痛作用，但不能制止病理过程的发展。晚期伴有持续性疼痛，进行性畸形或严重功能障碍者，应考虑手术治疗。

五、主要护理问题

1. 疼痛　与关节退行性变引起的关节骨质的病理改变有关。

2. 肢体活动障碍　与关节疼痛、变形有关。

3. 自理能力降低　与关节活动受限、关节病理改变所致的疼痛等有关。

六、护理目标

治疗与护理的总目标：老年患者能叙述该病的预防保健知识；老年患者能正确认识该疾病；老年患者能采取减轻关节疼痛的应对措施；老年患者能进行自我康复锻炼，改善关节功能；老年患者能独立自理生活；老年患者及家属对本病的远期预后有心理准备，能积极面对生活。

七、护理措施

治疗与护理的原则是减轻或消除疼痛，控制症状，改善关节功能，延缓病情发展，减少致残。

（一）一般护理

注意休息，适度活动和锻炼，防止受累关节过度负重和运动，减少对关节的伤害，必要时辅以拐杖、支具等以减缓对承重关节的磨损。减轻体重也是一种保护受累关节，减缓受累关节压迫的方法；季节性保暖，穿长裤也是对受累关节的保护；慢节奏的活动如散步、游泳等也是对关节的保护措施。高蛋白、高钙、富含维生素 C 和维生素 D 的食品可以促进蛋白质和钙质的吸收利用，预防骨质疏松，对关节有促进作用。

（二）病情观察

1. 关节疼痛情况　有无间断性、持续性、伴随症状，活动后有无缓解。

2. 关节肿胀情况　肿胀程度，是否影响活动，有无局部皮肤发红，体温是否升高，是否判断为骨关节炎，关节腔有无积液等。

3. 关节僵硬程度　活动后有无缓解，是否影响日常生活；有无关节活动摩擦音，摩擦音对患者有无影响，声音大小及发生摩擦音时关节活动有无不适感；有无关节畸形，对自理能力有无影响。

（三）治疗配合

可分为非药物治疗配合、药物治疗配合和手术治疗配合等。

1. 非药物治疗配合　①健康教育：指导患者正确认识骨性关节炎，进行适当的功能锻炼，并减轻关节的负荷，包括使用手杖，减轻体重。②关节功能训练：配合主动和被动的关节运动训练，可增强肌力，促进血液循环，增加关节活动度。膝关节骨性关节炎患者常出现股四头肌肌力减弱，膝关节的稳定性受到影响，正常肌肉所应有的缓冲能力降低，因此，加强股四头肌肌力的训练和有氧训练对骨关节炎患者是有益的。③下肢皮牵引：适用于下肢存在不同程度的屈曲挛缩及膝关节不能完全伸直者。一侧1次5kg，2次/天，30分钟/次，一周后视病情改变调整方案。④辅助工具的使用：必要时可以选择拐杖或肢具辅助活动，以减轻对关节的压迫和纠正不良姿势对关节功能的影响。⑤其他：如关节保护，日常生活的辅助设施等。

欧美国家中多数患者通过以上治疗可以从很大程度上减轻症状，甚至恢复正常生活和工作。我国在这一领域的投入和医务人员的观念还比较薄弱，今后加强这项工作的力度是各级医疗卫生单位应该重视的。

链　接

关节功能训练的常用方法

1. 主动功能锻炼　①仰卧位，绷腿（静力性收缩股四头肌10~30秒，然后放松10~30秒，15次为一组）3~5组/日。②仰卧位，直腿抬高动作（交替举高伸直的腿保持10~30秒，放松10~30秒，15次为一组）3~5组/日，足跟离床15cm。③仰卧位，提臀（屈双膝约45°，提起臀部保持10~30秒，放松10~30秒，15次为一组）3~5组/日。④侧卧，外展患腿保持10~30秒，放松10~30秒，重复15次；踝关节趾屈和背屈各30次，踝关节向外向内转各3次。各10组/日。⑤坐位，将枕头或球放在两腿之间，用力夹紧保持10~30秒，放松10~30秒，重复15次，3组/日。⑥坐位，小腿胫前负重抬腿，负重物1~5kg，抬高至可以承受高度，保持5~10秒以上，放松10秒，重复10~15次，2~3次/日。老年人根据具体项目和自身实际情况从每日3组开始练习，逐渐增加至可耐受的频次。

2. 被动功能锻炼　①膝关节锻炼：不负重屈伸练习，可选择在膝关节功能训练器（CPM器）上或骑自行车进行，每次30分钟，每日2次。做运动时根据不同情况增减运动量。②肩关节锻炼：每日练习外展、前屈、内旋等活动。③腕关节锻炼：主要锻炼腕关节的背伸、掌屈、桡偏屈、尺偏屈。

2. 药物治疗配合 用药期间应加强临床观察及指导，及时向医生反馈用药效果，同时配合关节活动度的观察及康复训练。

3. 手术治疗配合 注意手术前中后的护理，特别要注意防止因术后卧床引发的并发症（如下肢深静脉血栓形成、坠积性肺炎、压疮、肌肉挛缩等）的发生。

（四）心理护理

鼓励患有骨性关节炎的老年人在康复师的指导下加强自我锻炼，增强关节周围肌肉群的力量，减轻对关节面的压迫，必要时辅以理疗和药物治疗，减轻疼痛，增强舒适感。促进老年人保持乐观豁达的心态。鼓励老年人尽量参加一些力所能及的活动，增加交流机会，改善生活质量。帮助老年人正确认识骨关节的退行性改变和畸形，并调整心态，控制情绪，增强自信心。

八、健康教育

1. 疾病相关知识指导 用通俗易懂的语言讲解引起骨性关节炎的原因、临床表现、应对措施、自我锻炼的方法和注意事项。

2. 关节保护指导 注意关节保暖，预防受寒受凉，使用护膝、护腕、护颈。减轻体重，少负重，适当使用工具如把手、手杖、护膝、步行器、楔形鞋垫（膝内翻或外翻者）或其他辅助装置，减轻受累关节的负荷。注意活动时对关节的保护，体位转动及受力要符合节力和保护原则，如先活动大关节再活动小关节，需用大关节的绝不图方便用小关节，能蹲的不用弯腰代替。不宜高枕，枕头厚度尽量不超过15cm。多做关节热疗，保暖又促进血液循环。改善关节营养。避免诱发疼痛的动作，如爬山，长时间站、坐、跪、蹲和剧烈跑步等。

3. 关节活动指导 教会患者进行各关节正确运动锻炼的方法。①颈部放松锻炼体操，如仰头、侧偏头、环绕转头等动作。活动要求：动作宜慢，尽量做到力所能及的位置，再做下一个动作，既放松又不伤害颈部。②肩部大关节抬高、内收、外展、环绕等锻炼肩部肌肉群和关节活动度。弯腰活动不可过度，防损伤腰肌和脊柱，对有椎间盘突出和重度骨质疏松的老年人应尽量少做弯腰动作。③髋、膝、踝、腕部的锻炼应根据个体情况有针对性地选择锻炼方式，不可过劳。选择适当的鞋，老年人最好穿松软带后跟的鞋，鞋后跟高度以高出鞋底前掌2cm左右为宜，老年人的鞋底还要稍大一些，必须有防滑波纹，以免摔倒。

4. 用药指导 为老年人制订特定的用药指导说明，告知服药注意事项和不良反应的观察，监测记录服药后的效果。药物标记明显，方便取用，防漏服药。对于痴呆老年人，务必教会照顾者安全照护老年人的方法和技巧，安全服药。

5. 饮食指导 为老年人推荐低脂、高蛋白、高钙、丰富维生素的食谱。延迟老年期退行性骨关节炎的发生，增强老年人的自理能力，提高生活质量。

6. 心理健康指导 指导患者保持乐观情绪，以积极的态度对待预后。通过案例引导的方法鼓励老年人增强关节功能锻炼，采取保护骨关节的措施，促进良好预后。

九、护理评价

患者能否正确叙述骨关节炎的防治措施，能否独立或辅助下进行骨关节功能锻炼，骨关节疼痛是否减轻，生活自理能力是否有所增强，能否主动进行社交活动。

十、特色中医治疗及护理

本病属于痹证范围中的"骨痹""肾痹""骨痿"。老年人肾精亏虚或气血不足，致络脉空虚，风寒湿气外袭，久则痰浊瘀血凝滞骨节则发病。其主要病机为肝肾阴虚、气血不足、劳损过度、跌仆损伤、外邪侵袭，以行气活血、扶正固本、标本兼顾为本病的主要治则。

（一）常用中成药

可根据证候选用独活寄生丸、小活络丸、尪痹颗粒等。

（二）针灸

1. 体针　以痛点及局部穴位为主。如下肢取环跳、秩边、髀关、犊鼻、膝阳关、梁丘、足三里、委中、膝眼、鹤顶、解溪、昆仑、丘墟、中封等，上肢取肩贞、天宗、巨骨、外关、肩井、曲池、手三里、小海、阳溪、阳池、阳谷、腕骨等。

2. 艾灸　局部取穴，直接将艾条套在针柄上点燃，或隔姜片灸，亦可在局部拔火罐。

3. 皮肤针　梅花针扣刺阿是穴、腘窝处，加火罐吸拔5分钟，拔出少量瘀血为佳。10次1疗程。主要适用于膝关节病变。

3. 药膳

1. 千金拔狗脊炖猪尾：千金拔30g，狗脊30g，猪尾1条，饮汤食肉。可强筋壮骨。

2. 狗骨薏米汤：狗胫骨200g，杜仲15g，薏米仁200g，肉苁蓉15g，炖烂喝汤。可壮骨除湿。

复习自测题

1. 女性，90岁，文盲，日常生活不能自理，记忆力下降，不知道自己住哪里，注意力不集中，答非所问，不认识自己女儿，有时对人漠不关心，大吵大闹。根据患者情况，下列护理措施哪项不对（　　　）

　　A. 照顾老年人日常生活起居

　　B. 辅以药物治疗，观察患者反应

　　C. 加强认知方面锻炼

　　D. 对老年人实行保护性约束

2. 老年性痴呆的临床突出症状（　　　）

　　A. 记忆障碍　　　　　　　B. 定向障碍　　　　　　　C. 人格障碍

D.思维障碍

3.老年性痴呆后期的主要表现（　　　）

　　A.生活不能自理　　　　　　B.远记忆力障碍　　　　　C.幻觉

　　D.妄想

4.老年期痴呆患者最早的特征表现是（　　　）

　　A.行为改变　　　　　　　　B.意识改变　　　　　　　C.记忆力改变

　　D.思维改变

5.关于帕金森病的三个主要体征，下列哪项是正确的（　　　）

　　A.震颤，肌张力增高，慌张步态

　　B.震颤，面具脸，肌张力降低

　　C.运动减少，搓丸样动作，肌张力增高

　　D.震颤，肌张力增高，运动减少

6.男性，58岁，渐发性双上肢震颤、活动不利半年。既往体健，无慢性疾病史。头颅MRI无异常发现。体检：面部表情呆滞，四肢肌张力增高，齿轮样，双上肢向前平伸时可见4~5次/分钟震颤，双手指鼻试验正常。体检时不可能发现的体征是（　　　）

　　A.搓丸样动作　　　　　　　B.路林手现象

　　C.齿轮样强直　　　　　　　D."开－关"现象

7.58岁男性，逐渐出现四肢震颤，双手呈"搓药丸样"动作，面部缺乏表情，动作缓慢，走路呈"慌张步态"，被动运动时肢体齿轮样肌张力增高，需用下列何种药物治疗（　　　）

　　A.新斯的明　　　　　　　　B.左旋多巴　　　　　　　C.苯妥英钠

　　D.卡马西平

8.对老年骨质疏松症患者的护理，下列说法不正确的是（　　　）

　　A.鼓励老年人多摄入含钙和维生素丰富的食物

　　B.对骨折老年人应注意防止各种并发症的出现

　　C.使用钙制剂时不可与绿叶蔬菜同时服用

　　D.对有疼痛的老年人应使用止痛剂、肌肉松弛剂缓解疼痛

9.老年骨质疏松症的药物治疗不包括（　　　）

　　A.雌激素补充　　　　　　　B.降钙素　　　　　　　　C.抗风湿药

　　D.二磷酸盐类

10.老年人骨质疏松症出现较早的症状是（　　　）

　　A.身长缩短　　　　　　　　B.驼背　　　　　　　　　C.骨痛和肌无力

　　D.胸廓畸形

11.退行性骨关节炎的主要症状是（　　　）

　　A.震颤　　　　　　　　　　B.关节疼痛、僵硬　　　　C.骨折

　　D.肿胀

第七章　老年人的用药护理

学习目标

1. 掌握老年人的用药护理。
2. 熟悉老年人的用药原则。
3. 了解老年人的用药特点。

第一节　概　述

药物治疗是老年人维持健康、治疗疾病、减少死亡的重要措施之一。老年人因各脏器的组织结构和生理功能都有不同程度的退行性改变，因而影响了药物在体内的吸收、分布、代谢和排泄过程，而老年人又体弱多病，服药的品种及数量多，故引起药物的不良反应和药物中毒的可能性增大。因此，护理人员应熟练掌握老年人安全用药的相关知识和技能，确保老年人安全用药。

一、老年人的药物代谢特点

老年人的生理功能逐渐出现退行性变化，可影响到对药物的吸收、分布、代谢和排泄。

1. 药物的吸收　老年人随着年龄增加，胃肠道的组织结构及功能均发生变化，从而影响到对药物的吸收。老年人胃腺体萎缩，胃酸分泌减少使某些药物的吸收率降低。例如弱酸性药物阿司匹林在胃酸正常的情况下，在胃内不易解离，吸收良好；当胃酸缺乏时，其离子化程度增大，使药物在胃中吸收减少，影响药效。胃肠道血流量减少亦可使药物的吸收率降低，如老年人对奎尼丁、氢氯噻嗪的吸收可减少。此外，胃肠道参与吸收的细胞及吸收面积的减少，也使胃肠道对药物的吸收能力降低，特别是影响主动转运吸收的过程，如维生素、铁剂等的吸收。

2. 药物的分布　老年期影响药物在体内分布的主要因素有：

（1）老年人因营养不良或肝、肾功能减退等情况，很容易造成血浆蛋白的浓度下降，从而使血中结合型药物减少，非结合型药物增多。由于只有非结合型的药物才能进入细胞产生药物效应，所以同样的血药浓度下，老年人的药物效应有所增强，毒副作用增大。

（2）老年人脂肪组织增加，非脂肪组织逐渐减少，所以脂溶性药物如地西泮、利多卡因等在老年人组织中分布的容积增大，药物作用持续较久，半衰期延长，易导致蓄积中毒。

（3）老年期机体组成成分改变，细胞内液减少，使机体总水量减少，故水溶性药物如吗啡等分布容积减小，血药浓度增加。

3. 药物的代谢　药物的代谢是指药物在体内发生化学结构改变的过程，又称生物转化。肝脏是药物代谢和解毒的主要器官，随着增龄，功能性肝细胞减少，酶的合成量及酶的活性也随着降低，肝脏代谢速度只有年轻人的 65%。因此，老年人体内药物转化速度减慢，半衰期延长，对一些药物分解的首过效应能力减低，如利多卡因、苯巴比妥、氯丙嗪、普萘洛尔等。所以，老年人在应用主要经肝脏代谢的药物时，应减少剂量，用药间隔时间也应延长。

4. 药物的排泄　老年人肾血流量、肾小球滤过率减少，肾小管重吸收与分泌功能降低，使经肾脏排出的药物的半衰期显著延长，表现为药物排泄时间延长，清除率降低，半衰期延长，如氨基糖苷类抗生素等。

二、老年人的药效学特点

老年人的药效学特点是指机体的效应器官对药物的反应随年龄增长而逐渐增强。一方面是由于药动学作用：老年人体内的血药浓度随年龄的增长而增高，使得老年人对很多药物的敏感性增强，即靶器官对药物的敏感性增加。另一方面是对药物的耐受性下降：老年人对药物的耐受性普遍下降，同等剂量的药物，老年人用药后不良反应的发生率明显高于其他人群，尤其是女性。主要表现为多药合用时耐受性明显下降，对易引起缺氧的药物耐受性差，对肝脏有损害的药物耐受性下降，对排泄慢或易引起电解质失衡的药物耐受性下降，以及对胰岛素和葡萄糖耐受力降低。

三、影响老年人药物疗效的因素

1. 生理因素　到老年期后，人的生理功能和适应能力均逐渐衰退，对药物的代谢和排泄功能也趋于降低，对药物的耐受性亦差，易出现药物的各种不良反应。

2. 病理因素　老年慢性疾病常常引起低蛋白血症，使得某些药物（如地高辛等）的游离型药物增多，导致作用加强或不良反应增多。肝功能障碍导致药物消除减少，半衰期延长，从而使老年人更易发生药物蓄积中毒。

3. 心理状态　老年人的心理状态与药物疗效有密切关系。以乐观、豁达的态度对待疾病，不但可以减轻对疾病主观感觉上的痛苦，而且能够增强自身抵抗疾病的能力，提高药物的治疗作用，有利于疾病的治愈。相反，焦虑、悲观等不良情绪往往会降低药物的疗效。

4. 营养状况　营养状况也能影响药物的作用。当营养不良时，机体对药物的作用比较敏感，对药物毒性反应的耐受性也较差。

5. 药物方面

（1）药物剂量　一定范围内药物剂量愈大，药物在体内的浓度愈高，作用也就愈强。但有些药物，对于老年人来说剂量的增加不但不能增强疗效反而会引发不良反应。

（2）制剂与给药途径　同一药物的不同制剂和不同的给药途径，会有不同的效应。在口服制剂中，溶液比片剂、胶囊容易吸收，发挥作用快；在注射制剂中，水溶性制剂比油剂溶液或混悬剂吸收快，发挥作用快。

（3）联合用药　两种或两种以上药物的同时应用或先后应用，有时会产生相互作用，可使药效加强或减弱，使毒副作用减少或出现新的毒副作用。

6. 生活习惯　饮酒、饮茶、吸烟等都会影响药效。酒对药物的影响是多方面的，而且是很严重的。如酒可使维生素 B_{12}、烟酸、地高辛的吸收明显减少；酒具有酶促和酶抑作用，可加强药酶活性；酒还可抑制药酶活性（如抗凝血药等），使药物半衰期延长，血药浓度升高，易产生不良反应。茶中含有大量的鞣酸，与含有金属离子的药物结合易发生沉淀，影响药物的吸收，降低疗效；茶中含有茶碱和咖啡因，为中枢神经系统兴奋剂。吸烟能引起外周血管的收缩，导致血压暂时升高和心率加快，从而影响药物的吸收和疗效。

第二节　老年人常见药物的不良反应和用药原则

老年人由于各器官的贮备功能及身体内环境的稳定性随增龄而衰退，因此，对药物的耐受程度及安全幅度均明显下降。

一、老年人常见药物的不良反应

老年人用药后发生药物不良反应的几率较高，医护人员和老年人的家属都应该密切观察老年人用药后的反应，以提高老年人用药的安全性。老年人用药后常见的不良反应有毒性反应、副作用及变态反应、反向作用等。用药后要细心观察，一旦出现不良反应时应及时遵循暂停用药原则，并及时遵医嘱处理。老年人用药后除了一般的药物不良反应症状外，还容易出现精神异常、跌倒、大小便失禁、不思活动、生活能力丧失等，故应该给予特别关注。

1. 镇静催眠药　老年人对巴比妥类药敏感性增高，多数老年人应用后出现兴奋、激动、精神反常等作用，并可产生药物依赖性，故老年人应避免使用。苯二氮䓬类药较苯巴比妥类安全范围大，但老年人长期服药后，易引起神经系统抑制，表现为嗜睡、四肢无力、神志模糊，甚至可引起老年人抑郁症。

2. 抗精神病药　吩噻嗪类的氯丙嗪可阻断网状结构上行激活系统的 α-肾上腺素受体，具有较强的镇静作用，并可阻断外周 α-肾上腺素受体，直接扩张血管，引起血压下降，易致直立性低血压。老年人使用吩噻嗪类药物引起震颤性麻痹的发生率较高，且常为永久性，故宜在开始时应用小剂量。三环类抗抑郁药如阿米替林等，老年人对其在体内的代谢与排泄均下降，故敏感性增强，老年人用后易发生便秘、尿潴留、口干、青光眼恶化、精神错乱、心律失常和直立性低血压等不良反应。大多数老年人因神经系统功能减退，在服用丙米嗪、阿米替林后易出现失眠、健忘、激动、定向障碍、妄想等症状。服药后一旦出现上述症状应立即停药。

3. **防治心绞痛药** 老年人应用硝酸甘油可引起头晕、头胀痛、心跳加快，诱发或加重青光眼；老年人用硝苯地平后可出现面部潮红、心慌、头痛等反应。

4. **抗心律失常药** 老年人使用胺碘酮后可出现室性心动过速。使用减慢心率的药可出现眩晕、低血压、手震颤、心动过缓和传导阻滞。

5. **降压药** 老年人对降压药的耐受性较低，使用降压作用较强的药物如哌唑嗪、卡托普利等，易致低血压、心脏供血不足和脑缺血晕厥，甚至引起心绞痛和脑血栓。老年人因自身肝功能减退、血浆蛋白含量降低等原因，在应用普萘洛尔时易致副作用增加，如加重气道阻力、头痛、眩晕、心动过缓、低血压、心脏传导阻滞等，可诱发哮喘或加重哮喘及心衰。

6. **抗胆碱药** 老年人应用阿托品，可使前列腺增生的老年患者排尿括约肌抑制而导致尿潴留。阿托品亦可诱发或加重老年性青光眼，甚至致盲。

7. **洋地黄类** 老年人对洋地黄大多非常敏感，容易产生中毒反应，常见有精神错乱、中毒性精神病、精神抑郁及急性腹部综合征。老年人强心苷中毒的发生率与死亡率都较高。为此，老年人使用强心苷应根据其肾功能调整剂量。

8. **抗生素药物** 抗生素药物对于老年人感染性疾病的治疗原则与青壮年一般并无多大差异，但因老年人存在机体代偿能力减弱等情况，势必影响药物的选择、剂量、给药间隔时间等诸多问题。

9. **激素类药** 糖皮质激素药如泼尼松、地塞米松等长期应用可致水肿、高血压，易使感染扩散，诱发消化性溃疡出血和穿孔，并容易引起骨质疏松症。

10. **维生素及微量元素类药** 老年人过量使用维生素 A 可引起中毒，表现为厌食、毛发脱落、易发怒激动等；服用维生素 E 过量会致静脉血栓形成、头痛及腹泻；微量元素锌补充过多可致高脂血症及贫血；硒补充过多，可致慢性中毒，引起恶心、呕吐、毛发脱落、指甲异常等。

二、老年人的用药原则

为了保证老年人准确、安全、有效的用药，护理人员不仅要熟练掌握正确的给药技术，还要严格把握老年人的用药原则，并指导老年人及家属安全用药。

1. **受益原则** 受益原则首先要求老年人用药要有明确的适应证。其次，要求用药的受益 / 风险比值＞1。有适应证，但用药的受益 / 风险比值＜1 者不用药。只有治疗好处＞风险的情况下才可用药，同时选择疗效确切且毒副作用小的药物。

2. **五种药物原则** 同时使用 2 种药物的潜在药物相互作用的发生率为 6%，5 种药物为 50%，8 种药物增至 100%，虽然并非所有药物的相互作用都能导致不良反应，但这种潜在的危险性无疑是增加的。五种药物原则就是根据用药数目与不良反应发生率的关系提出的，当用药超过 5 种时，就应考虑是否都是必要用药，以及依从性和不良反应等问题。联合用药的品种愈多，药物不良反应发生的可能性愈高。所以，用药品种要少，最好 5 种以下，治疗时按轻重缓急谨慎选用。

3. 小剂量原则　小剂量原则主要体现在维持量上。老年人除维生素、微量元素和消化酶类等药物可以用成年人剂量外，其他所有药物都应低于成年人剂量（老年人用药量在中国药典规定为成人量的 3/4）。一般开始用成人量的 1/4～1/3，然后根据临床反应调整剂量，直至出现满意疗效而无不良反应为止。剂量要准确适宜，老年人用药要遵循从小剂量开始，逐渐达到适宜于个体的最佳剂量。能用较小剂量达到治疗目的的，就没有必要使用大剂量。

老年人用药剂量的确定：在小剂量原则的基础上还要遵守剂量个体化，即主要根据老年人的年龄、健康状况、体重、肝肾功能、临床情况、对药物的敏感性、对药物的耐受性等进行综合考虑。只有把药量掌握在最低有效量，才是老年人的最佳用药剂量。

4. 择时原则　择时原则是根据时间生物学和时间药理学的原理，选择最合适的用药时间进行治疗，以提高疗效和减少毒副作用。由于许多疾病的发作、加重与缓解具有昼夜节律的变化（如变异型心绞痛、脑血栓、哮喘常在夜间出现，急性心肌梗死和脑出血的发病高峰在上午），药代动力学有昼夜节律的变化（如白天肠道功能相对亢进，因此白天用药比夜间吸收快、血液浓度高），药效学也有昼夜节律变化（如胰岛素的降糖作用上午大于下午）。因此，用药时主要根据疾病的发作、药代动力学和药效学的昼夜节律变化来确定最佳用药时间。举例来说，抗心绞痛药物的有效时间应能覆盖心绞痛发作的高峰时段。变异型心绞痛多在 0 点到 6 点发作，因此，主张睡前用长效钙拮抗剂；而劳力型心绞痛多在上午 6 时到 12 时发作，故应在早上用长效硝酸盐、β 受体阻滞剂及钙拮抗剂。

5. 暂停用药原则　老年人在用药期间，应密切观察，如果出现新的症状时，应考虑为病情进展或是药物的不良反应，前者应更改治疗方案，后者应停药。对于服药的老年人出现新症状，停药受益明显多于加药受益时，暂停用药原则作为现代老年病学中最简单、最有效的干预措施之一，值得高度重视。

此外，老年人用药忌随意滥用药物和保健品，凡是药物都有一定的毒副作用。所以，一定要掌握用药的适应证，服药时还要注意药物与药物、药物与食物之间的相互作用，严密观察药物的不良反应。

第三节　老年人安全用药护理

随着年龄的增长，老年人记忆力减退，学习新事物的能力下降，对药物的治疗目的、服药时间、服药方法常不能正确理解，往往影响老年人的用药安全和药物治疗的效果。因此，指导老年人正确用药是护理人员的一项重要的护理服务。

一、评估老年人的用药情况及影响因素

（一）评估老年人的用药情况

1.评估用药史，尤其是过敏史及不良反应史　评估老年人的用药史应建立完整的用药记录，包括既往用药及现在用药情况，尤其是药物的过敏史（例如有无青霉素过敏等）。同时，还要记录引起毒副作用的药物，以及老年人对其所用药物的不良反应等情况。

2.评估各系统的老化程度及各脏器的功能情况　评估老年人主要脏器的功能情况，如肝肾功能、吞咽能力、胃肠消化吸收功能、心脏功能、中枢神经系统功能、呼吸系统功能等，如有无吞咽困难、有无义齿引起的吞咽障碍、有无心脏的频率及节律异常、有无呼吸困难，以及是否有肝、肾损害性病变等。

3.评估服药能力和作息时间　包括视力、听力、阅读能力、理解能力、记忆力、获取药物的能力、识别变质药物的能力、多药合用时的配伍禁忌常识、药物与食物间的相互影响知识、发现不良反应的能力等的评估。如是否有能力自己准备药物（从药袋或药瓶中取出药物、计算用量、开关瓶盖、辨认刻度）及服药后可能出现的情况识别（作用与不良反应）等。

4.评估心理－社会状况　了解老年人的文化程度、家庭经济状况，对当前治疗方案和护理计划的了解、认识程度和满意度，家庭的支持情况，对药物有无依赖、期望或持怀疑、反感、恐惧等态度，是否因经济困难而自行节省药物用量或减量服用，对医护人员的信任度及对治疗和护理方案的依从性等。

（二）影响老年人安全用药的因素

1.生理方面　进入老年之后，身体各系统功能有不同程度的下降。如休息时 80 岁的老年人心输出量比年轻人下降 30%；肾脏逐渐萎缩，重量约减轻 20%；胃肠蠕动减弱，肠道血液供应下降，消化能力下降；肝脏缩小；肺活量及动脉血氧含量降低；药物之间的相互作用改变。

2.药物方面　老年人对一些水溶性药物如青霉素、吗啡等，按体重或体表面积给药时易形成较高的血药浓度；肥胖的老年人脂肪比例增加，使脂溶性药物如安定、巴比妥类的作用时间延长，易造成蓄积中毒；由于肾血流量及肾小球的滤过率下降，使从肾脏排泄的药物的排泄时间延长，易造成中毒；老年患者由于患多种疾病，用药种类增多，药物的敏感性增加，发生药物的不良反应几率也增加；老年人由于受教育水平的差异，对滥用药物的危害认识不足；老年人如有不良嗜好如吸烟、大量饮酒等可影响口服用药的安全性。

二、密切观察和预防药物的不良反应

老年人用药的不良反应发生率高，护理人员要密切观察和预防药物的不良反应，提

高老年人的用药安全性。

1. 密切观察药物的副作用 要注意观察老年人用药后可能出现的不良反应，并及时处理。如对使用降压药的老年患者，要注意提醒其直立、起床时动作要缓慢，避免直立性低血压。

2. 注意观察药物的矛盾反应 老年人在用药后容易出现药物矛盾反应，即用药后出现与用药治疗效果相反的特殊不良反应。如用硝苯地平治疗心绞痛反而加重心绞痛，甚至诱发心律失常。所以用药后要细心观察，一旦出现药物矛盾反应时应及时停药，就诊，并根据医嘱改服其他药物。

3. 用药宜从小剂量开始 遵循老年人的用药原则用药、选药。用药一般从成年人剂量的 1/4 开始，逐渐增大至 1/3、1/2、2/3、3/4，同时要注意个体差异。治疗过程中要求连续性的观察，一旦发现不良反应，应立即停药并及时通知医生，协助医生处理。

4. 选用便于老年人服用的药物剂型 对吞咽困难的老年人不宜选用片剂、胶囊制剂，宜选用液体剂型（如冲剂、口服液等），必要时也可选用注射给药。胃肠功能不稳定的老年人不宜服用缓释剂，因为胃肠功能的改变会影响缓释药物的吸收。

5. 按医嘱服药 老年人记忆力较差，或对疾病认识不足，往往不能严格按照医嘱或药物说明书服药。对老年人用药应多加指导，使其能了解自己所用药物的名称、作用、剂量及使用方法，必要时护理人员应以书面的形式告知患者或家属，做到合理用药，按时按量用药，以利疾病的治愈。对老年人所用的药物要认真记录并注意保存。

6. 作好药物标记 若老年人每次服用的药物种类过多或者老年人自理能力较差时，应由护理人员或家人帮助服药。护理人员或家人可将药物从包装袋里取出，为老年人详细讲解药物的名称、药效、用量、服药时间（饭前、饭后、睡前等），并用老年人能看清楚的大字做好标记，配好每次服用的药物量，放置在有明显颜色标志的容器中。

7. 谨防药物过敏 当老年人使用有致敏倾向的药物（如青霉素、普鲁卡因等）时，用药前一定要仔细询问用药史、过敏史、家族史等，需要时做过敏试验，试验阴性时方可使用。指导老年人及其家属，在就诊时应向医生说明既往对何种药物过敏，防止医生开同类药物引起过敏反应。

8. 防止发生意外 老年人用药期间要防止发生意外。一方面告知老年人家属不要将药物放在老年人的床头桌上，因为老年人在睡意蒙眬之际，很容易吃错药或服药过量；另一方面建议做个"用药简介卡片"随身携带，卡片内容包括姓名、年龄、家庭住址、联系电话、患有何病、服用何药、发生意外时的救助方法、身上携带有何药物、如何使用等，在关键时刻可帮助老年人尽快与家人或医院联系，以便及时得到救助。

9. 定期监测血药浓度 有条件时要定期监测血药浓度，监测其动态变化，既可调整用药剂量提高疗效，又可避免发生药物的不良反应。对长期服用某一种药物的老年人，要特别注意监测血药浓度。如果家庭经济条件允许，最好备有体温计、血压计等物品，以便于及时监测老年人的生命体征。对生活不能自理的老年人或有记忆力、理解力障碍的老年人，药物的使用应由护理人员或家属来照顾。老年人在服药期间一旦出现异常症状，应立即停止用药，保存好残药，迅速到医院就诊。

三、提高老年人的服药依从性

老年患者治疗效果不满意，除与病因、发病机制不明，缺乏有效的治疗药物有关外，还有一个不容忽视的问题，就是老年人服药的依从性差。老年人由于记忆力减退，容易忘记服药或错服药，经济收入减少，生活相对拮据，担心药物副作用，家庭社会的支持不够等原因，均可导致老年人服药的依从性差，从而严重影响了治疗效果。提高老年人服药依从性的护理措施如下：

1. 加强给药护理

（1）对住院的老年人，护理人员应严格执行给药操作规程，按时将早晨空腹服、饭前服、饭时服、饭后服、睡前服的药物分别送到患者床前，并照顾其服下。

（2）对出院带药的老年人，护理人员要通过口头和书面的形式，向老年人解释药物的名称、用量、作用、副作用和用药时间。用字体较大的标签注明用药的剂量和时间，便于老年人记忆。

（3）对空巢、独居的老年人用药则需加强社区护理干预。由社区护理人员将老年人每天需要服用的药物放置在专用的塑料盒内，盒子有四个小格，每个小格标明服药的时间，并将药品放置在醒目的位置，促使老年人养成按时服药的习惯。

（4）对于精神异常或不配合治疗的老年人，护理人员需协助和督促其服药，并确定老年人已将药物服下方可离开。老年人若在家中，应要求家属配合做好协助、督促工作，可通过电话追踪，确定老年人的服药情况。

（5）对吞咽障碍与神志不清的老年人，一般通过鼻饲管给药。对神志清楚但有吞咽障碍的老年人，可将药物加工制作成糊状物后再给予。

（6）对于外用药物，护理人员应详细说明，并在盒子上外贴红色标签，注明外用药不可口服，并告知家属。

2. 指导按时服药　指导老年人在最佳时间用药。最佳用药时间就是指将服药时间的安排与人体生物节律相吻合，以使药物发挥最佳疗效，并且减少其毒副作用。要求老年人记服药日记、病情自我观察记录等，强化其用药的依从性。

3. 服药依从性教育　通过门诊教育、住院教育和社区教育三个环节紧密相扣的全程健康教育计划的实施，与老年人建立良好的合作性护患关系，让老年人知道每种药物在整个治疗方案中的轻重关系。请老年人谈对病情的看法和感受，倾听老年人的治疗意愿，注意老年人是否非常关注费用，鼓励老年人参与治疗方案与护理计划的制定，使老年人对治疗充满信心。

四、加强药物治疗的健康指导

1. 指导老年人选择合理的给药途径　患慢性病的老年人，可选用口服给药，一般不主张用静脉滴注和肌内注射方法给药。但如患急性病、急性感染伴有高热、病情危重等，则需要静脉途径给药。在通过静脉途径给药时，一定要考虑老年人心脏的功能状况，尽量减慢给药的滴速和减少输入液体的量。在输注葡萄糖时要警惕患者有无糖尿病，若有糖尿病应加适量的胰岛素及钾盐。其他途径如舌下含化、直肠给药、雾化吸入、皮肤给药等，要根据老年人的具体情况、安全性等综合考虑加以选用。

2. 指导正确服用药物　服用刺激性或味道较重的药品时，应指导老年人及家属根据药物性质将药物溶于水，用吸管饮用，服用后适量饮用果汁以减轻不适感，服药后宜多饮水。老年人首次服用降压药物时，应卧床休息。助消化类药物、维生素 C，不能用热水送服。止咳糖浆类药物服药后不宜马上饮水。对每次服用药物种类较多的老年人，要协助其分次吞服，以免发生哽噎。对有吞咽障碍的老人避免选用片剂、胶囊类药物。

3. 协助正确保管药品　帮助老年人及家属定期整理药柜，保留常用药和正在服用的药物，弃去过期、变质的药品。常用药物最好分类保存，内服药物与外用药物分开，以免老年人因视力不好而拿错，发生危险。药品保存时要防潮、防变质，不耐热的药品要放入冰箱内保存，中药要防霉变。所有药物的标签要完整、清晰，标签上要写明药品名称、规格、作用、用法、用量、注意事项及有效期等内容。

4. 加强老年人用药的健康教育

（1）加强老年人用药的解释工作　护理人员要以老年人能够接受的方式，向其解释药物的种类、名称、用药方式、药物剂量、药物作用、不良反应和服用期限等，必要时以书面的方式，在药袋上用醒目的颜色标明用药的注意事项。

（2）鼓励老年人首选非药物治疗措施　指导老年人如果能以其他的方式缓解症状的，暂时不要用药。如失眠、便秘和疼痛等，应先采用非药物性的措施解决问题，将药物中毒的危险性降至最低。

（3）指导老年人不随意购买及服用药物　一般健康老年人不需要服用滋补药、保健药、抗衰老产品和维生素。告知老年人只要注意调节好日常饮食，注意营养，科学安排生活，保持平衡的心态，就可达到健康长寿的目的。对体弱多病的老年人，可在专业医师的指导下，辨证施治，适当服用滋补性药物。

（4）加强家属的安全用药知识教育　对老年人进行健康指导的同时，还要重视对其家属进行有关安全用药知识的教育，使他们学会正确协助和督促老年人用药，防止发生用药不当造成意外。

第四节　老年人家庭用药指导

一、家庭用药的选择

老年人家庭用药是指老年人出院带回自己的药物，以及某些不需要医师处方，老年人及家属可直接购买、使用的药物。随着年龄增长，老年人的生理功能和代偿适应能力逐渐衰退，对药物的代谢和排泄功能逐渐降低，导致用药的毒副作用增加。同时，老年人记忆力减退，对药物的治疗目的、服药时间和方法常不能正确理解，从而影响了用药的安全与治疗。因此，老年人家庭用药应该引起我们重视，并积极采取防范措施，保证老年人用药安全。家庭药品选购的一般原则如下：

1. 正确选药 老年人购药之前，应仔细阅读药品说明书，对症才能购买。药物有其一定的适用范围，如果用错了，不仅不能治病，还会发生危险。如果病情复杂、严重，应到医院诊治，以免延误治疗。减少购药和用药的盲目性，同时要注意药物的配伍禁忌。当老年人需同时服用 2 种以上药物时，护理人员应予指导，注意配伍禁忌，使老年人的家庭用药安全、有效、合理。

2. 选择疗效高毒性低的药品 选药时，应根据老年人的病情、体质及当时当地的条件选择效果好、毒副反应小的药品，避免舍近求远或无原则地滥用补药、进口药，不要盲目随从广告，慎用保健品。

3. 切忌一次购买过多 购买时应看清药物的使用期限，不可一次购买过多，避免失效浪费。同时，应根据药品说明，妥善放置保存。

4. 到正规药店购药 家庭购药一定要到有《药品经营许可证》的正规药店购药，并开具发票，以保证老年人有效安全用药。

二、家庭用药的注意事项

1. 掌握药物的剂量与剂型 老年人的用药剂量应遵从老年人的用药特点，从最小剂量开始，直至满意疗效为止。药物的名称、用法、用量要书写正规、醒目、简明扼要，不要用代号、符号、字母表示。护理人员应告诉老年人及其家属，在用药过程中，不可自行加大剂量或随便增加用药次数，例如高血压患者若发生头痛、头晕时，首先应该测量血压而不是盲目增加药物剂量。老年人吞服片剂、胶囊有困难时可选用冲剂、口服液等，必要时改注射给药。因老年人胃肠蠕动减弱，使用缓释剂时药物释放增多，不良反应增加，应予重视。老年人所用的药物包装应开启方便，遇有铝盖口服液等需详细指导其开启方法，避免划伤手指。内服、外用药严格区分，切勿混淆。

2. 掌握用药的最佳时间 向老年人及家属解释清楚，按照人体的昼夜节律变化选用药物，能更好地发挥药物的疗效，减少不良反应。凡是要求充分、快速地吸收而无刺激性的药物，均应在饭前服，如健胃制酸药、止泻收敛药、利胆药等。除必须在饭前服下和必须在睡前服下的药物，其余都可在饭后服用，特别是对胃有刺激的药物，如阿司匹林、小檗碱、硫酸亚铁等。

3. 注意药物之间的相互作用 指导老年人应注意各药物之间的相互作用，避免药物之间的协同作用或拮抗作用对疗效的干扰及对机体造成的损伤，尤其中西药同用时，应在专家指导下正确使用。

4. 防止老年人用药期间发生意外 老年人在使用降压药、降糖药时，一定要注意观察低血压、低血糖的征兆，防止发生意外。

三、家庭用药的保管

药物的稳定性主要受光线、空气、温湿度和放置时间的影响。应指导老年人及家属按药品的不同性质妥善保管；内服药与外用药应分开保管存放，并将外用药在醒目处涂上红色标记，以免老年人因视力不好错拿、误服，发生危险；所有药品应保存原始外包装，对外包装或内备的说明书字体较小的，还应重新用老年人能看见的字体标明药品的名称、规格、作用、用法、用量及注意事项、有效期等内容；对生活不能自理的老年人或有记忆力、理解力障碍的老年人，药物的使用应由家属或老年人照顾者来照顾用药。

复习自测题

1. 老年人使用下列哪种药物不易引起体位性低血压（   ）
   A. 降压药　　　　　　　　B. 三环抗抑郁药　　　　　C. 利尿剂
   D. 血管扩张药　　　　　　E. 氨基糖苷类抗生素

2. 中国药典规定老年人用药量为成人量的（   ）
   A. 3/4　　　　　　　　　　B. 1/4　　　　　　　　　　C. 2/4
   D. 1/3　　　　　　　　　　E. 2/3

3. 有关老年人药效学改变的特点，错误的是（   ）
   A. 对大多数药物的敏感性增高
   B. 对大多数药物的作用减弱
   C. 药物耐受性下降
   D. 药物不良反应增加
   E. 用药依从性降低

4. 老年人在用药期间，一旦出现新的症状，最简单、有效的干预措施是（   ）
   A. 增加药物剂量　　　　　B. 减少药物剂量　　　　　C. 暂停用药
   D. 密切观察新症状　　　　E. 调整用药时间

5. 有关加强老年人药物治疗的健康指导，错误的是（   ）
   A. 加强老年人用药的解释工作
   B. 鼓励老年人首选非药物治疗
   C. 指导老年人不随意购买及服用药物
   D. 告诉老年人一旦发现忘记服药，应及时补服
   E. 加强老年人家属的安全用药知识教育

下篇　社区护理

第八章　社区护理概述

📖 学习目标

1. 掌握社区护理的工作内容。
2. 熟悉社区护理的工作特点、社区护士角色与社区护士应具备的能力。
3. 了解社区、社区卫生服务、社区护理。

随着医学模式的转变和人民生活水平的提高，医院的医疗和护理已远不能满足人们对健康的需求，这就需要大力发展社区卫生服务。社区护理是社区卫生服务工作的重要组成部分，是实现 WHO 提出的"人人享有卫生保健"这一全球战略目标的根本途径。社区护理不同于医院护理，它是指由受过特别训练、经验丰富的专业护士，将护理服务扩展到医院外，深入到社区、家庭中，通过提供预防保健、康复护理、健康咨询与宣教等服务，来满足人们各种卫生保健要求，维护人民健康的一种护理形式，是一种全科的、完整的、多方位的、贯穿人整个生命过程的连续性的护理保健服务。社区护理是在护理实践过程中逐步形成的一门应用型护理学科，已成为现代护理学的重要分支学科，是护理学科发展的重要方向之一。

第一节　社区及社区卫生服务

一、社区的定义、构成要素及功能

（一）社区的定义

世界上最早提出社区的概念是在 19 世纪，德国学者汤尼斯认为，社区是以家庭为基础的历史共同体，是血缘共同体和地缘共同体的结合。我国著名社会学家费孝通将社区定义为：社区是若干社会群体（家庭、氏族）或社会组织（机关、团体）聚集在某一地域里所形成的一个生活上相关联的大集体。1987 年在阿拉木图召开的初级卫生保健国际会议将社区定义为：以某种形式的社会组织或团体结合在一起的一群人。WHO 认为，一个有代表性的社区，人口数在 10 万～30 万之间，面积在 5～50km² 之间。

社区不等于行政区划，学者认为社区可大可小。根据我国的行政区划特点和长期以来人们社会和经济生活的组织特征，一般认为农村社区范围为乡镇，城市社区范围为街道。社区是构成社会的基本单位，但社会不是简单的社区组合，它具有超越各个具体社区的性质和特点。社区是由一定数量的人群组成，他们有共同的地理环境、文化背景、生活方式，以及共同的利益、问题和需求，所以具有相同的社区意识，相互之间有强烈的认同感、归属感和凝聚力，可以相互合作并开展有组织的集体活动，从而来满足所在社区的共同需要。

（二）社区的构成要素

一般来说，社区应该包括 5 个要素：

1. 人口要素　以一定的社会关系为基础组织起来的，共同生活的一定数量的人群，是构成社区的首要因素。人口数量的多少、密度的大小、素质的高低等决定着社区的发展。

2. 地域要素　一定范围的地域空间是社区各种地理条件的综合，是社区存在和发展的基本物质基础。社区的地域要素不仅为社区成员提供活动场所，提供生产、生活和部分资源，而且在很大程度上影响社区的发展。

3. 生产和生活服务设施要素　社区是人们参与社会生活的基本场所，人们的活动总是依赖一定的设施进行的。社区人群要进行各种生产和生活活动，需有一定的群体组织或机构，如企业、商业、服务业、文化、教育、医疗卫生、社区福利机构等，它们在满足人们生产生活需要的过程中相互联系和影响，形成各种社会关系。社区群体和组织或机构的数量和质量是影响社区发展的一个重要因素。

4. 文化要素　不同的社区有不同的文化特征。一定特质的社区文化，是社区居民在长期的共同生活中积淀而成的，是社区之间相对独立、相互区别的一个主要标志。在同一社区内，受相同社区文化的影响，社区成员形成相似的生活方式、行为习惯、习俗等，因而往往面临共同的问题和某些共同的需要，产生共同的情感、价值观和伦理观等。这些共同的因素将社区居民组织起来，使社区成为一个整体。所以，社区文化是社区认同感、归属感和社区凝聚力、影响力的重要基础。

5. 相应的管理机构和生活制度　作为具有多重功能的地域性生活共同体，社区是一个有组织、有秩序的实体。每个社区都要有相对独立的组织机构和生活制度，来管理社区的公共事务，调解人际关系和民间纠纷，维护社区的共同利益，保证社区生活的正常进行。

上述基本要素也可以归纳为 3 大类别，即人群要素、自然物质要素、社区文化要素。这些基本要素在特定地域内的有机结合就构成了一个现实的社区。

（三）社区的功能

社区内的居民需共同努力，发挥好社区的功能才能解决其共同问题，满足其共同需要。社区的功能主要包括以下 5 个方面：

1. 生产、分配及消费功能　社区居民的生产和生活要正常进行，就必须依赖人们的分工合作，形成生产、分配和消费的不断循环，从而满足人们衣、食、住、行的基本需要。

2. 社会化功能　社区居民通过学习文化知识及居民间的互相影响，不断完成社会化过程，最终形成社区特有的风土人情、人生观和价值观。

3. 社会控制功能　为有效地保护居民和维护社会秩序，社区制订出各种行为规范、道德规范和法律规章等，来约束和规范社区居民的行为。

4. 社会参与功能　社区内的各种组织、社团，为社区成员提供了自由交往的机会，人们可以从与其他人交往及参与社会团体的过程中，增强社区的凝聚力，使社区居民产生归属感。

5. 相互支持功能　社区邻里相互帮助、支持，以使社区成员的各自需要得到满足，特别是当社区成员处于疾病或经济困难时，能提供援助，帮其渡过难关。

二、社区卫生服务

（一）社区卫生服务的定义

社区卫生服务是社区服务中一种最基本、最普遍的服务，是由全科医生为主的卫生组织或机构所从事的一种社区定向的卫生服务。社区卫生服务与医院的专科服务有所不同，它是社区事务的重要组成部分，是在政府领导、社会参与及上级卫生机构指导下，以基层卫生机构为主体，全科医师为骨干，合理使用卫生资源和适宜技术，以人的健康为中心、以家庭为单位，以社区为范围，以需求为导向，以妇女、儿童、老年人、慢性病患者、残疾人、贫困居民为服务重点，以解决社区主要卫生问题，满足基本医疗卫生服务需求为目的，融预防、医疗、保健、康复、健康教育和计划生育技术服务等为一体的，有效的、经济的、方便的、综合的、连续的基层卫生服务。

（二）社区卫生服务的内容

1. 社区健康教育和健康促进　社区健康教育是通过有组织、有计划、有系统的教育活动，促使社区人群自觉地采纳有益于健康的行为生活方式，消除或减轻影响健康的危害因素，预防疾病，促进健康。社区健康促进是指促进社区人群控制和改善自身健康能力的过程。它包括健康教育和其他能促使社区居民行为和社区环境向有益于健康改变的一切支持系统。健康促进不仅需要个人行为的改变，还要求有政府行为和社会环境条件的改变，它比健康教育更进一步，更能充分发挥个人、家庭和社会各自的健康潜力。

2. 社区医疗　社区医疗是全科医生向社区内的居民及其家庭提供的，以门诊和出诊为主要形式的基层医疗服务，是社区卫生服务工作中主要的服务项目，也是社区卫生服务工作的基础。

与传统的基层医疗服务相比较，社区医疗的最大特点是以社区为范围，以家庭为单位的连续性和人性化的医疗服务。内容包括：①为社区居民诊治常见病、多发病及慢性病，并根据需要做好转诊和会诊等工作；②为居民建立健康档案，掌握居民及家庭的健康背景资料；③开展善终医疗（也称安宁医疗），为临终患者及家庭提供周到的、人性化的服务。社区医疗特别强调使用适宜技术（如中医药等），以适应群众需要，减轻群众负担。

3. 社区预防　社区预防是社区卫生服务的重要组成部分，主要包括：传染病和多发病的预防，卫生监督和管理，慢性病控制等。

传染病预防工作除做好计划免疫外，还应抓好卫生基本建设，如粪便污水处理、饮用水管理、食品卫生监督、公共场所卫生管理和消毒等，此外，还要执行传染病报告制度、隔离检疫制度等，以消灭传染源，控制传染病。

随着疾病谱和死亡谱的变化，慢性病的防治与管理已成为社区卫生服务的一项重要工作内容。社区卫生服务中心应贯彻预防为主的方针，做好疾病的三级预防。从疾病的病因、发病到康复，直至临终，均有预防工作任务。据专家估计，80% 左右的慢性病可在社区进行治疗、康复。社区全科医生除在卫生服务中心处理患者外，还应深入到患者家里，对患者及家属讲解有关疾病的防治知识，进行急诊救护的培训，并要求家属监督患者执行医嘱。

4. 社区保健　社区保健的范围从儿童到老年人，重点是脆弱人群的保健，如儿童保健、老年保健和妇女保健等。

社区儿童保健的内容有：及时为新生儿建立档案，进行系统管理；学龄前儿童保健，预防意外；缺陷矫治；预防接种和培养卫生行为等。

社区妇女保健的内容有：健康和谐的性心理、性生活；有效地控制和调节生育能力（安全妊娠和分娩）；围生期建立专门档案，加强产前服务和遗传筛查等。

社区老年保健的内容有：了解老年人的健康状况，指导老年人进行疾病预防、自我保健，建立老年社区系统管理和保健制度等。

此外，精神卫生保健也是社区保健的一个重要内容。

5. 社区康复 社区康复是指患者（或残疾者）经过临床治疗阶段后，为促进其身心进一步康复，由社区继续提供的医疗保健服务。社区康复与医疗康复不同，它体现了临床医疗和预防保健的结合，心身全面兼顾，是连续性、协调性的功能恢复和角色重建服务，是实现"人人享有卫生保健"战略目标的重要内容。

社区康复的宗旨是充分利用社区资源，使患者（或残疾者）在社区或家庭的环境中通过康复训练，使疾病获得好转或痊愈，生理功能得到恢复，心理障碍得到解除，使残疾者能更多地获得生活和劳动能力，重新有尊严、平等地享受社会权利和义务。WHO认为，社区康复是在社区促进所有残疾人康复并享有均等机会融入社会的一项战略。社区康复的实施有赖于残疾人自己及其家属所在社区，以及卫生、教育、劳动就业与社会服务等部门的共同努力。

6. 社区计划生育服务 社区计划生育工作是我国计划生育工作的落脚点。落实计划生育措施有很多方面，如育龄妇女的系统管理、计划生育宣传教育、避孕措施等，都需要社区卫生服务人员提供全面的、直接的科学指导。

（三）社区卫生服务的特点

1. 提供"六位一体"服务 即预防、医疗、保健、健康教育、康复、计划生育技术指导等六位一体的卫生服务，使广大群众小病不出社区即可得到最大的医疗卫生服务。

2. 持续性服务 社区卫生服务是从生前到死后的全过程服务，其持续性包括以下几个方面：人生的各个阶段的服务；健康—疾病—康复的各个阶段的服务；在任何时间、地点，对各种健康问题的服务。

3. 预防为主的服务 社区卫生服务对个人、家庭和社区健康的整体负责和全程控制，使"预防为主"的思想得到真正落实。全科医生作为社区居民的亲密朋友，能根据其对服务对象的全面了解和细致观察，随时提供有关疾病预防的针对性意见，将预防和医疗融于一体，同时承担一、二、三级预防保健工作，是基层预防保健的最佳执行者。

4. 团体合作的服务 全科医生将自己作为社区卫生工作网络及卫生保健组织体系中的一部分，通过与其他卫生人员的协调配合，逐渐形成卓有成效的工作团队。团队合作的常见形式是社区医疗小组或社区卫生服务中心，一般由 2 名到 4 名社区全科医生、社区护士及其他人员组成。

三、社区卫生服务与社区护理的关系

社区卫生服务是以确定和满足社区居民的健康需要为主要目的的人群卫生保健活动。1999 年 7 月 16 日，卫生部与国家计划发展委员会等 10 个部委联合发布了《关于发展城市社区卫生服务的若干意见》，对社区卫生服务的目的、任务做了明确的要求和界定，即"社区卫生服务是社区建设的重要组成部分，是在政府领导、社区参与、上级卫生机构指导下，以基层卫生机构为主体，全科医师为骨干，合理使用社区资源和适宜技术，以人的健康为中心，家庭为单位，社区为范围，需求为导向，以妇女、儿童、老年人、慢性患者、残疾人等为重点，以解决社区主要卫生问题，满足基本卫生服务需求为目的，融预防、医疗、保健、康复、健康教育、计划生育技术服务为一体的，有效、经济、方便、综合、连续的基层卫生服务"。一句话，社区卫生服务就是要把广大居民的常见健康问题解决在基层，并不断提高居民的健康水平。

社区护理是社区卫生服务的一个重要组成部分。

第二节　社区护理

社区护理面向人群、家庭及社区，可利用各种方式将护理工作与健康教育有机结合起来，提高社区人群的疾病防治意识、自我保健意识和能力，矫正不良的生活方式和行为习惯，从而实现卫生保健的总目标。

一、社区护理的定义和护理对象

社区护理是借助有组织的社会力量，将公共卫生学及护理学的理论和技术相结合，以社区人群为服务对象，为个人、家庭及社区提供促进健康、保护健康、预防疾病及残障等服务，提高社区人群的健康水平。社区护理是面对社区内每一个人、每一个家庭、每一个社区护理团体的全程健康服务工作，如健康教育、健康指导、家庭护理、康复指导、患者及健康人的营养指导、妇幼及老年人保健及心理咨询等。其目的是提高全民的健康水平及生活质量。它包含 3 个方面的内容，即促进健康、保护健康、预防疾病及残障，最大限度地保证及促进人们的健康。

二、社区护理的特点和工作内容

（一）社区护理的特点

1. 以健康为中心　社区护理既关注患者群，更关注健康人群。通过护理服务促进和维护人群健康，提高社区人群的身心健康水平，是社区护理工作的主要目标。

2. 以社区人群为重点　社区护理以个人、家庭、社区人群为服务对象，但其工作重点是群体。社区护理通过为个体服务，收集和分析人群的健康状况，反映社区的健康问题和健康需求，以解决人群中的主要健康问题。

3. 具有较高的自主性与独立性　社区护理工作范围广，涉及内容多，社区护士经常独立面对服务对象，面对不断变化的健康问题，需要自主地做出处理决定。因此，要求社区护士有独立、果断的应变能力，解决问题的能力及必要的实践经验。

4. 长期性与连续性服务　社区护理为社区居民提供基本的卫生服务，是社区与居民联系的纽带。居民与社区的依存关系，决定了社区护理服务的长期性。这就要求护理服务不因服务对象某一健康问题的解决而中断，而是要在不同的时间、空间范围内提供连续的、全面的整体护理。

5. 团队协作精神　社区护理是团队工作。为了实现健康社区的目标，社区护士除了需与医疗、保健人员密切配合外，还要与社区的行政、福利、教育、厂矿、机关等各种机构的人员合作，才能完成工作。

（二）社区护理工作的内容

1. 家庭医疗护理　随着社区卫生工作的开展，大量不需要特殊仪器和技术处理的疾病，均可通过社区和家庭服务来满足患者的需要。家庭病床符合社区中相当部分人的愿望，特别是可以满足患慢性疾病者和因老年、体弱、行动不方便等去医院就诊有困难的患者的需要。

2. 预防保健护理　社区人群中的老年人、婴儿和孕产妇是社区护理的重点服务对象。他们正处于人生的特殊阶段，面对的健康问题较多，社区护士可以为他们提供以预防保健为主要内容的社区护理服务。

3. 康复护理　由于社区人口老龄化问题比较突出，同时，人们对生命质量的期望越来越高，社区康复护理的需求日益增长。在日本，康复对象针对的是无生活自理能力或精神、身体有明显障碍或家庭照顾困难的 65 岁以上长期卧床的老年人。我国康复医疗的主要对象是处于相对稳定状态的残疾人、慢性病患者、老年人，其目标是使他们最终在身体、心理、社交及职业等方面获得最大潜能，提高生活质量，融入社会。

4. 健康教育和保健指导　为了实现 WHO 的全球卫生目标，护理工作的切入点从关注个体人的疾病转入到关注个体人的整体及人群整体。我国的健康教育开展迅速、深入且形式多样化，效果显著。通过对居住环境、个人卫生、生活习惯的干预性教育，达到预防疾病、控制感染、自我保健的目的，最终建立和形成有益于健康的行为和生活方式。

5. 善终服务　是社区护理的另一个重要内容，通过为濒临死亡的患者及家属提供护理服务，使患者找到生存的意义和生命的价值，并能维持一个良好的生活质量。

第三节　社区健康护理

一、健康

健康是一个相对的、动态的、具有个体性的概念，涵盖着躯体与精神两方面的健康。随着时代变迁和医学模式的转变，人们对健康的认识也不断提高，健康的含义也在不断扩展。WHO 指出，所谓健康就是在身体上、精神上、社会适应上完全处于良好状态，而不是单纯地指疾病或病弱。也就是说健康不仅涉及人的心理，而且涉及社会道德方面的问题。生理健康、心理健康、道德健康，三方面共同构成健康的整体概念。

二、社区健康护理

社区健康护理是指在限定的地域内，以社会学、预防医学、管理学、人际沟通等知识为基础，运用护理工作的各种方法，以社区健康需求为导向，维持和促进社区人群及社区环境健康的过程。社区健康护理注重服务对象的个人、家庭、群体的健康和社区环境的健康。影响社区健康的因素有社会因素、社区人口、社区环境和社区卫生保健机构等。因此，有必要及时、持续地实施社区健康评估，调动社区自身力量和社区居民对健康相关决策的积极参与，及时解决社区健康问题，促进社区的健康发展。一般以年度为单位对社区健康进行评估、诊断、计划、实施和评价。

第四节　社区护士

一、社区护士的定义及任职条件

（一）社区护士的定义

社区护士是指在社区卫生服务机构及其他有关医疗机构从事社区护理工作的护理专业人员。

（二）社区护士的基本条件

1. 具有国家护士执业资格并经注册。
2. 通过地（市）以上卫生行政部门规定的社区护士岗位培训。
3. 独立从事家庭访视护理工作的社区护士应具有在医疗机构从事临床护理工作 5 年以上的工作经历。

（三）社区护士应具备的能力

社区护士所从事的工作比一般医院内的护士所从事的工作范围广，涉及的问题多，所以社区护士除应接受本科以上专业护理教育，持有护士执业资格证书等基本条件外，还应具备：

1.综合分析能力　由于社区护士的主要工作场所是在社区，服务的对象不仅仅是患者，还包括健康人群，服务的内容不仅仅是疾病的护理，还应对社区卫生保健全面负责，这就要求社区护士必须具备一定的综合分析能力。

2.实际操作能力　社区护理服务是一门综合性的技术服务，社区护士不但应具有熟练的护理操作技能，为社区患者提供优质的护理服务；而且还要具有一定的诊治能力，能够对社区常见的疾病做出正确的处理，对不能处理的疾病及危重患者能够采取紧急措施并提供转诊服务。

3.人际沟通和协作能力　在社区护理工作中，社区护士离不开人际交往，因此，要获得各种信息，得到社区各方面的支持和帮助，达到社区人人参与卫生保健的目的，就必须掌握一定的沟通技巧。社区中人际沟通的对象主要包括护理对象、其他卫生工作人员和社区有关部门。有效的人际沟通与团队协作是实现护理目的的前提。

4. 健康宣教能力 健康宣教是社区护理的一项重要内容。通过健康宣教，社区护士教给人们必要的健康知识，改变人们对健康的态度，帮助人们实现健康的生活方式和行为。

5. 领导决策能力 社区护士应成为社区领导的一员，组织社区群众积极参与社区卫生保健，对社区的卫生保健具有全局的规划和决策能力。

6. 科研能力 社区护士不仅肩负着向社区居民提供护理服务的责任，同时也肩负着发展社区护理、完善护理学科的重任。因此，社区护士首先应不断地充实理论知识，提高业务水平；其次，社区护士应具备科研的基本知识，能进行社区护理科研活动，在社区护理的实践中，还要总结经验，提出新的观点，探索适合我国国情的社区护理模式，从而推动我国社区护理事业的发展。

7. 计划管理能力 在提供全方位的社区护理服务中，如果没有周密的组织计划，势必造成混乱，因此，社区护士不但应具有个体化的管理能力，还要具有群体护理计划的管理能力。

二、社区护士的角色及工作职责

（一）社区护士的角色

社区护理的工作范围和社区护士的职责决定了社区护士在社区卫生服务中将扮演多种角色，其主要角色有：

1. 照顾者 向社区居民提供各种照顾，包括生活照顾及医疗照顾。

2. 教导者 向社区居民提供各种教育指导服务，包括各类人群的健康教育和健康指导。

3. 咨询者 向社区居民提供有关卫生保健及疾病防治的咨询服务，解答居民的疑问和难题。

4. 管理者 根据社区的基本情况及居民的需求，设计、组织各种有益于健康促进和健康维护的活动。

5. 协调者 协调社区内各类人群之间的关系，如社区卫生服务机构内各类卫生服务人员间的关系、卫生服务人员与居民或社区管理者间的关系、家庭成员间的关系等。

6. 研究者 社区护士不仅要向社区居民提供各种卫生保健服务，同时还要注意观察、探讨、研究与护理及社区护理相关的问题，以促进社区卫生服务和社区服务的健康发展。

（二）社区护士的工作职责

卫生部关于《社区护理管理的指导意见（试行）》中指出，社区护士的工作职责为：

1. 参与社区监测工作，负责社区内人群护理信息的收集、整理及分析，了解社区人群健康状况，发现社区人群的健康问题及影响因素，参与对影响人群健康不良因素的监测工作。

2. 参与对社区人群的健康咨询、健康教育工作，建立健康档案，进行高危人群的筛查、监测、行为干预和规范管理工作。

3. 参与社区传染病预防与控制工作，提供一般消毒、隔离技术等护理技术指导与咨询。

4. 参与完成社区儿童计划免疫任务。

5. 参与社区康复、精神卫生、慢性病防治与管理及营养指导工作。重点对老年患者、慢性患者、残疾人、婴幼儿、围产期妇女提供康复及护理服务。

6. 承担诊断明确的居家患者的访视、护理工作，提供基础或专科护理服务，配合医生进行病情观察与治疗，为患者与家属提供健康教育、护理指导与咨询服务。

7. 承担就诊患者的护理工作。

8. 为临终患者提供临终关怀护理服务。

9. 参与计划生育技术服务的宣传教育与咨询。

第五节　社区护理管理

一、社区护理组织机构

我国社区卫生服务的组织包括行政管理组织、业务指导组织和服务机构三个部分。

（一）行政管理组织

指社区卫生服务的行业主管部门，主要负责社区机构方案和规划的制定，建立社区卫生服务的基本标准和考核办法，以及对各部分卫生服务的管理和组织等。

（二）业务指导组织

包括卫生行政管理部门、专项技术指导组织和服务指导中心。各级卫生行政部门是社区卫生服务行业的主管部门，主要负责通过一系列的管理来加强社区卫生服务的标准化、规范化和科学化。专项技术指导组织负责各项业务技术的指导、人员培训和考核工作。指导中心则根据规范化培训大纲的要求，建立培训计划、授课和实施考核等。

（三）社区卫生服务机构

根据我国社区卫生服务机构的建设要求，各级政府要建立以社区卫生服务为主体，社区卫生服务站和其他专业服务机构，如诊所、老人院、保健所等，为补充的社区卫生服务网络体系。

二、社区护理机构设置

（一）原则

机构的设置要遵循以下 5 个原则：①坚持社区卫生服务的公益性质，注重卫生服务的公平性、效率性和可及性；②坚持政府主导，鼓励社会参与，多渠道发展社区卫生服务；③坚持实行区域卫生规划，立足于调整现有的卫生资源，辅以改、扩建和新建，健全社区卫生服务网络；④坚持公共卫生和基本医疗并生，中西医并生，防治结合；⑤坚持以地方为主，因地制宜，探索创新，积极推进。

（二）标准

1. 服务范围　社区卫生服务机构由省管辖，市政府统一规划设置，原则上要求每 3 万 ~ 10 万居民或街道所管辖的范围规划设置一个社区卫生服务中心，根据需要规划设置社区卫生服务站。

2. 床位　根据服务范围和人口数量，至少设观察床 5 张；根据医疗机构设置规划，可设一定数量的以护理康复为主要功能的病床，但不得超过 50 张。

3. 科室　至少有临床科室（全科、中医、康复治疗、抢救室、预检分诊室）、预防保健、医技及其他科室。

4. 人员　至少有 6 名执业范围为全科医学专业、中医类别的执业医师，9 名注册护士，至少有 1 名副高级以上职称的执业医师，中级以上职称的中医类别执业医师、公共卫生执业医师，中级以上职称的注册护士。每名执业医师至少配备 1 名注册护士。设病床的，每 5 张病床至少增加配备 1 名执业医师、1 名注册护士。

5. 房屋　建筑面积不少于 1000m²，布局合理，要充分体现保护患者隐私、无障碍的设计要求，并符合国家卫生学标准。设病床的，每设一床位至少增加 30m² 的建筑面积。

6. 设备　诊疗设备、辅助检查设备、预防保健设备、健康教育设备及其他。

第六节　社区护理的发展

一、国外社区护理的发展史

社区护理的发展可以追溯到早期的公共卫生及公共卫生护理的发展，可概括为以下 4 个阶段。

（一）早期发展阶段（公元后 ~ 1859 年）

早期的发展与宗教及慈善事业有着密切的关系。399 年，基督教会中的菲碧奥拉修女建造了第一个慈善医院收容患者，并邀请贵族妇女访问患者。1669 年，圣文森保罗在巴黎创立了"慈善姐妹社"，为患者及贫困人员提供帮助，使其能自强自立，这是历史上社区访视护士的开始。1859 年，英国利物浦市的威廉·勒思朋因为妻子患病而获得良好的家庭护理，从而提倡家庭护理运动，还在当地开创"地段护理服务"制度，并到南丁格尔护士学校请求合格护士的协助，后来，又与利物浦皇家医院合办护士训练学校，毕业后称为"保健护士"。

（二）正式地段访视护理阶段（1860～1900 年）

1885 年在美国纽约成立"地段访视社"，后统一命名为"访视护理协会"（visiting nurses association）。

（三）公共卫生护理阶段（1900～1970 年）

1893 年，丽黎·伍德女士在纽约的亨利街成立服务中心，提供当地所需的各项护理服务。丽黎·伍德是第一个使用公共卫生护理名称的人。她积极推进社区护理运动，提倡妇幼卫生及全民的卫生保健运动，同时还提出，护理人员如能不需依附医生而独立开业，则能更好地发挥护理功能。因此，她被称为现代公共卫生护理的开创人。1910 年，哥伦比亚大学首先开办公共卫生护理的全部课程。1912 年，美国公共卫生护理组成立。

（四）社区护理阶段（1970 年至今）

1970 年，美国的露丝·依瑞曼首次使用了社区护理一词，将公共卫生护士与社区护士进行了区别。她认为社区护理是护理人员在各种不同形式的卫生机构中进行的各项卫生工作，并指出社区护理的重点是社区。她还认为，社区护士应关心整个社区的居民健康，包括生病在家疗养的人及健康人，要求从事社区护理的人员应该与各种卫生保健人员密切合作，以促进社区卫生事业的发展及居民的健康。

二、国外社区护理的发展现状

（一）英国

最早有访视护士，后来在全国实施免费医疗，为节省医疗费用，在全国各省市都设有卫生保健服务系统，其人员有家庭医生、社区护士。此类服务与医疗保险机构连接，由医疗保险机构支付卫生服务人员工资、患者医药费用等。

1984 年，英国的社区护士分为 3 类，包括为围产期妇女及 10 天内的新生儿、婴幼儿，老年人及慢性患者提供服务的护士。1999 年，社区护理又有了新的进展，社区护士占护士总数的 1/3，且逐步发展到 10 类以上，社区护士的工作范围也进一步扩大，包括电话咨询，护理专家开门诊，社区护士有处方权（根据学历），方便门诊，融社区健康、安全与休闲为一体，参与社区保健规划。

（二）美国

美国的医疗体系与英国不同，大多数社区护理由私人（个人、小组）举办。美国的社区护士有多种层次，大多数为大学、硕士或博士毕业生。她们可以组织社区卫生中心或门诊以诊治老年人及本社区常见病，还可在社区中心内设有篮球场或文娱室，并在此进行健康教育。

在社区卫生中心内有病房，或治疗成人精神失常，或治疗学生的多动症。中小学内均有学校护士，每个学生都有健康档案，并定期检查以预防疾病和开设健康博览会等。大学中根据情况设社区点进行防治工作。

（三）日本

由于国民健康意识的提高，20世纪90年代以来开始注意发展社区护理，制订了《保健所法》《地域保健法》等，确定了保健护士的培养与资格认定。

日本社区护理有访问、学校、产业、公卫护理多种。同时，社区卫生还根据不同年龄进行幼儿、母子、老年人保健，其举办机构也为多种，如政府办或公办民营、财团资助、社会团体主办等。访问护理的内容有：病情观察、褥疮处理、护理知识咨询、功能康复等。此外，还有一些"老人访问护理站"，主要以因伤病卧床不起的老年人为服务对象。

（四）韩国

从20世纪60年代开始发展社区护理，到了70～80年代社区卫生服务被认可。社区护士约占护士总数的20%，并分为不同的类别，包括精神保健、家庭、助产、职业、母子保健等护士。这些护士护理大学毕业后，有一定经验，再经过半年至1年的专门培训才能到社区工作，其中还有一部分高学历的护理专家。这些社区护士们开展家庭访问护理，进行促进健康与福利的综合性服务。

三、中国社区护理的发展概况

1835年，巴扼要克医生在广州创办了我国第一所基督教医院。1884年，美国护士兼传教士媚基妮来华，倡导南丁格尔护理制度。1888年，约翰逊女士在福州开办了我国第一所护士学校。1908年，基督教会派辛浦生女士来华，在我国统一全国护理教育标准，以提高护理质量及服务标准。1914年，在上海召开了中国第一届全国护士大会，这次会议决定将全国性的护士机构命名为中华护士会，以统一全国的护理教育标准，并每年举办护士会考。1925年，北京协和医院教授格兰特先生在北京创办"第一卫生事务所"。

新中国成立后，卫生事务所改为城区卫生局，局内设防疫站、妇幼保健所、结核病防治所等。一部分医院开始开设地段保健科或家庭病床，但护士学校的课程设置中没有公共卫生或社区护理课。虽然城市及农村都设有三级卫生保健网，但参加预防保健的护士寥寥无几。

1983年起，我国开始恢复高等护理教育，此后高等护理教育迅速发展。在高等护理的课程安排中增强了对护士预防保健意识和技能的训练，但大多数学校没有建立社区护理专科。1994 年，由美国中华医学基金会资助，卫生部所属的 8 所高等医科大学与泰国的清迈大学联合开办护理硕士班，在硕士课程中设置了社区及家庭护理课。1997 年，首都医科大学设立了社区护理专科，并于同年开始招生。

1996 年 5 月，中华护理学会在北京举办了"全国首届社区护理学术会议"，会议倡导要发展及完善我国的社区护理，重点是社区中的老年人护理、母婴护理、慢性病及家庭护理等。1997 年，上海成立了老人护理院，随后，深圳、天津等地先后成立了类似的社区护理服务机构，主要从事老年人的疾病及康复护理。但从目前的发展来看，我国的社区护理尚处于幼稚型阶段，人们的健康意识及积极主动寻求卫生服务的意识亟待提高。因此，医学院校中有必要设立社区护理课程，并在专业设置中增加社区护理专业，培养能为公众提供简单、快捷、方便、经济的社区保健服务的护理人员，以满足人群对社区护理的需求。

四、我国社区护理的发展现状

（一）社区护理体系

我国在 20 世纪 50 年代开展社区保健工作。其最大的特点是防治结合，医疗和护理相结合，并通过城市和农村的三级预防保健网来完成。农村主要的保健系统是县（医院）→乡（卫生院）→村（卫生室）三级网络，城市是按照市医院→区医院→地段或街道医院及门诊部、卫生所来完成的。80 年代末，大规模的家庭病床使家庭护理逐步发展壮大，90 年代社区护理迅速开展。自《中共中央、国务院关于卫生改革与发展的决定》（中发〔1997〕3 号）做出"改革城市卫生服务体系，积极发展社区卫生服务，逐步形成功能合理、方便群众的卫生服务网络"的重大决策以来，不少城市积极试点，社区护理体系逐步健全。一些大中城市初步建立了以社区人群健康为中心，社区为范围，家庭为单位，预防、医疗、保健、护理和健康教育为一体的连续综合的社区卫生服务模式。其模式主要有：社区卫生服务站型、社区服务中心型、社会参与型等。随着医疗卫生改革的不断深入，社区护理已成为 21 世纪护理发展的方向。

（二）社区护理人才的培养

社区护理服务人员必须要有良好的责任感和服务态度，丰富的学识、经验和技能，能灵活处理各种复杂的健康问题，适应错综复杂的环境，学习社会和人文科学知识，学会与人交流、观察等各种技能。目前，我国尚缺乏足够的专门的社区护理人才从事社区工作，社区护理的内容只占中等卫生学校护理专业课程的 5% 左右，所学的知识面及知识结构不能满足社区护理的需要。目前，我国正通过多种形式培养社区护士，其中《社区护士岗前培训大纲》为培养社区护理队伍做出了明确的规定，使得在培训中逐渐形成一支专家队伍，拥有一系列的专业教材，使社区护士逐渐掌握了社区护理的整体技能及工作方式，并通过多种形式开展社区护理教育，促进社区护理服务的开展。卫生部出台的《社区护理管理的指导意见》中规定：社区护士必须具有国家护士职业资格并经注册，还要通过规定的社区护士岗位培训，以满足不断发展的社区护理的需要。

复习自测题

A 型题

1. 根据 WHO 的标准，一个有代表性的社区，人口数大约为（　　）
   A. 1 万 ~ 2 万　　　　B. 3 万 ~ 5 万　　　　C. 6 万 ~ 8 万
   D. 10 万 ~ 30 万　　　E. 40 万 ~ 50 万

2. 社区卫生服务的特点不包括:（　　）
   A. 阶段性　　　　　B. 综合性　　　　　C. 广泛性
   D. 连续性　　　　　E. 可及性

3. 构成社区的基本要素不包括:（　　）
   A. 一定数量的人群　　B. 相对不固定的地域　　C. 生活服务设施
   D. 文化背景及生活方式　E. 生活制度及管理机构

4. 下列社区护士任职的基本条件中不正确的是:（　　）
   A. 具有国家护士执业资格
   B. 经注册的护士
   C. 通过地（市）以上卫生行政部门规定的社区护士岗位的培训
   D. 独立从事家庭访视护理工作的护士，应具有在医疗机构从事临床护理工作 3 年以上的工作经历
   E. 独立从事家庭访视护理工作的护士，应具有在医疗机构从事临床护理工作 5 年以上的工作经历

B 型题

（问题 1 ~ 4 共用备选答案）
   A. 可及性　　　　　B. 综合性　　　　　C. 广泛性
   D. 连续性

1. 社区卫生服务可满足社区居民的各种卫生服务要求，体现了社区卫生服务的哪个特点（　　）
2. 社区卫生服务的对象是社区的全体居民，体现了社区卫生服务的哪个特点（　　）
3. 社区卫生服务始于生命的准备阶段直至生命结束，覆盖生命的整个周期，以及疾病发生、发展的全过程，体现了社区卫生服务的哪个特点（　　）
4. 针对各类不同的人群，社区卫生服务的内容由预防、保健、医疗、康复、健康教育、计划生育技术服务等综合而成，并涉及健康的各个方面，体现了社区卫生服务的哪个特点（　　）

第九章　社区护理主要的工作方法

1. 掌握社区护理程序的步骤。
2. 掌握家庭访视的定义、目的、程序。
3. 掌握居家护理的程序。
4. 掌握社区健康教育的概述、程序等内容。

随着医学模式的不断转变，护士的角色与功能也不断在发生变化。护理的对象不仅是患者，而且扩展到了全社会人群；护理的场所不仅是医院，而且发展到社区的每个家庭中。家庭是个人和社区连接的纽带，以家庭为单位的护理是现在社区护理中最常用的工作方法。社区护士通过家庭访视、居家护理和社区健康教育等形式来建立家庭病床，在家庭环境中有效地实施护理措施，使社区护理工作取得好的成绩。

第一节　社区护理程序

护理程序是社区护士在为社区护理对象提供护理照顾时所应用的一种工作程序；是一种确认护理对象现存和潜在的健康问题，制订适合社区护理对象的护理计划，采取适当、有效的护理措施，解决护理对象所存在的一系列健康问题，并不断地进行评价，通过对护理对象进行主动、全面的整体护理，使其达到最佳健康状态的工作方法；是一个持续、循环、动态变化的过程。

一、社区护理程序的步骤

护理程序分为 5 个步骤，即评估、诊断、计划、实施和评价。

1. 评估　是护理程序的第一个步骤，是整个护理程序的基础，同时也是护理程序中最为关键的步骤。主要是有计划、有目的、系统地收集患者现存的和潜在的资料。

2. 诊断　把评估所收集的各种资料进行整理与分析，确定患者的健康问题，是护士为达到预期目标选择护理措施的基础。诊断是制订计划的依据。

3. 计划　是指根据护理诊断制订出相应的护理目标和措施。计划是行为的指南，制定护理计划是一个如何解决护理问题的决策过程，其目的是为了确认干预对象的护理重点，以及护士将要实施的护理措施。

4. 实施　是执行计划的全部过程，是指将计划中的各项措施变为实践。

5. 评价　指在计划实施后，有计划、系统地将护理措施所产生的效果与预期护理目标进行比较，并作出判断。

二、社区护理评估

社区护理评估主要是收集社区健康的相关资料的过程，是做出正确社区护理诊断的基础。

（一）社区护理评估

社区护理评估的内容主要包括 3 个方面：社区人群特征、社区地理环境特征、社区社会系统特征。

1. 社区人群特征

（1）人口数量及人口密度　社区人口数量的多少和密度的高低可影响到社区卫生服务资源的分配、生活物质资源的供给，以及健康教育的实施，从而影响社区人群的健康状况。一般而言，人口数量多，密度高，会增加生活的压力和环境污染的可能性。

（2）人口构成及健康状况　社区中的人口构成包括年龄、性别、种族、婚姻、文化程度、职业、宗教信仰、经济收入等。社区中不同的人口构成决定了不同的健康需求及疾病的种类。对人口健康状况的了解则可通过人群中的平均寿命、主要存在的健康问题、患病原因、死亡原因、所从事的职业、低收入人数、暴力事件发生情况等来评估。

（3）人口变动　社区人口的改变和迁移会影响到对医疗卫生保健服务的需求，同时也会影响社区的生存与竞争能力。

（4）人群价值观及行为特质　对社区人群价值观及行为特质的了解，可通过收集社区护理的发展史来较准确地掌握，且在收集发展史的过程中能增加社区居民对社区的认同感，有利于社区护理计划的实施。

2. 社区地理环境特征

（1）区域范围　在进行社区评估时，要先了解社区的区域范围、面积大小，与整个大环境的关系，是农村还是城市，这样才能较全面地收集到居住此范围内居民所需的相关社会系统的资料。

（2）地理位置　对地理位置的了解主要是分析该社区是位于城市还是乡村，位于城市的商业区、工业区还是住宅区等。另外，了解社区周边是否有山川河流的分布，并评估这些是否可作为休闲娱乐或民生之用，是否会威胁到社区。社区不同的地理位置会给人的健康带来不同程度的影响。如社区位于厂矿区，就有被造成污染的可能；位于商业区，则需要考虑噪音给居民健康带来的影响。

（3）气候　过冷过热的气候会直接影响到社区的健康和社区人群的的生活方式。因此，要注意评估社区的温度、湿度及社区对气候突变的应急处理能力。

（4）动植物分布　动植物分布一方面可影响到社区居民的健康，另一方面也可作为社区的资源。要注意评估居民是否知道社区中有无有毒有害的动植物，是否知道如何防范。

（5）医疗保健设施　主要评估医疗保健设施的数量、位置及分布是否合理，是否能满足本社区居民的健康需求。

（6）人为建设　人为建设往往容易造成环境污染，威胁居民健康。注意评估这些建设是否破坏社区的环境卫生，是否威胁到社区居民的安全，是否有利于交通状况的改善。如：建造房屋、处理垃圾、工厂等。

3. 社区社会系统特征

（1）卫生保健系统　社区中的保健服务机构可以帮助居民满足基本的保健需求。社区护士应评估医疗保健机构的种类、功能，卫生人力资源的数目、素质，以及社区卫生服务经费的来源等。

（2）经济系统　评估社区居民的经济水平。社区经济系统的评估可以通过社区居民的职业、收入状况等来了解。

（3）文化教育系统　包括正规和非正规的教育体系。注意评估其种类、分布、数量和利用情况。

（4）娱乐系统　社区内公共和私立的娱乐设施很大程度上影响到居民的精神文明生活，并关系到居民的生活质量。故应评估娱乐设施的种类、数量及利用情况，有无不良娱乐场所及民众对社区所提供的休闲娱乐设施的满意度。

（5）福利系统　健全完善的社区福利系统能提升居民的安全感和社区的稳定性。注意评估政府提供的福利的内容及其申请条件，社区中福利机构和福利资源的种类及居民的满意度。如：养老院、托儿所等的接受程度和利用率。

（6）宗教信仰系统　宗教信仰会影响到社区居民的价值观、生活方式和健康行为，甚至疾病的发生状况。

（7）交通系统　评估社区内交通运输系统的利用情况，交通是否便利，居民是否满意，有无为残障者提供足够的无障碍空间等。

（8）安全系统　评估保护性服务机构和设施是否足够，利用情况怎样，社区居民有没有足够的安全感等。

（二）收集资料的方法

1. 实地考察　实地考察是指社区护士深入到社区，运用自己的感官主动去了解社区居民的健康状况、生活和工作情况，以及存在的健康问题。通过实地考察往往可以较系统、较全面地收集到关于社区的一些有价值的资料，如社区人群的生活情况、环境情况、公共设施的配备、废水废渣废气的处理情况等。

2. 查阅文献资料　查阅文献最大的优点是耗时少，信息量大。社区护士通过运用现成的资料进行分析，寻找可能影响健康的因素。文献资料包括：人口普查资料、医院出入院记录、疾病统计等资料；有关组织、团体的各种年报、记录等资料，调查报告；有关期刊、杂志、报纸、通讯、专著等资料。

3. 调查　调查是指用比较正式的方式来收集资料，以了解人口健康和疾病的流行、分布情况及其相互之间的关系，继而确定社区的健康问题及影响健康的危险因素。

调查包括信访法和访谈法两种。信访调查适用于所调查的对象有一定的文化水平，调查内容也不是很复杂。其优点是效率高且成本较低，但主要缺点是回答率低，所获得的样本代表性差。在一些样本量较大且调查对象较集中的调查中，多使用访谈法，因为社区成员很了解自己的健康状况和兴趣，也清楚社区的问题和实力，因而能提出解决问题的办法。但访谈法也有其缺点，如费时、费钱，而且还需培养专业调查人员。

4. 开展社区讨论　开展社区讨论是一种能有效获得社区意见而资源耗费相对较少的方法。全社区居民均可参加讨论，也可以是部分代表参加。通过社区讨论可以了解到居民的健康需求，同时可征询居民的意见，确定优先要解决的问题，从而制订出最适宜的健康护理计划。

当然，收集资料的方法还有很多，如电话调查、坐车沿途观察等，具体用什么方法，还需根据社区类型、社区评估的目的等来选择。

三、社区护理诊断

社区护理诊断是指对于个人、家庭、群体或社区现存或潜在的健康问题及其相关因素的陈述。以社区评估收集的资料为依据，在此基础上进行分析、整理，发现社区的健康问题，做出护理诊断。

（一）分析资料

系统全面地分析资料是做出优质诊断的基础。要对所收集的资料进行认真地分类和必要地统计分析处理，列出社区的优缺点、存在的与健康有关的问题和可利用的资源。在进行资料的整理分析时，要立足于护理，做到去粗取精、去伪存真，最终所提出的问题应是护理能够解决或干预的问题。

（二）做出护理诊断

护理诊断的组成包括问题、原因（或相关因素）及诊断依据。诊断的提出一般可采用 PES 模式或 PE 模式来进行。

PES 模式：

P（problem）——问题，指社区健康问题；

E（etiology）——导致问题出现的相关因素或危险因素；

S（symptoms and signs）——与问题相关的表现。

链　接

　　某社区中年男性的高血压发病率达22%，明显高于全国平均水平。调查表明此社区居民的饮食习惯不健康，食盐的摄入量大大超标。该社区中年男性多为家庭和事业上的顶梁柱，工作忙、生活规律性差且缺少锻炼，而且大多不认为这种生活方式会导致严重疾病。

　　问题：请采用 PES 模式对此案例做出社区护理诊断。

四、制订社区护理计划

　　社区护理计划的制订是在确定社区护理问题的基础上，制订出具体的护理目标、对策和措施。在计划制订之前，应先将前面所做出的诊断排出优先顺序，以决定其护理的重点。在确定护理干预重点时，可依据的基本原则主要包括以下几方面：①严重性：指所干预的危险因素对本社区人群有较大的危害；②有效性：指通过护理干预措施能有效控制危险因素或改善干预对象的健康状况；③可行性：指采取的措施能得到管理机构或政府部门的关注和支持，有可利用资源。

　　社区护士在确定了护理诊断的排列顺序后，即可根据首选的健康问题制订切实可行的护理计划。制订社区护理计划主要包括护理目标和护理措施的确定。

（一）确订护理目标

　　护理目标的确定应注意：目标应以护理对象为中心，目标应时间明确，目标陈述应简单明了，目标应被护士和护理对象认可。根据完成时间可将护理目标分为短期目标和长期目标。例如，对于"社区中年男性高血压发病率高"的情况，可提出短期目标，如半年内使社区75%的高血压患者认识到不良生活习惯与高血压及其并发症的关系；长期护理目标，如5年内社区高血压患病率降低10%。

（二）确订护理措施

　　目标确定后，社区护士应与护理对象及相关人员共同协商，根据护理对象的具体情况和特点，制订切实可行的护理措施。制订措施的依据包括护理对象所存在的具体问题、社区可利用的资源、社区人群的理解和参与程度、社区健康服务的宗旨和目标、护理实践的服务范围和标准等。

五、实施社区护理措施

　　社区护理措施的实施是社区护士将社区护理计划中的各项措施付诸实践的过程，在实施社区护理计划的过程中，社区护士应注意以下几个方面的问题：

（一）合理利用资源

在实施的过程中，社区护士应充分利用社区内可利用的资源，包括人力、物力及财力资源，以保证护理计划的顺利实施。

（二）提供良好环境

在实施过程中，应为护理对象创造一种安全、舒适的环境氛围，对地点、人员、室温、设备、时间等因素均应予以考虑。

（三）加强团结合作

社区护理服务的综合性决定了社区护士在实施工作过程中不但要与社区其他卫生服务人员密切合作，而且还要与社区的行政、教育、企业等机构的相关人员密切合作。

（四）做好社区动员

社区护士和居民间是相互合作的关系，社区护士应鼓励、动员社区居民参与社区护理计划的制订与实施，并帮助他们增强维持机体健康的信心。

（五）及时准确记录

社区护士在实施计划的过程中，要随时注意收集各种与护理对象健康相关的资料，并及时、准确地进行各种护理记录。通过记录，可以及时了解工作中存在的各种问题，以便及时修改和完善社区护理计划，保证社区护理的实施效果。

六、社区护理评价

社区护理评价是社区护理程序的最后一个步骤，主要是测量和判断目标实现的程度及措施的有效性，从而决定社区护理计划和措施是否能继续，是否需要修正或终止。社区护理评价常用的评价方法包括过程评价和结果评价。

（一）过程评价

过程评价是指在实施护理措施的过程中，对护理程序的各个阶段进行及时的评价，如评估是否准确、全面，诊断是否明确，护理计划是否具体，有无达到预期目标，措施是否得当等。过程评价的优点是能及时获得反馈信息，纠正实施中所存在的偏差。

（二）结果评价

结果评价是指在实施护理措施之后，针对护理活动的近期和远期效果进行评价。假如效果达到了预期要求，说明护理措施是行之有效的；假如效果尚未达到预期要求，则应找出其中的原因，对不当的诊断、计划或措施进行修改，以保证护理的效果。

社区护理评价能使社区护理的质量得到提高，社区服务对象的健康需求得到满足，同时也能逐步增强社区护士的工作能力，为提供更优质的护理服务奠定基础。

第二节 家庭访视

一、家庭的概述

家庭是人类生活的基本环境，是构成社会的基本单位。家庭对其成员的影响远远超过其他任何社会关系的影响。

（一）家庭的定义

家庭是由婚姻、血缘或收养关系等相联系的两个或两个以上人群组成的社会生活的基本单位。确保家庭稳定的三大支柱是婚姻、血缘和经济供养。

（二）家庭的类型

家庭的类型多种多样，但常见的类型主要有以下六种：

1.核心家庭 由夫妇和未婚子女或收养子女组成的家庭。核心家庭已成为我国主要的家庭类型，其特点是人数少，结构简单，家庭内只有一个权力和活动中心，便于成员间沟通、相处。

2.主干家庭 又称直系家庭，由父母、一个已婚子女及第三代人组成的家庭。主干家庭的特点是家庭内不止有一个主要的权力和活动中心。

3.单亲家庭 由离异、丧偶或未婚的单身父亲或母亲及其子女或领养子女组成的家庭。这类家庭人数较少、结构简单，家庭内只有一个权力和活动中心，但可能会受其他关系的影响。此外，经济来源相对不足。

4.丁克家庭 由夫妻组成的无子女家庭。

5.重组家庭 夫妻双方至少有一人曾经历过一次婚姻，也可有一个或多个前次婚姻的子女及夫妻重组后的共同子女。

6.联合家庭 又称旁系家庭，由两对或两对以上的同代夫妇及未婚子女组成的家庭。

（三）家庭的功能

1.情感功能 满足成员间感情的需要是家庭的基本功能之一。家庭成员之间通过彼此相互理解、关心和情感支持，缓解或消除社会带来的烦恼、压力，使成员体会到家庭的安全感和归属感。

2.生殖养育功能 通过生育子女、赡养老年人，从而达到延续人类社会的目的。

3.经济功能 满足家庭成员的衣、食、住、行、娱乐、教育等基本经济需求，同样是家庭的基本功能。

4.社会化功能 完成对年幼成员从"生物人"到"社会人"的转化是家庭义不容辞

的责任。

　　5. 健康照顾功能　促进和维护成员的健康是家庭最基本的功能。

二、家庭访视的定义、目的及原则

（一）家庭访视的定义

　　家庭访视简称家访，是指在服务对象的家庭里，发现家庭的健康问题，并运用家庭内外的资源，进行护理干预，使家庭重获健康，并维持和促进个人、家庭和社区的健康状况。

（二）家庭访视的目的

　　1. 早期发现家庭健康问题　通过家庭访视，了解家庭及家庭成员的健康状况，收集家庭生活环境中关于个人、家庭和社区的相关健康资料，以便早期发现家庭健康问题。

　　2. 确认阻碍家庭健康的相关因素　了解家庭支持系统的状况，提供切实可行的家庭援助计划。

　　3. 寻求在家庭内解决问题的方法　收集家庭成员间的相处关系、家庭环境及经济状况等资料，直接与服务对象合作，依据现有资源采取相应措施，并根据其家庭的特点，进行针对性的护理措施。

　　4. 提供护理服务　为在家居住的患者或残疾人提供适当、有效的护理服务。

　　5. 促进家庭功能　调动家庭成员及护理对象积极参与，提高家庭及其成员的自我健康管理能力，促进家庭及其成员的正常成长和发展，提供有关促进健康和预防疾病的健康教育。

　　6. 提供线索　为判断社区健康问题提供线索。

　　7. 建立援助支持系统　促进建立足够而有效的援助支持系统，鼓励家庭充分利用现有的可促进健康的资源。

　　8. 建立良好关系　社区护士与访视对象建立良好的信赖关系。

　　由于深入到访视对象的家庭中，社区护士可以与访视对象进行充分的交谈，消除其紧张情绪，从而获得真实的资料。

（三）家庭访视的原则

　　1. 保密原则　确保被访视家庭的秘密，这是社区护士职业道德的基本要求。

　　2. 安全原则　社区护士在家访时必须注意安全问题。护理人员不但要有自我保护意识，注意自己的安全，而且也要保护家庭成员的安全。

　　3. 规范服务原则　按照社区护士的职责和要求提供服务，职责以外的不应提供给服务对象，特别不能做对服务对象有害的事情，如：向患者推销产品、药品、用品等。

　　4. 资源共享原则　充分利用家庭和社区资源帮助服务对象恢复到健康状态。

　　5. 协同原则　社区护士应与家庭共同制订护理计划并付诸实施。

三、家庭访视类型和程序

（一）家庭访视类型

1.评估性家庭访视　评估个人、家庭的需求和状况，为护理计划提供依据。

2.预防、保健性家庭访视　主要进行疾病预防、保健方面的工作，如产后新生儿访视等。

3.连续照顾性家庭访视　其对象包括需要在家直接护理的患者、行动不便的患者、急性病患者、慢性病患者、临终患者及其家属。

4.急诊性家庭访视　解决临时性的、紧急的情况或问题，如车祸、外伤、家庭暴力等。

（二）家庭访视程序

家庭访视前必须充分做好准备工作，根据被访视家庭的具体情况确定访视种类，制定访视程序，方能达到访视目的。

1.访视前准备　访视前的准备工作是关系到访视成功与否的重要环节。准备工作主要包括选择访视对象，确定访视的目的和目标，准备访视用品，联络被访家庭，安排访视路线。

（1）选择访视对象　当社区护士负责访视家庭的数量较多时，应在有限的时间、人力、物力的情况下，有计划、有重点、有目的地安排家庭访视的优先顺序。首先要考虑对有严重健康问题的家庭进行访视，其次是对那些易产生后遗症和不能充分利用卫生资源的家庭进行访视。排列优先顺序时应以群体为先，个体为后；传染性疾病为先，非传染性疾病为后；急性病为先，慢性病为后；生活贫困、教育程度低者为先；有时间限制的为先。上述顺序可根据不同的情况进行具体调整，如可以根据访视对象希望的访视时间、社区护士的交通情况等，进行灵活的调整。

（2）确定访视的目的和目标　在第一次访视之前，要对所访视家庭的环境有一定的了解，熟悉访视家庭的情况，明确访视的目的，制定初步的访视计划，包括要运用的交流方式、各种应变措施等。熟悉访视家庭情况的途径有：患者住院的治疗和护理资料，健康档案记录资料，家属到社区卫生服务中心（站）寻求帮助或进行某些健康咨询时提出的问题和困难等。对家庭做连续性健康护理时，在每次访视前都要根据前次的家庭访视资料、患者住院资料和家庭记录等，制订出明确、具体的访视目标，并依据目标的评价结果，对计划进行调整。在制订措施和目标时要与社区卫生服务的相关人员讨论（如全科医师、康复医师、出院的医院等），并注意不要漏掉可利用的资源。

（3）准备访视用品　社区护士要对访视包进行保管，并在访视前对物品进行准备和核对。访视包内的物品应按访视目的和家庭的具体情况进行准备。访视物品分两类：一类是访视前应准备的基本物品和根据访视目的增设的访视物品。基本物品包括常用的体检工具（体温计、血压计、听诊器、手电筒、量尺），常用的消毒物品和外科器械（酒精、棉球、纱布、剪刀、止血钳），隔离用物（消毒手套、塑料围裙、口罩、帽子、工作衣），常用药物及注射用具，记录单和健康教育材料，以及联系工具（地图、电话本）等。增设的访视物品如对新生儿访视时增加的体重秤，有关母乳喂养和预防接种的宣传材料等。另一类是可利用的家用物品，如浴巾、利用家庭的材料制作的床上洗头器、训练开发婴儿智力的各种玩具等，但在确定家庭具备的情况下可不必准备。

（4）联络被访家庭　具体访视时间原则上需要事先与访视家庭预约，如果因为预约使家庭有所准备而掩盖了想要了解的真实情况时，可以安排临时性突击访视。

（5）安排访视路线　社区护士应根据具体情况安排一天内的家庭访视路线，确认地址，并准备简单的地图。在访视机构留下访问目的、出发时间及预定回归的时间和被访家庭的地址、路线及联络方式，以便有特殊情况时，访视机构能尽早与访视护士取得联系。

2. 访视中的工作　访视分为初次访视和连续性访视。初次访视的主要目的是建立关系，获取基本资料，确定主要的健康问题。连续性访视是社区护士对上次的访视计划进行评价和修订后，制定下次的访视计划，并按新计划进行护理和指导，同时不断地收集资料，为以后的访视提供充分的依据。访视中进行的具体工作有如下几个方面：

（1）确定关系　与访视对象及家庭建立信任、友好、合作的关系。实际上，关系的建立涉及整个访视时期，可以是长期的。目标的达成需要家庭成员的配合，否则会影响资料的真实性。初次访视时，社区护士要向访视对象介绍所属单位的名称和本人的姓名，向访视对象确认住址和姓名。通过简短的社交过程使访视对象放松。家庭可以拒绝访视，以及决定什么时候、什么人访视家庭。社区护士要分析拒绝的原因，是误会还是不了解服务，应向访视对象解释访视目的和必要性、所提供的服务、所需时间等。社区护士要在对象愿意接受的情况下提供服务和收集资料，还可以向访视对象明确他的权利，必要时可签订家庭访视协议。

（2）评估、计划和实施　评估包括初步的个人评估，家庭评估，环境评估，对知识水平、资源设备、社区资源的评估等。通过评估掌握现存的健康问题或自上次访视后的变化情况。初次访视不一定要求获取所有资料。计划是指根据评估结果与访视对象共同制订或调整的护理计划。实施护理干预是指在护理操作的过程中，注意防止交叉感染，严格执行无菌技术操作原则和消毒隔离制度。操作后还要妥当处理污染物，避免污染，整理用物并洗手。同时要注意排除其他干扰（如电视等），及时回答访视对象的提问，必要时向其介绍转诊机构。

（3）简要记录访视情况　在访视时，要对收集到的主、客观资料及进行护理援助和指导的主要内容进行记录。记录时注意只记录重点内容，不要为了记录而忽略了与访视对象的谈话。

（4）结束访视　与访视对象一起回顾、总结本次访视内容，在需要和同意的基础上共同决定是否需要下次访视。如果需要，则商量并决定在下次访视前患者和家属应做哪些准备，并与访视对象预约下次访视的时间和内容。要告知访视对象若有变化该如何联系社区护士，给家庭留下访视者的有关信息，如联络电话、工作单位地址等。

3. 访视后的工作

（1）消毒及物品的补充　访视回来后，要洗手，漱口，把所使用的物品进行必要的消毒处理，整理和补充访视包内的物品。

（2）记录和总结　整理和补充家访记录，包括访视对象的反应、检查结果、现存的健康问题、协商内容和注意事项等，分析和评价护理效果和护理目标达成的情况。最好建立资料库或记录系统，建立家庭健康档案和病历。

（3）修改护理计划　根据收集的家庭健康资料和新出现的问题，修改并完善护理计划。如果访视对象的健康问题已解决，即可停止访视。

（4）协调合作　与其他社区工作人员交流访视对象的情况，商讨解决办法，如个案讨论、汇报等。如果现有资源不能满足访视对象的需求，而且该需求在社区护士职权范围内又不能得到解决时，应与其他服务机构、医生、设备供应商等联系，对访视对象做出转诊或其他安排。

4. 家庭访视报告　每一次家访结束后都应该整理一份家访记录，待围绕一个主题的几次家访全部完成后，就应该综合几次家访的结果，写一份完整的家庭访视报告。在报告中，不仅要展示比较完整的资料，而且要进行评价和分析，如分析治疗护理的效果和预后，分析家庭关系和相互作用，并提出解决问题的策略和方法，或总结服务的成败与经验。

家庭访视报告的书写格式见表 9-1

表 9-1　家庭访视报告

户主姓名：	档案号：
住址：	联系电话：
主访护士（医生）：	协访护士（医生）：

家访目的：

1. 家庭结构和功能评价。

2. 家庭危机评价和解决。

3. 家庭健康教育。

4. 家庭治疗与护理。

5. 个别家庭成员的家庭诊疗护理服务。

问题：个别成员的问题或家庭问题。

主观资料（S）：个别成员的临床症状或家庭功能的异常表现、家庭危机的状况。

客观资料（O）：

1. 家庭结构：家庭成员的基本资料、健康问题。

2. 家庭功能：

（1）家庭关怀度指数的评定：了解患者或其他家庭成员对家庭功能的满意度；

（2）角色认知：患病成员在家庭中的角色、地位和作用。

3. 家庭环境卫生：住家状况、水电、交通、经济收入等状况。

4. 家庭资源：

（1）家庭内资源

（支持）：谁付医疗费，能承受多少?

（维护）：谁是家庭的发言人，能决定哪些事，如何决定？

（医疗）：谁可以照顾患者，能提供哪些照顾，如何提供？

（信息）：谁可以提供医疗护理资源，能提供哪些资源，如何提供？

（教育）：谁是家庭中学历最高者？所有家庭成员受教育的情况？

（结构）：谁能改变居家设置，能做哪些改变，如何做？

（2）家庭外资源

社会资源：社会关系、社会地位、社会支持网络。

文化资源：文化背景、文化传统对家庭成员的影响。

宗教资源：宗教信仰、程度和力量。

经济资源：家族中可提供经济支持的状况。

教育资源：家庭成员所受的教育情况及影响。

医疗资源：家庭成员的护理常识、保健知识、可利用的外界医疗护理资源。

评估（A）：分析患病成员的健康状况及家庭功能状况，分析家庭内外的最大影响因素、家庭资源状况及患病成员和家庭的应付能力，探讨患病成员的反应，确定家庭功能障碍或家庭危机产生的原因和机制。

计划（P）：

1. 个别成员的心理咨询、治疗护理、躯体疾病的给药护理。

2. 家庭危机的早期发现和预防。

3. 利用家庭资源为患病成员服务。

4. 开展家庭健康教育。

5. 实施家庭治疗护理。

预后：患病成员的预后和继续实行的护理干预，家庭功能障碍或家庭危机的预后和追踪观察，提出改善其预后的建议。

（三）家庭访视的入户艺术

家庭访视是社区卫生服务的灵魂，而入户又是其中的关键，是任何设备先进的大医院所无法具备的优势。然而，由于受当地治安环境、现代生活人际交往减少等因素的影响，也给入户工作带来很大的困难。特别是在一些新建的住宅小区，住户构成复杂，社区卫生服务中心又刚刚进驻，居民对其不了解，社区护士又一直从事临床工作，没有社会工作经验，如何入户常常是令社区护士最为头痛、发怵的一项工作。社区中行动不便的老年人、长期卧床的慢性病患者的客观需求是入户的基础，而访视的技巧则是入户成功与否的保证。

1. 入户前准备工作要周密，目的性要明确　入户访视不但可以了解社区居民的健康需求，融洽护患关系，而且是一次很好的宣传机会，因此，入户前的准备工作一定要周到。入户前要准备宣传材料，写明社区卫生服务中心的服务项目、医护人员姓名、联系电话等，以便在有限的时间内向居民传递尽可能多的信息，也可通过适当的途径，将入户的时间通知家庭，让家庭有所准备。

2. 选择入户的合适时间　入户的时间不能太早，也不能太晚，要避免在吃饭、看新闻联播的时间进行家庭访视。遇到家中有客人、亲朋欢聚应改日再访。若条件允许，可以预约一个固定的时间，请住户在此时间不作其他安排。

3.**寻求居委会成员或楼长的帮助** 为了保证顺利入户，初次上门最好由居委会成员、楼长带领。事先一定要做好居委会和楼长们的工作，讲明社区卫生服务方便群众、利国利民的重要意义，使其能积极配合我们的工作。

4.**入户称谓、谈话得当** 称呼要使对方得到心理上的满足，感觉到医护人员的亲近。对儿童可视其年龄、性别选择儿童愿意接受的称呼；进入患者家庭对老年人不宜直呼其名，应在姓氏后加尊称，如张老、李老或称老师、先生；对于老年女性应视其年龄称阿姨或奶奶；社区老年人中最常用的称呼是大爷、大妈。总之，称呼之前先要分析对方的各种条件，如年龄、性别、文化、性格等，选择适合对方的称呼。对熟悉的患者可由患者自己确定护士对其的称呼。

第一次接触，若能给服务对象一个良好的印象，对今后的工作很有好处。可先谈几句家常话然后再步入正题，要及时从居民的家居环境特点，如养花、养鱼、字画等找到共同点，从他们感兴趣的问题谈起，并适度认同、支持对方观点，以满足其心理需求，缩短护患距离。

5.**把握好沟通技巧** 对居民的家庭背景、婚姻状况、心理问题、经济收入等情况的了解要循序渐进，不要强求一次获得所有的资料。在护患信赖关系尚未牢固建立前的太深介入，会令访视对象感到不安和疑虑，甚至因为害怕被询问"其他的事情"而不敢去社区卫生服务中心就诊。如果进入患者家中，发现患者心情不好，原定的入户方案应改期进行。

入户访视时应平等对待家庭每个成员，尤其是与自己年龄相近的异性家庭成员，要保持合适的距离以免引起不必要的误会和家庭不和。如果需要与某个家庭成员单独交谈比较长的时间，可以预约时间到社区卫生服务中心来。遇有卧床及患病者可做护理查体，包括心肺听诊，血压、脉搏、呼吸的测量。在检查中多用关怀的语句，如询问有无痛感等，使患者感到亲切、温馨。

6.**入户后交谈的内容切合居民的需求** 交谈的内容应包括以下两个方面：①让居民明白自己的病情、用药情况、收费情况。②进行健康教育，并充分解释内容。

7.**了解患者的期望是否已得到满足** 在访视结束前，要了解患者的期望是否已经得到满足。给居民善意的建议，对增进护患关系非常有效。我们可以礼貌地问："您还有什么问题吗？""对我们的工作您还有什么要求？"

8.**适时结束访视** 入户访视具有明确的目的性，不是随便串门。为了保证工作效率，如无特殊情况，每户入户访视时间不超过1小时。问题要开门见山，避免闲聊，当患者不着边际滔滔不绝时，可用直接发问、婉转引导的方法转移话题，或告知自己还预约了其他住户，改时间再谈，防止被患者缠住。交谈时，要善于察言观色，注意对方的反应，学会随机应变，主动控制话题和局面，在对方感觉最好的时候告辞，而不要等到对方不耐烦的时候再走。

（四）家庭访视时的注意事项

1.**着装** 要注意穿适合护士身份的职业服装，服装要整洁、协调、便于工作；穿舒适的鞋子，利于行走方便；随身带上身份证、工作证、联系电话及零钱，以备急用；不要佩戴贵重的首饰。

2.态度　态度要求合乎礼节，大方稳重，能表示出对访视家庭的关心和尊重。

3.掌握技巧　能利用人际关系和熟练的沟通技巧，获得护理对象的信任，更好地收集主观资料。在操作的同时也要注意进行相应地观察、收集客观资料，同时进行指导和咨询。

4.保持距离　要注意与家庭成员保持一定的距离，以免影响其家庭功能。

5.观察环境，尽量要求家属在场　仔细观察访视时的周围环境，尽可能要求访视对象的家属在场。如遇到有敌意、发怒、情绪异常的访视对象，社区护士提供急需的护理后可立刻离开现场；如有不正常的聚众等可疑情况，可迅速离开；遇到突发情况如打架、酗酒、有武器、吸毒等，可立即离开。

6.根据需要给予急救护理　如遇到家庭成员意外或受伤，在急需护理时必须立即给予适当处理，同时报警或通知急救中心。访视包应放在护士的视野范围内，不用时把它盖上，以免小孩或宠物好奇玩弄。

7.尊重　应尊重被访视对象及其家庭的交流方式、文化背景、社会经历等，不要让家庭有被检查的感觉，要保守被访家庭的秘密，要与访视对象共同制订计划、实施和评价，确保决策的自主性。

8.签订家庭访视协议　当访视家庭确定后，社区卫生服务机构应与被访家庭签订家庭访视协议，确认家庭是否同意被访、访视的方式、内容、时间，以及双方的责任与义务等，以利于社区护理工作的管理及家访工作的顺利开展。协议包括问题、目标、计划、责任、期限、措施及评价等内容。

9.访视时间　一般在1小时以内，应避开家庭的开饭时间和会客时间。如果与访视对象的上班、上学时间发生冲突，可尽量利用早、晚的时间，最好在家庭成员都在的时候进行家访。

10.服务项目与收费　护患双方要明确收费项目与免费项目，一般家访人员不直接参与收费，访视护士决不能接受访视对象的礼金、礼物等。

11.安全问题及对策　社区护士在家访过程中必须考虑以下安全问题。

（1）社区卫生服务机构应建立安全制度，访视护士按照有关规定进行家访工作。

（2）访视前尽可能与访视对象取得联系，确认被访家庭的地址及行程，尽量了解访视对象和家庭的情况。

（3）机构其他人员应知道访视护士家访的行程安排，包括家访的时间和走访家庭的姓名、地址、电话及交通工具。

（4）尽量在计划时间内进行家访，如有特殊情况应得到机构的同意，去偏远的地方需要有陪同人员同行。

（5）路途注意交通安全。

（6）做好相关记录的签署，掌握职业范围，避免医疗纠纷，慎重对待没有把握或没有定论的信息。

第三节　居家护理

居家护理是患者在熟悉的家庭环境中接受医疗和护理，是为了充分地满足患者医疗和护理需求而提供的服务，并且是适应大众需求的一种主要的社区护理工作方法，是住院服务的院外补充形式，在提高社会效益和经济效益方面发挥着重要作用。

一、居家护理的概念与对象

（一）居家护理的概念

居家护理是在有医嘱的前提下，社区护士直接到患者家中，应用护理程序，向社区中有疾病的个人，即出院后的患者或长期家庭疗养的慢性病患者、残疾人、精神障碍者，提供连续的、系统的基本医疗护理服务。

（二）居家护理的对象

1. 在家疗养的慢性病患者　如冠心病、高血压病、肺心病、糖尿病、慢性肾衰竭、先天性畸形、溃疡性结肠炎、骨和关节病变需要牵引和卧床者等。

2. 重症晚期在家中的患者　如癌症晚期不需要住院，而在家中进行化疗和缓解疼痛的患者。

3. 出院后病情已稳定但还需继续治疗或康复的患者　如术后患者、高位截瘫患者和脑血管意外患者等。

4. 残疾人　需要康复护理的残疾人。

二、居家护理程序

（一）居家患者的评估

居家患者的护理评估一般在患者建立家庭病床或得到居家护理中心批准的服务时开始，并在实施护理的过程中不断地完善。社区护士依据患者的病情变化，拟订和修改护理计划，指导患者和家属进行护理。对于居家患者，只有在护士全面了解患者的情况后，才能够准确提出护理问题，有效地为患者提供全面的护理服务。

1. 评估内容包括病史、临床表现、体检及治疗情况

（1）病史　包括现病史、既往史、预防接种史、用药情况、主要临床症状和体征、实验室检查结果、并发症、有无感觉和知觉障碍等。

（2）日常生活情况及心理社会史　生活史，如饮食、睡眠、运动、嗜好、每日时间安排等；日常生活能力，如更衣、饮食、清洁、排泄、活动、各种用具的使用能力等；性格、兴趣爱好；个人信仰；认知及判断能力；工作性质及内容；疾病对工作的影响程度。

（3）家庭环境情况　包括家庭成员的构成和数量、年龄、性别、健康状况、成员间的关系等；家庭成员的护理能力，承担患者护理的家庭主要成员的意愿、理解力、判断力、掌握护理知识的程度和护理能力；如为单身居住者，有无其他的支持系统；患者的居住条件及居住环境，如有无医疗护理设备的空间、卫生间及浴室，家庭环境中有无进一步危害患者身心健康的因素等。

（4）社会经济情况　所在社区的卫生医疗组织情况，对患者的医疗护理服务是否完善，邻里关系，利用社会福利资源的情况，是否有经济困难，能否继续接受居家护理服务等。

（5）资源使用情况　所在社区的资源，如卫生、福利、人力等；家庭资源，如人力、物力、支持系统等。

（6）对疾病及居家护理的认识　如患者和家属如何认识及看待患者所患的疾病，患者及家属对居家护理的看法及要求，患者及家属对医务人员的看法及要求等。

2. 评估方法　包括与患者、家属、亲友、其他医务人员及居家服务人员交谈，查阅患者的医疗护理记录、体检及其他仪器或实验室检查的结果等。

（二）居家患者的健康问题

健康问题是服务对象生命历程中所遇到的，能在护理范围内得到解决的生理、精神、心理、社会文化等方面的问题。健康问题可能是现存的，也可能是潜在的，但必须是通过手段即基础护理、康复护理、心理护理、生活照顾等能解决的问题。可从以下几个方面考虑解决健康问题的优先顺序。

1. 患者本人感到最困难、最需要要援助的问题。
2. 家庭中感到最困难的问题。
3. 患者和家属观点有差异的问题。
4. 从护理专业角度考虑到的护理问题。
5. 护士提供的护理与家属和本人需要相一致的问题。

（三）居家患者护理计划的制订

护理计划是对服务对象所存在的健康问题、护理目标及护士所要采取的护理措施的一种书面说明。通过制订护理计划，可以使护理活动有组织、有系统地满足居家患者的具体需要。护理计划包括决定护理活动的先后顺序，制订预期目标，选择适当的措施等几个部分。

1. 决定居家护理活动的先后顺序　护士收集患者的相关资料后，经过认真地归纳、整理、分析后，会发现患者有许多不同的护理需要，但在具体实施护理的过程中往往不能在同一时间内满足患者的全部需要。因此，护士应根据患者的具体情况及意愿等，按照人的基本需要理论，首先对患者最紧急、最重要的问题进行护理，以使护患双方达成共识。

2. 制订预期目标　护理目标是对希望达到的护理效果的准确描述。目标的设定必须以服务对象的功能、行为改变、知识的增加、情感的稳定等为中心，并且必须是可测量的。居家护理的目标通常分为近期目标和远期目标。

3. 选择护理措施 护理措施是护士为帮助护理对象达到预定目标所采取的具体方法。护士在科学的基础上有针对性地选择护理措施。护理措施要具体、有指导性，使护士和居家患者均能准确、容易地执行。

在制订护理计划阶段，应注意计划要建立在充分评估的基础上，符合患者及家属的意愿、需要、风俗习惯及兴趣；鼓励患者及家属充分参与计划，使护士与居家患者、家属及相关人员密切配合，以确保护理计划的实施。

（四）居家患者护理计划的实施

在实施护理计划的过程中，不仅要求护士具备丰富的专业知识，还要有熟练的操作技能和良好的人际沟通能力，并注意充分调动居家患者及家属的积极性，让患者充分参与护理过程，才能保证患者得到高质量的护理。

护理实施的内容有以下几点。

1. 保持良好的体位及防止压疮 帮助患者保持良好的体位及姿势，维持关节的功能位，避免易引起关节畸形或强直的姿势，通过主动及被动运动维持肌肉的张力，防止肌肉萎缩。定时帮助患者翻身，对于受压的骨隆突部位，做局部按摩或使用气垫等预防压疮。

2. 增进患者的心理健康 居家护理人员应以热情周到的服务，培养患者对生活的乐趣，尽可能帮助患者与外界保持联系，增加患者对未来生活的信心。

3. 促进患者的营养 促使患者摄入足够且均衡的营养，特别是长期卧床的患者，应注意钙的平衡，预防骨质疏松的发生。

4. 对生活自理有障碍者，鼓励和锻炼其自立 应鼓励他们从最简单的日常生活做起，并着力于对患者进行功能训练，使患者增强信心，恢复日常生活能力，尽可能地让患者保持自己的家庭、工作及社会角色，使患者感受到自己的能力并体验到生活的意义及乐趣。增强患者的自理能力，根据患者的具体生活情况帮助其在适当的范围内尽量自理或谋生。

5. 对畸形和残障的患者应实施功能康复训练 患者的运动应由被动到主动，从简单到复杂，由短时间到较长时间，并逐渐增加活动的次数。康复包括身体各主要系统及器官的功能康复，如心肺功能的康复训练、排泄功能的康复训练等。对其他的身体缺陷或功能障碍者，应请相应的康复医师等协助患者进行康复训练，以促进患者的康复。

6. 健康教育 对患者进行健康教育是实施居家护理的主要内容。健康教育立足于引导和促使居家患者建立自我保健意识，掌握基本的保健知识和技能，养成有利于健康的行为和生活方式，对居家患者的康复具有重要意义。

7. 进行家庭环境适应性改变的指导 指导居家患者及家属根据患者的病情及家庭居住现状，改变家庭的居住环境，如卧室、厨房、卫生间等以满足患者的需求。

8. 指导医疗护理器械的使用 当患者购买医疗器械后，应教会患者使用，并详细讲解使用过程中的观察要点，发生紧急情况时的应对措施，器械的消毒方法等。

9. 发生紧急情况时的处理方法　向患者及家属介绍居家护理的局限性，使患者和家属了解，当患者的病情突然发生变化时，应与谁联系、如何联系，以及转诊体系是什么，等等。

10. 建立完善的居家护理记录及档案　一般护理记录一式三份，社区卫生服务机构一份，患者保留一份，主要的病案负责人保留一份。

（五）居家患者的护理评价

1. 随时评价　随时评价是每次进行居家护理时的评价。重点是测量日常护理活动和功能，强调及时收集和分析资料，可随时发现问题，及时修改护理计划，不断完善护理活动。

2. 定期随访性评价　每隔1~2个月对接受居家护理的患者进行一次全面的评价，评价每个患者接受居家护理后有无改善。评价内容包括：①主观资料。如患者的主诉、自理能力及日常生活能力等。②客观资料。如患者的一般情况、生命体征、体重、机体的功能状态、行为、康复治疗的进展情况、实验室检查资料、医师会诊的报告、其他人员的汇报资料等。根据所收集的资料重新评估患者的情况，包括以前的护理措施是否有效，病情的稳定情况，对治疗的反应情况，药物治疗的效果，是否出现新问题等，并根据评价的结果修订护理计划。

3. 年度总结性评价　对长期接受居家护理的患者，至少每年要进行一次回顾性总结评价。评价的内容包括：①患者病情的总结性评价。包括对一年内患者病程的描述，各种症状及体征的评价，各种化验结果的分析，各种治疗护理措施及效果的总结，药物治疗效果及副作用的总结，健康教育效果的评价等。②患者身心的全面回顾与总结。包括对患者各种功能、生活能力、饮食与营养、自护能力等方面的总结，对患者康复能力的总结及评价，对社交情况、家庭情况、家庭支持方面的回顾及总结。③对其他情况的总结评价。包括评价患者是否需要持续性的居家护理，是否需要转诊服务，是否需要经济援助等。

第四节　社区健康教育及健康促进

一、健康教育的概念及社区健康教育的概念

（一）健康教育的概念

健康教育（health education）是通过有计划、有组织、有系统的各种活动，促使受教育者树立健康意识，自觉自愿地改变不良行为，建立有益于健康的行为和生活方式，消除或减轻影响健康的危险因素，预防疾病，维护和促进健康。

健康教育的核心问题是促使个体或群体改变不健康的行为和生活方式，尤其是组织行为的改变。然而，改变行为与生活方式是艰巨的、复杂的过程。许多不良行为并非属

于个人责任，也不是有了个人的愿望就可以改变的，因为许多不良行为或生活方式受社会习俗、文化背景、经济条件、卫生服务等影响，更广泛的行为还涉及生活状况，如居住条件、饮食习惯、工作条件、市场供应、社会规范、环境状况等。

（二）社区健康教育的概念

社区健康教育是以社区为单位，以社区人群为教育对象，以促进居民健康为目标，有计划、有组织、有评价的健康教育活动。

二、健康教育的意义及目的

（一）健康教育的意义

1. 健康教育是社区卫生服务的重要内容　社区卫生服务是以人的健康为目的，社区为范围，需求为导向，融预防、医疗、保健、康复、健康教育、计划生育技术服务为一体的基层卫生服务。健康教育是其中的重要内容。

2. 健康教育是卫生保健事业发展的必然趋势　迄今为止，发达国家和我国的疾病谱、死亡谱都发生了根本的变化，其主要死因不再是传染性疾病和营养不良，冠心病、肿瘤、脑卒中这些慢性非传染性疾病成为主要死因。

3. 健康教育是一项低投入、高产出的保健措施　从成本－效益的角度看，健康教育和健康促进的成本投入所产生的效益，远远大于医疗费用高昂投入所产生的效益。

4. 健康教育是提供群众自我保健意识的重要渠道　自我保健是指人们为维护和增进健康，为预防、发现和治疗疾病，自己采取的卫生行为及做出的与健康有关的决定。

（二）健康教育的目的

健康教育的最终目的是通过普及健康知识（knowledge），建立健康态度（attitude），实现健康行为（practice）的改变，增进全民健康。通过健康教育帮助人们提高健康意识，避免生活中的失衡、疾病和意外；帮助人们改变不良生活习惯；帮助人们维持最佳健康状态，以适应社会的变化，逐渐走向康复，赢得健康，成为心理品质健全的健康者。通过对患者的知识、信念、态度、价值观、理解力等基本因素的改变，促使其保持与医护人员联系，遵医嘱用药，并能做到合理膳食、适量运动、控制情绪、改变不良的生活习惯方式等，减少患病机会，避免并发症，提高生活质量，延长预期寿命。

三、社区健康教育的内容

社区健康教育分为两大类，健康知识的传播和健康行为的干预，其中健康知识的传播又包括一般性健康教育、特殊健康教育及国家卫生法规的教育。

（一）健康知识的传播

1. 一般性健康教育　包括社区的公共卫生与环境保护知识、个人卫生保健知识、营养卫生知识、疾病防治知识、家庭常用药品和保健品的使用和管理、计划生育知识、精神卫生知识、院前急救知识。

2. 特殊人群健康教育　包括妇女的保健知识和技能、儿童及青少年的保健知识、中老年人的保健知识和技能、慢性病患者的居家护理知识和技能、残疾人的自我功能保健和康复知识及技能等。

3. 卫生法规的教育　帮助社区个人、家庭和人群学习和了解与社区健康有关的政策和法规，如《中华人民共和国环境保护法》《中华人民共和国食品卫生法》《公共场所卫生管理条例》等，促使社区人群树立良好的道德观念，提高社区人群参与卫生管理的意识和自觉性，自觉遵守各种卫生管理法规，从而维护社会健康。

（二）健康行为的干预

1. 指导居民养成良好的卫生习惯　如饭前便后洗手、早晚刷牙、勤理发和洗澡、不乱扔垃圾、不随地吐痰等。

2. 引导居民养成良好的生活方式　不吸烟、不过量饮酒、勤锻炼等。

3. 帮助居民树立正确的道德观念　遵守交通规则，爱护公共设施等。

4. 教育居民主动接受卫生保健服务　如主动接受预防接种。

四、健康教育的常用方法

健康教育方法的选用常因教育目的、内容、对象的不同而不同，设计者可依计划的目的、内容、经费、时间等情况加以选择运用。下面介绍几种常用的健康教育方法。

1. 专题讲座　一般是由专业人员就某一专题向社区的相关人群进行知识传授。适用于社区重点人群的系统教育，如孕期的保健、青春期的保健、高血压患者的家庭用药指导、糖尿病患者的饮食治疗等。

2. 印刷资料　是将健康教育的内容用大众化的语言进行陈述或解释，并印刷成册，形成文字资料。其特点是有利于保存和随时查阅。

3. 板报或宣传栏　是将较多的健康教育信息浓缩成精炼的科普短文的一种健康教育形式。其特点是定期更新内容，方法简便易行。

4. 照片、图画、幻灯片　为教育对象提供静止的视觉刺激，与文字说明互为补充。

5. 音像教材　从电化教学的角度，通过视听刺激进行信息和知识传递，能为教育对象提供生动有趣、贴近生活的画面，从而使健康教育更加丰富多彩。

6. 交谈　通过面对面的方式传播健康教育知识，同时可以解决教育对象的特殊问题，如心理问题。交谈过程中注意掌握交谈的技巧。

7. 讨论　一般是将有共同学习要求或存在相似的健康问题的人组织起来，以小组或群体的形式进行有关健康信息的交流。

8. 健康咨询　是针对教育对象特定的健康疑问给予解答或指导。常用的咨询方式有两种，一种是面对面的咨询，另一种是通过电话进行远距离交谈。电话咨询尤其适用于敏感问题的交谈，如性病、隐私等。

9. 案例学习　是将一个或多个详细实例提供给教育对象，随后根据相关内容进行讨论而达到教育目的的学习活动。例如，抗癌明星的事迹介绍或戒烟成功者的事例介绍。

10. 角色扮演　通过让教育对象扮演生活中各种不同的角色，以学习新的行为或解决存在的问题。

11. 参观法　是指为教育对象提供设施与环境，让教育对象面对出现的事情或在事件之前身临其境，从而减轻其焦虑感。

12. 其他教育方法　包括广播、电视、录音和科技电影的健康教育，以及计算机网络教育、CAI 课件教育等现代化教学手段。

五、健康促进的概念及内容

（一）健康促进的概念

健康促进（health promotion）的概念比健康教育更为广义。1986 年在加拿大渥太华召开的第一届国际健康促进大会发表的《渥太华宪章》中指出，"健康促进是促使人们提高、维护和改善他们自身健康的过程"。这一定义表达了健康促进的目的和哲理，也强调了范围和方法。

（二）健康促进的内容

1. 制定能促进健康的公共政策　健康促进超越了保健范畴，它把健康问题提到了各个部门、各级领导的层面上，使他们了解他们的决策对健康后果的影响并承担健康的责任。健康促进的政策由多样而互补的各方面综合而成，包括政策、法规、财政、税收和组织改变等。

2. 创造支持性环境　人类与其生存的环境是密不可分的，这是对健康采取社会生态学方法的基础。健康促进在于创造一种安全、舒适、满意、愉悦的生活和工作条件。任何健康促进的策略必须提出：保护自然，创造良好的环境，以及保护自然资源。

3. 强化社区性行动　健康促进工作是通过具体和有效的社区行动，包括确定需优先解决的健康问题，做出决策，设计策略及执行，以达到促进健康的目标。在这一过程中的核心问题是赋予社区以当家做主、积极参与和主宰自己命运的权利。

4. 发展个人技能　健康促进通过提供信息、健康教育和提高生活技能以支持个人和社会的发展，这样做的目的是使群众能更有效地维护自身的健康和他们的生存环境，并做出有利于健康的选择。

5. 调整卫生服务方向　卫生部门的作用不仅仅要提供临床与治疗服务，而且必须坚持健康促进的方向。调整卫生服务方向也要求卫生部门更重视向卫生研究及专业教育与培训的转变，并立足于把一个完整的人的总需求作为服务对象。

复习自测题

1. 开展健康教育的首要任务是（　　）

    A. 制定健康的公共政策　　　B. 确定优先项目　　　　　C. 建立领导机构

    D. 制定健康促进规划　　　　E. 提高卫生知识普及率

2. 下列不属于健康促进内容的是（　　）

    A. 制定健康的公共政策　　　B. 创造支持性环境　　　　C. 发展个人技能

    D. 增加医药费用的投资　　　E. 强化社区行动

3. 以 SOAP 形式进行健康问题描述时不包括（　　）

    A. 主观资料

    B. 客观资料

    C. 完整的流行病学调查资料

    D. 健康问题的评价

    E. 健康问题处理计划

4. 家庭的"三大支柱"是（　　）

    A. 婚姻、血缘、教育

    B. 血缘、教育、生活方式

    C. 婚姻、生活方式、经济供养

    D. 婚姻、血缘、经济供养

    E. 教育、生活方式、经济供养

5. 家庭的主要功能不包括（　　）

    A. 教育功能　　　　　　　　B. 情感功能　　　　　　　C. 生育功能

    D. 健康照顾功能　　　　　　E. 社会化功能

6. 家庭访视的交流技巧（　　）

    A. 循序渐进的技巧　　　　　B. 取得合作的技巧　　　　C. 熟练使用医学术语

    D. 手势、表情和触摸　　　　E. 含蓄的技巧

第十章　社区儿童保健指导

📖 **学习目标**

1. 掌握各年龄期儿童的保健要点，儿童计划免疫程序。
2. 熟悉社区预防接种的实施及接种的禁忌证。
3. 了解儿童、青少年生理和心理的发育特点。

　　儿童是社区卫生保健的重点人群之一。2010 年我国第六次全国人口普查结果显示，我国现有 0～14 岁的人口约 2.22 亿，占总人口的 16.60%。儿童处于生长发育阶段，是成人的基础，不少成人的躯体疾病、心理异常、性格行为等，都与儿童时期的身心健康有关。然而儿童的健康易受营养、疾病、外界环境等各种因素的影响，是最易受伤害的人群。因此，保证儿童身心健康、防治各种疾病、进行早期教育等，是儿童保健的主要任务。现阶段我国儿童保健的对象是 0～14 岁的孩子，儿童保健的重点是 0～6 岁的学龄前儿童。

第一节　概　述

一、儿童保健的定义

　　儿童保健主要研究儿童各年龄期生长发育的规律及其影响因素，依据促进健康、预防为主、防治结合的原则，通过对儿童群体和个体采取有效的干预措施，提高儿童的生命质量，减少发病率，以达到保护和促进儿童身心健康和社会适应能力，保障儿童权利的目标。

二、社区儿童保健的基本工作任务

　　社区儿童保健的基本任务是面向全体儿童，对不同年龄阶段的儿童及其家庭进行预防保健指导、计划免疫和健康监测，以达到增强儿童体质，促进儿童身心各方面正常发展，降低儿童发病率和死亡率的目标。

三、社区儿童保健的方法及意义

儿童的健康生长发育既为成年期的生理和心理的健康奠定良好的基础，也是促进人类健康，预防疾病的基石。为更好地掌握儿童各期健康与疾病的状态，及时发现健康问题，故加强社区的儿童保健工作，采取有效的方法对社区儿童的保健工作做出正确的诊断及评价是很重要的。

（一）社区儿童保健的方法

正确掌握社区儿童保健的方法，是促进儿童保健工作的基础。根据其目的可选用不同的方法：

1. 社区调查 社区儿童保健是以健康儿童为主要工作对象。了解疾病与健康的分布及其影响因素从而进行社区流行病学的调查是很有必要的。如若要掌握接种乙肝疫苗的有效率，了解常见疾病的发病率，可用现场调查；发现个别的新病例（主要针对传染病及不明原因的疾病），为及时控制疾病蔓延，进一步采取有效的防治措施，可用个案调查；对特定地区、人群、时间的疫情进行的病因探索、防治措施效果评价，可用专题调查；某托幼机构突然出现的中毒事件，应用暴发调查；明确病因可应用病例－对照研究、队列研究及实验性研究等。

2. 健康教育 通过信息传播，有计划、有组织、有目的、有系统地宣传儿童生长发育中监护、育儿、早期教育、预防疾病及康复护理等卫生保健知识及基本技能。使家长及儿童加强自我保健意识，消除或减弱影响儿童健康的危险因素，预防疾病，促进儿童健康成长。

3. 技能指导 工作人员可在社区内的固定场所做保健技能实践的演示，也可深入家庭直接指导。如产妇如何正确哺乳，如何包裹、洗浴新生儿，如何进行新生儿脐部护理等，使健康教育具体化。

4. 制度管理 托儿所和幼儿园是儿童集体生活、学习和活动的场所，相应的制度管理是保证和促进儿童身心健康的必要措施。主要有小儿入所健康检查和定期健康检查制度、传染病及常见病防治制度、合理生活制度、平衡膳食制度、早期教育制度、安全管理制度、托幼工作人员健康检查制度。

5. 咨询 通过门诊、电话、信函等方式进行咨询，准确地判断小儿的健康和疾病状况，明确儿童健康问题的处理办法，采取积极有效的措施，及时妥善解决，以促进小儿的身心健康。

6. 综合的方法 融保健、预防、医疗、护理、康复为一体的方法，对社区儿童进行综合性的服务。以一级预防为主，充分体现三级预防的原则。

（二）儿童保健的意义

儿童是人类的希望和未来，故儿童的身心健康、儿童保健工作的质量直接关系到中华民族的强盛和前途。儿童保健是社区保健极为重要的组成部分，其关键是依靠社区的重视，利用现有的自然资源和卫生资源，获得家庭的支持和人人参与。针对社区儿童主要的健康问题，积极开展健康教育，提高家长和儿童的健康意识，提高社区儿童的健康水平和生存质量。

儿童保健既针对群体进行健康管理，又对个体进行健康指导；既有短期健康监测，又有长期系统观察；既有健康促进和疾病预防，又有疾病治疗与康复。世界卫生组织指出，儿童保健的目的是保证每位儿童在健康的环境中成长，有爱及安全感，能得到足够的营养，接受适当的健康管理和健全的生活方式指导，并得到合理有效的医疗保健。儿童保健为儿童的健康成长提供了基本条件。

WHO 把 5 岁以下儿童的死亡率及传染病预防接种率，作为一个国家及地区的卫生事业及健康状况的评价指标；将人口平均期望寿命作为评价其政治、经济、文化教育的综合指标。儿童死亡率直接影响到人均期望寿命这一指标。

儿童保健工作不仅关系到卫生事业的发展，更关系到社会的进步、民族的振兴及国家的强盛。

四、社区护士在社区儿童保健中的作用

1. 护理者　由于小儿机体各系统及器官的生理功能还未发育完善，生活不能自理。因此，护士要应用护理程序，全面评估小儿在生长发育、心理发育、早期教育中存在的问题及潜在问题，制订护理计划，采取有效的护理措施，为促进小儿的生长发育及疾病的康复，起到积极的作用。

2. 教育者　社区护士是儿童保健的教育者，应向小儿及家属提供各种健康教育与健康指导服务，培养小儿生活自理及良好的生活习惯，纠正小儿的不良行为问题，针对不同的年龄特点安排不同的活动。

3. 咨询者　社区护士要深入社区和家庭，根据小儿的年龄特点，正确及时地解答小儿与家长提出的各种健康问题，如科学喂养，早期教育的原则、方法及基本内容，常见病与多发病的预防及简单的处理原则，以提高他们的自我保健意识，提高健康水平。

4. 代言人　由于小儿的思维和表达能力不完善，不能准确表达自己的意愿。社区护士应根据小儿的年龄特点，充分了解小儿的心理特征，代替儿童表达需求及疑问。

5. 知心者　儿童在生长发育的过程中，除了身体上的发育，心理也在不断地发展。社区护士在工作中，要给予他们"爱"，不管是健康、疾病或残疾的儿童都同样给予关心、照顾和微笑。尊重小儿，获得他们的信任，在游戏和交谈中，使之增长保健知识。做患儿及残疾儿童的知心朋友，建立友好关系，细心观察和护理，配合医生和家长，促进小儿的康复。

6. 管理者　根据社区小儿的具体情况，设计和组织各种促进和维护小儿健康的活动，如健康教育、预防接种、开发智力游戏等。

7. 调研者　社区护士应具备科研的基本知识，注意观察、总结、研究社区中的护理及相关问题，提出新的观点，不断探索适合我国国情的社区护理模式，开拓我国社区护理工作的新境界。

五、儿童的计划免疫

（一）计划免疫的概念

计划免疫是指根据传染病的疫情监测和人群免疫水平的调查结果分析，按照科学的免疫程序，合理地、有计划地利用疫苗进行预防接种的措施，以提高人群免疫水平，达到控制和消灭相应传染病的目的。

（二）儿童的免疫特点

人体的免疫功能包括：防御功能，即消灭病原微生物，中和体内毒素；监视功能，监视和清除体内突变的细胞；免疫耐受，对自身细胞表达的抗原不产生应答；自身稳定，清除体内衰老和被破坏的细胞。

免疫又可分为非特异性和特异性免疫两类。非特异性免疫系统包括皮肤黏膜的屏障作用，补体及吞噬细胞的吞噬和杀菌作用。非特异性免疫应答是先天的，生来就有的，在感染早期数分钟到 96 小时，起防御作用，不产生免疫记忆。特异性免疫是在抗原的作用下后天产生的，是针对某一抗原产生的特异性免疫应答能力。其作用特异，强而有效。特异性免疫包括细胞免疫和体液免疫，是由执行特异性免疫的 T 细胞与 B 细胞参与的免疫，必须经过抗原识别、克隆化增值，以及产生效应细胞和记忆细胞的过程，初次产生免疫应答所需时间较长且较弱，再次产生免疫应答则时间短、作用强。婴幼儿的免疫系统尚未成熟，免疫应答反应比较弱，特点如下：

1. 小儿非特异性免疫功能发育不完善 婴幼儿皮肤、黏膜较薄且嫩，屏障作用差，单核吞噬细胞的吞噬杀菌作用低下，淋巴结对病原体的滤过作用弱，易患各种感染性疾病。

2. 特异性免疫功能发育不成熟 小儿体内参与特异性免疫的 T 细胞与 B 细胞相对不成熟，导致其免疫功能也不成熟，易患水痘、流行性腮腺炎、流脑等疾病。也有学者认为，婴幼儿对病原体的免疫能力低下，可能是其免疫系统已基本完善，但因为未接触感染源，而未建立免疫反应所致。

（三）影响儿童免疫反应的因素

1. 营养 如严重蛋白质、热能不足导致的营养不良，容易感染各种细菌、病毒及真菌性疾病；铁和锌的缺乏可抑制 T 细胞的活化、增殖和分化功能；维生素 A 和 D 的缺乏会使免疫功能下降。如营养过剩可导致肥胖，影响 T、B 细胞的活化、增殖、分化，并使吞噬细胞的吞噬、杀菌、抗原提呈作用减弱，亦可导致免疫功能下降。

2. 疾病 许多感染性疾病对儿童免疫系统的功能有较大的影响。如麻疹、流感、水痘等疾病使机体免疫力下降，易继发其他疾病；艾滋病更易患感染性及肿瘤性疾病。

3. 药物 糖皮质激素、抗肿瘤药物可抑制免疫功能等。

（四）儿童计划免疫程序

我国卫生部 1982 年颁布的《计划免疫工作条例》规定，将麻疹疫苗、脊髓灰质炎疫苗、白百破混合制剂和卡介苗列入计划免疫，1992 年 1 月 1 日起又将乙肝疫苗列入计划免疫。

表 10-1　扩大国家免疫规划疫苗免疫程序

序号	疫苗	接种对象月（年）龄	接种剂次	接种部位	接种途径	接种剂量/剂次	备注
1	乙肝疫苗	0、1、6 月龄	3	上臂三角肌	肌内注射	酵母苗 5μg/0.5mL，CHO 苗 10μg/1mL，20μg/1mL	出生后 24 小时内接种第 1 剂次，第 1、2 剂次间隔 ≥28 天
2	卡介苗	生后 2~3 天	1	上臂三角肌中部略下处	皮内注射	0.1mL	
3	脊灰疫苗	2、3、4 月龄，4 周岁	4		口服	1 粒	各剂次间隔均 ≥28 天
4	百白破疫苗 无细胞百白破疫苗	3、4、5 月龄，18~24 月龄	4	上臂外侧三角肌	肌内注射	0.5mL	各剂次间隔均 ≥28 天
5	白破疫苗	6 周岁	1	上臂三角肌	肌内注射	0.5mL	
6	麻风疫苗（麻疹疫苗）	8 月龄	1	上臂外侧三角肌下缘附着处	皮下注射	0.5mL	
7	麻腮风疫苗	18~24 月龄	1	上臂外侧三角肌下缘附着处	皮下注射	0.5mL	
8	A 群流脑疫苗	6~18 月龄	2	上臂外侧三角肌附着处	皮下注射	30μg/0.5mL	第 1、2 剂次间隔≥3 个月
9	A＋C 群流脑疫苗	3 周岁，6 周岁	2	上臂外侧三角肌附着处	皮下注射	100 μg/0.5mL	2 剂次间隔 ≥3 年；第 1 剂次与 A 群流脑疫苗第 2 剂次间隔 ≥12 个月
10	乙脑减毒活疫苗	8 月龄，2 周岁	2	上臂外侧三角肌下缘附着处	皮下注射	0.5mL	

续表

序号	疫苗	接种对象 月（年）龄	接种剂次	接种部位	接种途径	接种剂量/剂次	备注
11	甲肝减毒活疫苗	18 月龄	1	上臂外侧三角肌附着处	皮下注射	1mL	
	甲肝灭活疫苗	18 月龄，24～30 月龄	2	上臂外侧三角肌附着处	肌内注射	0.5mL	2 剂次间隔 ≥6 个月
12	炭疽疫苗	炭疽疫情发生时，病例或病畜间接接触者及疫点周围高危人群	1	上臂外侧三角肌附着处	皮上划痕	0.05mL（2 滴）	病例或病畜的直接接触者不能接种
13	出血热疫苗	出血热疫情重点地区 16～60 岁目标人群	3	上臂外侧三角肌	肌内注射	1mL	接种第 1 剂次后 14 天接种第 2 剂次，第 3 剂次在第 1 剂次接种后 6 个月接种
14	钩体疫苗	流行地区可能接触疫水的 7～60 岁高危人群	2	上臂外侧三角肌附着处	皮下注射	成人第 1 剂 0.5mL，第 2 剂 1.0mL，7～13 岁剂量减半，必要时 7 岁以下儿童依据年龄、体重酌量注射，不超过成人剂量的 1/4	接种第 1 剂次后 7～10 天接种第 2 剂次

　　儿童计划免疫的免疫程序有两类，一类是卫生部颁布的计划免疫程序（见表 10-1），全国都要严格执行；另一类是由学术专家推荐的免疫程序，如流行性乙型脑炎、甲型肝炎、流行性腮腺炎、流行性出血热疫苗等。推荐免疫程序可根据当地的流行病学特点与需求实施，这里仅阐述计划免疫程序。

　　免疫程序是指接种疫苗的先后顺序及要求，在规定的月龄范围内完成基础免疫。婴幼儿必须在 12 个月内完成基础免疫。

　　基础免疫是指人体初次、全程和足量地进行某种疫苗的预防接种。儿童的基础免疫疫苗包括：乙肝疫苗、卡介苗、脊髓灰质炎疫苗、百白破混合疫苗和麻疹疫苗。

　　免疫接种的原则是：鉴定有无使用的必要；安全、无明显副作用、效果可靠；严格的使用程序，注意禁忌证；特殊环境需进行额外的免疫接种。

对儿童基础免疫的要求：起始月龄不准比规定的免疫月龄提前，特殊情况可以退后，两针（次）间最短间隔时间为1个月。加强免疫可刺激机体产生回忆性免疫应答反应，从而使抗体增长并维持较长时间。联合免疫是指将两种或两种以上的抗原采用疫苗联合、混合或同次使用等方式进行免疫接种，以预防多种或同种不同血清型、不同周期传染病的一种手段，包括采用几种抗原制成多联多价制剂，或采用几种制剂不同途径、不同部位同时接种。

（五）影响免疫效果的因素

接种疫苗的时间、预先感染、接种途径及首次接种时间等因素均可影响免疫的效果。

（六）预防接种的禁忌证

1. 相对禁忌证 发热、急性传染性疾病可缓种，待症状消失或完全康复后可接种。

2. 绝对禁忌证 患有血液病，自身免疫性疾病，急慢性严重心、肝、肾及脑部疾病的小儿，不进行任何生物制品的预防接种。湿疹、化脓性皮肤病、结核菌素试验阳性、中耳炎及水痘、心脏病、肾炎患者不接种卡介苗。

（七）预防接种的实施

1. 做好各种疫苗的有效保存和运输 重点做好疫苗的冷链管理。"冷链"是指疫苗从生产单位发出，经过存储、运输，直到基层使用单位的各个环节，都要按照疫苗保存的规定进行冷藏，以保证其效价。

2. 做好接种前的准备工作 接种场所应光线充足，空气流通，冬季室内温暖。接种者应掌握疫苗的特点、接种注意事项、接种反应的处理。对家长说明接种中及接种后可能出现的反应及处理措施。认真询问病史，注意接种的时间、间隔及次数，及时发现禁忌证。准备接种所需的疫苗（菌苗），口服、注射所需的用品，急救药品等。

3. 严格执行接种操作程序及规定 认真核对接种者，注意接种后的反应。

4. 登记与注意事项 在接种手册上登记接种的疫苗名称及日期，观察小儿15~20分钟，无不良反应方可离开现场。对已启封但未用完的疫苗应焚烧处理。告知家属接种当日不洗澡，2日内避免剧烈活动。如出现高热、痉挛，应及时与社区医务人员联系，及时处理。

（八）预防接种的副作用及处理原则

1. 一般反应 由于疫苗本身含有菌体蛋白、内毒素及其他毒性物质，以及疫苗接种过程中的理化刺激，接种疫苗后会产生局部红肿、发热及全身反应，称为一般反应。一般反应分为局部反应和全身反应。

（1）局部反应 部分小儿在接种后12~24小时于接种的局部出现红晕、轻度肿胀和疼痛。一般红晕直径≤2.5cm为弱反应，2.6~5.0cm为中度反应，≥5.1cm为强反应，一般在 48 ~ 72 小时消失。局部反应一般不需特殊处理，如反应重可用热毛巾热敷，每日数次，但卡介苗不能热敷。

（2）全身反应　部分小儿接种后 8 ~ 24 小时出现发热，伴有头晕、头痛等周身不适。体温在 37.1℃ ~ 37.5℃ 为弱反应，37.6℃ ~ 38.5℃ 为中度反应，≥ 38.6℃ 为强反应。发热一般持续 1 ~ 2 天，弱、中反应一般不需特殊处理，强反应可适当给予退热药。全身反应严重者需对症处理，还应注意保温、休息及多饮水。

2. 异常反应

（1）无菌性脓肿　仅局部出现硬结可用湿毛巾热敷；若已形成脓肿，可用无菌注射器抽脓；脓肿自行破溃，应切开排脓并坚持换药；继发感染，则合理使用抗生素。

（2）晕厥　亦称晕针。接种疫苗后，轻者出现心慌、恶心、面色苍白、全身冷汗等症状，严重者还可出现脉搏无力、血压略有下降等。处理办法有平卧，头放低，宽松衣服，测量血压，开窗通风，注意保暖，服用温开水，即可恢复。如血压下降明显可按休克处理。

（3）过敏性休克　个别人在接种疫苗后几秒钟、几分钟、甚至 1 ~ 2 小时内，发生过敏性休克。表现为：患者突然头晕、胸闷、气急、心悸、面色苍白、四肢厥冷、血压下降，甚至出现昏迷等表现。处理方法：去枕平卧，测量血压，抢救休克，应用 1：1000 肾上腺素 0.5 ~ 1.0mL 皮下注射、吸氧、输液、抗过敏等急救措施，或转医院就近救治。

预防接种后还可出现偶合疾病及接种事故的发生，应认真鉴别。偶合疾病常因时间的巧合而被误认为该疾病是由预防接种引起。小儿恰在某疾病的潜伏期，症状还没有出现，疫苗接种后正好发病，如冬天偶合流感，夏天偶合肠道传染病等。预防接种事故是由于疫苗质量不合格，或操作不规范等造成受种者机体组织器官及其功能的损害。

第二节　儿童生长发育

一、各期年龄段儿童的生长发育及心理特征

（一）新生儿期的特点

出生后自脐带结扎起到生后 28 天止的 4 周称新生儿期。出生不满 7 天的阶段称新生儿早期。新生儿期是小儿开始独立存活，适应外界环境的阶段。此期的特点主要有：建立独立呼吸，适应比子宫温度低的周围环境，自己摄取营养素，保证生长发育需求等，机体各系统器官的解剖生理功能发育尚未成熟，免疫功能低下。因此，新生儿期是小儿最脆弱的阶段，发病率和死亡率较高。

（二）婴儿期的特点

出生后到不满 1 周岁为婴儿期。此期的特点主要有：是小儿生长发育最迅速的时

期；对热量、营养素特别是蛋白质的需要量特别高，如不能满足需求，易引起营养缺乏；消化吸收功能的发育尚未完善，与对营养的高需求发生矛盾，如喂养不当，容易发生消化功能紊乱；从母体获得的免疫力逐渐消失，自身后天获得的免疫力很弱，易患感染性疾病。

（三）幼儿期的特点

1 周岁到不满 3 周岁为幼儿期。此期的特点主要有：体格生长速度较婴儿期减慢，神经精神发育较迅速，语言、动作能力明显提高；好奇心及活动能力增强，但识别危险的能力不足，易受到意外损伤；饮食从以乳汁为主转变为以饭菜为主，并逐渐过渡到成人饮食，此时需要预防营养缺乏和消化功能紊乱；活动范围扩大，因此接触感染的机会增多，而自身免疫力仍较低，要注意预防传染病。

（四）学龄前期儿童的特点

从 3 周岁到入小学前（6 ~ 7 周岁）为学龄前期。此期的特点主要有：体格发育速度进一步减慢，逐年稳步增长；神经系统发育迅速，智力发育逐渐完善；活动范围进一步扩大，与外界环境接触增多，喜爱模仿；随着运动和锻炼的增加，体质增强，因此，感染性疾病的发病率降低。但此期免疫性疾病如肾炎等发病有增多趋势；此期（5 ~ 6 周岁）乳牙逐渐松动脱落，恒牙萌出，如口腔卫生不良容易发生龋齿。

（五）学龄期儿童的特点

从入小学起（6 ~ 7 周岁）到青春期（男 13 周岁、女 12 周岁）之前为学龄期。此期的特点包括：体格稳步增长，到本期末，除生殖系统外，其他器官的发育已接近成人水平。6 ~ 7 周岁时出现第一个恒牙，即第一磨牙，乳牙开始按出牙顺序逐渐脱落；此时，智能发育更趋成熟，是接受科学文化知识的重要阶段。

（六）青春期的特点

女孩从 11 ~ 12 周岁开始到 17 ~ 18 周岁，男孩从 13 ~ 14 周岁开始到 18 ~ 20 周岁为青春期。此期的特点为：

1. 体格发育突然加速 是出生后体格发育的第二个高峰期。此期的生长发育在性激素的作用下明显加快。

2. 生殖系统迅速发育 第二性征逐渐明显并趋向成熟，男性出现遗精现象，女性出现月经初潮。

3. 神经内分泌的调节功能尚不稳定 由此在心理、行为、精神方面的表现也不稳定，往往表现出半幼稚、半成熟、半依赖、半独立的特点。

4. 心理特点 此期是个体一生中智力发展、世界观形成、信念确立的关键时期。青春期的心理特征一方面带有童年期的某些痕迹，另一方面又开始出现成人期的某些心理特征。因此，具有半幼稚、半成熟、独立性和依赖性并存、变化多端等特点，心理上表现为情感多变、情绪不稳定或易激动等。心理学家称此年龄阶段为"危险年龄阶段"。这一阶段的心理特征主要有以下几方面：

（1）性发育引起的问题 进入青春期后，开始意识到性别差异，出现朦胧的两性意识，对性发育感到困惑、好奇，对异性产生爱慕感，对性知识感兴趣。青少年若不能得到良好的性知识和性道德教育，容易发生不正当的性行为，危害身心健康。

（2）自我意识增强 随着生理、心理、社会功能的发展，青少年日益渴望独立，希望从家庭和学校的束缚中解脱出来，开始与父母疏远，并具有很强的逆反心理。但经济上的不独立又使青少年必须依赖父母。这种独立与依赖并存的矛盾心理使青少年的情绪不稳定，甚至造成亲子关系和师生关系的紧张。

（3）伙伴关系密切 同学、伙伴成为青少年生活中的重要社会关系，他们与伙伴关系密切，彼此交流内心的感受，并获得友情与支持。但此期若结交了不好的伙伴，较强的好奇心和模仿性使青少年容易沾染一些不良嗜好，甚至走向犯罪。近年来，青少年的犯罪率不断升高。

（4）人生观、世界观的形成 在青春期，青少年开始思索人生的价值和个人的追求，逐渐形成对人生和世界的看法，并确立自己的理想和奋斗目标。但青少年对自我的评价带有一定的盲目性，容易夸大自己的能力，并且爱幻想，受到挫折和失败时又容易垂头丧气。

（5）闭锁心理出现 秘密感成为青少年特有的心理活动，他们不愿将内心的想法表露出来，与老师、家长难以沟通。

二、影响儿童生长发育及心理的因素

影响儿童生长发育的因素包括生物学因素、环境因素及卫生服务因素等。遗传、环境及卫生服务共同决定着小儿生长发育的速度及程度。

（一）遗传因素

儿童5岁以后逐渐显示出遗传的特征。如体形、身高、外貌、心理活动、性格等，很大程度上是由遗传决定的，故应重视遗传因素及遗传咨询。

不同性别的儿童在生长发育速度、限度和特征上各有其特点。如女孩身高平均低于男孩，虽然第二个生长高峰比男孩早2年，曾高于男孩，但最终其身高仍矮于男孩。

（二）环境因素

1.营养 包括胎内和出生后各年龄阶段的营养供应。如母亲怀孕时营养不良，可致低出生体重儿、早产儿、胎儿脑发育不良，甚至先天缺陷等。婴幼儿期缺乏能量及蛋白，可影响体格生长和智能发育，易患感染性疾病。能量过度可致肥胖等。

2.疾病 急慢性疾病影响儿童的生长和发育。如严重先天性心脏病影响小儿发育。甲状腺功能低下与维生素D缺乏性佝偻病可阻碍骨骼的发育。生长激素分泌不足可引起侏儒症。性激素可促进骨骺融合，故青春期开始早者身材相对矮小等。

3. **物理、化学等因素** 孕妇接受药物、X射线照射、环境污染物等，可使胎儿发育受阻。儿童疾病应用激素、氨基糖苷类等药物也影响发育。

4. **体育锻炼** 体育锻炼能增强心肺功能，促进消化吸收，并有益于骨骼的生长。应逐渐培养锻炼身体的习惯，使其成为生存的基本需要。

5. **生活安排** 根据儿童的年龄特点，安排好日常生活，并结合生活护理培养良好的卫生习惯，可以促进儿童的生长发育。

6. **社会因素与家庭** 社会经济，医疗保健，文化教育，家庭的人口、生活条件及经济条件，是否重视保健、早期教育，家庭、幼儿园与小学教育的方式，均会影响小儿的生长发育。

7. **环境污染** 大气、水和土壤中有害物质的污染，以及噪音的危害，对儿童的生长发育都有不良的影响。铅污染不仅影响儿童的智力，还使儿童的体格发育迟缓。儿童被动吸烟对生长发育的不良影响，已被国内外学者的研究所证实。

2005年2月美国专家的一项研究表明，空气污染可危害孕妇子宫中的胎儿，吸入污染程度较重的空气的孕妇，其新生儿发生的持久性基因变异比正常水平增加了大约50%。装饰装修造成的室内环境污染已经成为危害婴幼儿健康的重要因素。据统计，仅南京市每年出生的先天性缺陷的婴儿超过千名。另外，空气中铅、汽车尾气的污染与水的污染对儿童的健康亦产生不良影响。

8. **其他因素** 作息制度、季节与气候、水源等对儿童的生长发育也有不同程度的影响。

（三）卫生服务

通过健康教育、预防接种、小儿生长发育监护、体格检查及疾病的诊治等多种渠道和方法为小儿服务，对降低疾病的发病率和死亡率，提高小儿的身体素质都是非常重要的。

三、儿童生长发育的评估与评价

生长发育评估是儿童保健工作的一项重要内容。它既可以了解儿童生长发育的状况，又可以进行动态观察，掌握其发展趋势；同时也可以及时发现儿童在生长发育过程中的偏离，探索病因，给予适当地指导及干预措施，促进儿童健康成长，提高人口素质。

儿童生长发育的评估包括身高、体重、头围、胸围等。体质评价，如身体发育水平、生理功能水平、身体素质。心理发育评价有感知能力、个性、气质及意志。这里主要探讨体格生长发育的评估。

（一）体格生长发育的评估

1. **体重** 体重是身体各器官、骨骼、肌肉、脂肪等组织及体液重量的总和，是反映营养状况和评价生长发育的重要指标。

（1）生理性体重下降　新生儿出生后由于摄入少，水分丧失，胎粪及小便的排出，体重可减少 3%～9%，至 7～10 天可恢复至出生时体重，称为"生理性体重下降"。

（2）儿童体重的计算公式　可按不同的月龄和年龄进行计算。

1～6 个月体重（kg）= 出生体重（kg）+ 月龄 × 0.7（kg）

7～12 个月体重（kg）= 出生体重（kg）+6 × 0.7（kg）+（月龄 –0.6）× 0.3（kg）

2 岁～青春期体重（kg）= 年龄（岁）× 2（kg）+8（kg）

在构成体重的各成分中，骨骼发育受遗传因素的影响大，随发育趋于稳定；儿童肌肉、脂肪变化随营养等因素而变化。因此，体重可呈双向变化，体重的下降，可由远期或近期营养造成。新生儿和婴儿的体重可有效地反映近期营养状况。

2. 身高　代表头部、脊柱和下肢长度的总和，身高（身长）主要反映身体骨骼的发育情况。3 岁以下测量用仰卧位称身长。

足月新生儿身长平均为 50cm。生后第一年内增长最快，约增加 25cm，第二年约增长 10cm，两岁末身长约 85cm。2～10 岁身高（cm）= 年龄（岁）× 7（cm）+70cm。儿童达到成人时的最终高度与遗传、性别，以及营养等密切相关。

3. 坐高　即顶臀长。是指头顶至坐骨结节的长度，可受臀部软组织厚度影响。3 岁以下取卧位，3 岁以上取正坐位。出生时坐高占身长的 66%，4 岁时坐高占身长的 60%，6 岁以后坐高小于身长的 60%。有些遗传、内分泌疾病可使身体的某些部分比例失调。

4. 头围与囟门　头围的大小及囟门闭合的早晚反映脑及颅骨的发育。

头围为自眉弓上缘经枕骨外隆凸最高点绕头一周的最大周径。2 岁以内测量最有价值。新生儿的头围平均为 34cm，4～12 个月约增加 12cm，1 岁时约为 46cm，2 岁时增加 2cm，达 48cm，15 岁时约 53～54cm，与成人相近。新生儿头围大于胸围，随着月龄增长，胸围逐渐超过头围。头围与胸围交叉所在的月龄大小成为评价婴儿营养状况的方法之一。头围与颅内容物和颅骨的发育有关，头围过小可见于大脑发育不良，头围过大常见于脑积水。

囟门分为前囟门和后囟门。前囟门是额骨和顶骨形成的菱形间隙，出生时对边的中点连线大约 1.5～2.0cm，6 个月后逐渐骨化而变小，多在 2 岁前闭合，但有个体差异。后囟门是两块顶骨和枕骨形成的三角形间隙，一般在生后 6～8 周完全闭合。佝偻病、脑积水等可致囟门闭合延迟，颅内压增高可致前囟饱满，严重脱水或营养不良可致囟门凹陷。

5. 胸围　是指胸部乳头下缘和两肩胛下角水平绕体一周的围度。胸围显示小儿胸廓、胸背肌肉、皮下脂肪及肺的发育情况。正常情况下，出生时的胸围比头围小 1～2cm，约为 32cm；1 岁时与头围相等，约 46cm，形成交叉；2 岁时约 50cm，超过头围；3～12 岁每年增加 1cm。胸围较小，见于营养不良；畸形见于佝偻病、心脏病等。

（二）体格发育的测量方法

1. 身长　3 岁以内的婴幼儿，由于不能站立或站立时不能维持身体直立位，需卧位测量头顶点至足底的距离，称之为身长。测量婴幼儿身长用标准的量床或量板，两边可嵌钢尺以示刻度，应注意量床两侧读数一致。测量时需要两人，儿童仰卧脱去帽、鞋与袜，助手将儿童扶正，头顶抵量床头板；测量者位于儿童右侧，左手握住儿童双膝，将腿伸直，右手移动足板使其接触两足跟。以厘米（cm）为记录单位，精确到 0.1cm。

2. 身高 表示站立时头、颈、躯干和下肢的总高度。3 岁以后用身高测量计测定。儿童取立正姿势，两眼平视，胸廓挺起，腹部微收，两臂自然下垂，脚跟靠拢，脚尖分开约 60°。脚跟、臀部和两肩胛间三个部位同时靠身高测量计立柱。移动滑测板，使之与颅顶接触，测量者平视，记录测量板与立柱的垂直交叉刻度的读数，以 "cm" 为单位，精确到 0.1cm。

3. 坐高与顶臀长 坐高指儿童处于坐位时头顶至坐骨结节的高度。3 岁以下儿童测量头顶点至臀部高度，称之为顶臀长。顶臀长用量床测量，取卧位。需有 1 人协助，协助者固定儿童头部于正中位，测量者左手提儿童双腿，膝关节屈曲，大腿垂直。测量者右手使儿童骶骨紧贴底板，记录读数，精确到 0.1cm。3 岁以上儿童取坐位测量坐高。儿童坐在高度适中的硬板凳上，使骶部紧靠立柱，坐直，头保持正中位置，大腿伸直与身体成直角，膝关节屈曲成直角，双脚向前平放于地面，头、胸与肩胛要求同测身高。

4. 体重 新生儿测量体重需要运用婴儿磅秤或特制的杠杆称，最大载重量 10kg。1 个月至 7 岁儿童用杠杆式磅秤，最大载重 50kg。7 岁以上儿童用磅秤，最大载重 100kg，误差不过 100g。被测量儿童应脱去外衣、鞋帽，去除内衣重量，尽量排空大小便。婴儿取卧位，1～3 岁幼儿可取坐位，3 岁以上站位；也可由大人抱着婴儿称量，然后减去成人和婴儿所穿衣服的重量。记录测量结果，以 kg 为单位，精确到 0.01kg。体重测量前应校正零点，注意测量误差。

5. 头围 头围表示头颅的围长，间接反映颅骨及内容量的大小。测量者用软尺零点固定在头部右侧眉弓上缘，经枕骨粗隆、左侧眉弓上缘回到零点。结果精确到 0.1cm。测量时，软尺紧贴头皮，左右对称。

6. 胸围 3 岁以下婴幼儿取仰卧位，3 岁以上取立位。测量者位于儿童的前方或右侧，用左手拇指将软尺零点固定在儿童胸前左乳头下缘，右手将软尺通过身体右侧、肩胛角下缘，经左侧回到零点。记录儿童平静呼吸时的中间读数，精确到 0.1cm。

7. 皮下脂肪的测量 皮下脂肪的厚度也称皮褶厚度，直接反应体内脂肪含量，是反应儿童营养状况的重要指标之一。皮褶卡钳为专用工具，简单、安全。皮下脂肪的测量部位有背部皮下脂肪（肩胛下角部）、上臂皮脂厚度（肱三头肌部）及腹壁皮脂厚度，常用腹部进行测量。腹部取锁骨中线上平脐部的腹壁，沿躯干长轴平行方向，用左手拇指与食指捏起测量部位的皮肤与皮下脂肪，捏时两指距离为 3cm，以右手持钳，测量皮褶厚度。量具的钳板大小以 6mm×15mm 为宜，测量记录刻度精确到 0.5mm。

评估标准为：＞13.5cm 为营养良好，12.5～13.5cm 为营养中等，＜12.5cm 为营养不良。

（三）体格发育的评价

体格生长评价包括体格的生长发育水平、生长速度、身体匀称程度等方面，是儿童生长监测中的一项重要内容。通过评价可以掌握儿童体格生长发育的现状，及时发现儿童生长过程中的偏离，如身材矮小、肥胖等，查明原因，及时进行早期干预，以促进儿童健康成长。

1. 体格生长评价的常用指标　分单项评价指标与多项评价指标。

单项评价指标：按儿童年龄的身高、体重、头围、牙齿数目等单项指标，评价儿童体格生长的情况，简单易行。但评价时存在个体差异，应连续观察才能掌握其生长情况。

多项评价指标：儿童保健工作中常采取 2 项以上的体格生长指标进行评价，即按年龄的体重（年龄别体重 W/A）、年龄的身高（年龄别身高 H/A）、身高的体重（身高别体重 W/H）进行综合评价。

2. 评价方法　体格生长评价是以所测得的儿童生长的某一标准参考值为依据，用测量值与标准参考值进行比较，由此可获得儿童个体生长状况的评价结果。测量值与参考值比较时采用不同的统计学方法。如标准差法（均值离差法）、百分位法（中位数百分位法）、曲线图法等。

第三节　各个年龄段儿童的保健指导

一、新生儿期的保健指导

（一）新生儿期的保健要点

1. 注意保暖　新生儿出生后周围环境的温度明显低于子宫内，且体温调节功能尚未完善，体温易受周围环境影响；同时新生儿体表面积相对较大，皮下脂肪较薄，皮肤血管丰富，更易散热。如果不注意保暖，新生儿须消耗很多热量抵御寒冷，不仅会影响其生长发育，还可出现低体温、新生儿硬肿症，甚至会危及生命，因此，保暖对新生儿的生存及生长发育都极其重要。如冬季室温过低，可指导家长用空调等方法提高室温至 22℃ ~ 24℃，或正确使用热水袋来保暖；夏季应避免室温过高，新生儿衣被不宜过厚。

2. 正确喂养　母乳喂养是新生儿最合适的喂养方式，须大力提倡母乳喂养，尽早开奶，按需哺乳。

（1）尽早开奶　正常分娩的新生儿，出生后半小时内可开始吸吮母亲乳头。尽早开奶可促进乳汁分泌，增强产妇子宫收缩，促进胎盘娩出，减少产后出血，防止新生儿发生低血糖。分娩后头几天的乳汁是初乳，量少略稠，色微黄。其优点有：含脂肪少，蛋白质及锌丰富，适合新生儿需要；含很多抗体，尤其是分泌型 IgA，可保护新生儿免受感染；含生长因子，能促进肠道发育，为肠道消化、吸收成熟乳做准备。

（2）按需哺乳　根据小儿需要哺乳，不要定时。随着月龄的增加，胃容量增大，母乳量增多，小儿吃奶的时间慢慢趋于定时，约每3~4小时1次，但仍需遵循按需哺乳的原则。

3. 护理措施

（1）衣着　新生儿的衣物材质应为柔软棉布，宽松清洁，易于穿脱，不用扣子。尿布要用柔软、吸水性好、浅颜色的棉布制作，勤洗勤换。注意包裹不宜太紧，更不能用带子捆绑，使小儿可自由活动四肢。

（2）脐带　脐带一般在出生后5~8天自然脱落，脐带脱落前要保持局部清洁干燥。在使用尿布时应注意勿使其超过脐部，以免摩擦或尿、粪污染脐部。每天用75%酒精棉签由内向外消毒脐带残端及脐轮周围1~2次，每次3遍，用无菌纱布覆盖。如发现脐部周围皮肤红肿，有脓性分泌物，提示感染，应及时就医。

（3）皮肤　新生儿皮肤娇嫩，而且排泄次数多，每次大便后须用温水清洗臀部，勤换尿布，保持臀部干燥，必要时可使用氧化锌或5%鞣酸油膏涂抹局部，积极预防尿布疹。为增进婴儿舒适感，保持皮肤清洁，应每日沐浴。沐浴时室温最好在26℃~28℃，澡盆内先倒冷水再倒热水，以手腕内侧测试水温，39℃~41℃为宜。喂奶后1小时之内勿沐浴。沐浴时使用中性沐浴液或婴儿香皂，沐浴顺序为面部、头、颈、上肢、躯干、下肢，最后换水清洗腹股沟、臀部及外生殖器，特别注意清洗皮肤皱褶处，如颈下、腋下和腹股沟。

（4）眼、口腔　眼部要保持清洁，眼部分泌物可用温水或生理盐水擦净。新生儿齿龈边缘常有黄白色小斑点称上皮珠，俗称"马牙"，数周或数月后可自行消失，不可挑擦，以免感染。

4. 预防感染　新生儿居室须每日通风，保持空气新鲜。尽量避免接触外来人员，凡患有皮肤病、消化道、呼吸道感染或其他传染病者，不能接触新生儿。护理新生儿前要洗手、脸及漱口。如母亲患感冒，喂奶时须戴口罩。

（二）新生儿家庭访视

新生儿家庭访视是新生儿保健的重要措施，社区医疗机构与医院之间应建立无缝护理模式，即社区护士与医院产科护士之间要有效沟通、密切合作，使新生儿出院后，社区护士能及时对新生儿进行家庭访视，并建立0~6岁儿童保健手册。

1. 访视目的　定期对新生儿进行健康检查，使问题能够被早期发现，及时处理，降低新生儿发病率和死亡率，指导家长科学育儿。

2. 访视频率　社区护士应在新生儿出院回家后24小时内，一般不超过72小时进行家庭访视。新生儿出生后至28天满月一般需访视3~4次。对于低出生体重、早产、双多胎或有出生缺陷的新生儿可根据实际情况增加访视次数。

3. 访视内容　访视内容可总结为一观察、二询问、三检查、四教育、五处置。每次访视的重点应随时间和新生儿情况的变化有所侧重。

（1）初次访视（生后3天内）　①观察新生儿居住的环境，包括温湿度、通风情况、安全设施、卫生状况等。观察新生儿一般情况，如皮肤颜色、呼吸节律、吸吮能力等。②询问母亲，新生儿出生前、出生时和出生后的基本情况，包括孕母情况、产次、分娩方式，新生儿有无窒息、出生时的身长和体重、喂养、睡眠、大小便情况，是否接种卡介苗和第1剂乙肝疫苗等。③测量体温、身长、体重。检查有无黄疸，脐部有无出血、感染等。④指导母乳喂养，宣传保暖、卫生护理的重要性，婴儿抚触的益处和方法。教育家长重视预防新生儿窒息。⑤对发现的问题给予及时处理，做好记录，预约下次访视时间。

（2）第二次访视（生后5~7天）　①观察新生儿的一般情况。②询问新生儿喂养、大小便情况，了解母亲是否有相关疑问。③检查脐带是否脱落，若脱落，需查脐窝是否正常；检查是否有红臀，皮肤皱褶处是否有糜烂等。④对家长提出或发现的问题给予指导和处理。

（3）第三次访视（生后10~14天）　①检查生理性黄疸是否消退。测量身长、体重，判断生理性体重下降的恢复情况，未恢复应分析原因。检查新生儿听力。②指导新生儿，特别是早产儿、双胎儿、人工喂养儿或冬季出生的小儿正确补充维生素D的方法，积极预防佝偻病。

（4）第四次访视（生后27~28天）　重点是询问喂养、护理的情况；测量体重，做全面的体格检查，评价其营养状况；提醒家长需注射乙肝疫苗第二针；对发现的异常情况应找出原因并给予指导。每次访视结束后，应认真填写新生儿访视卡，满月后作新生儿访视小结，转入婴儿期系统保健管理，指导家长继续进行婴幼儿生长发育监测和定期健康检查。

（三）新生儿窒息的护理干预

窒息是新生儿最常见的意外损伤，多由成人照顾不当导致。

1. 预防　根据新生儿窒息的常见原因，预防措施有以下几点：①母亲须注意哺乳姿势，避免乳房堵塞小儿口鼻，切忌边睡边哺乳；②提倡父母婴儿分床睡，避免熟睡时父母亲的肢体、被褥等压住婴儿口鼻而引起窒息；③每次喂奶后须将婴儿竖立抱起，轻拍后背，待其胃内空气排出后再取右侧卧位，防止发生吐奶时将奶液或奶块呛到气管引起窒息；④勿捏鼻喂药；⑤冬季外出时不要将婴儿包裹得过厚、过严实；⑥婴儿嘴上沾的奶液易引来小猫等宠物，因此，家中最好不要饲养宠物，以杜绝因小猫的躯体或尾巴压迫婴儿的口鼻而发生窒息。

2. 院前急救　迅速解除引起窒息的原因，清除口腔和呼吸道分泌物，保持呼吸道通畅。对呼吸、心跳已停止者，立即行口对口呼吸和心脏按压。凡窒息患儿均须立即送医院进行抢救。

二、婴儿期的保健指导

（一）合理喂养

提倡母乳喂养，合理添加辅食和断奶，科学安排断奶后的饮食。

1. 母乳喂养 母乳是婴儿最自然、最理想的食品。

母乳喂养的优点：母乳是婴儿最佳的营养食品，含有 4～6 个月婴儿生长发育所需要的全部营养物质；母乳有免疫功能，可保护婴儿免受感染；母乳易于吸收利用，使大便质软，排出通畅；母乳喂养可密切联系母婴感情，有利于培养小儿良好的品格和促进智能发育；产后立即母乳喂养可增强母亲子宫收缩，促进子宫复旧；降低乳腺癌的发病率；母乳无菌、温度适宜、喂养方便。

哺乳方法：哺乳前给婴儿换好尿布，母亲用肥皂洗净双手，并清洗乳头。哺乳一般可以取坐位、半坐位或侧卧位等不同姿势，以母亲体位舒适，心情愉快，全身松弛，有利于乳汁排出为宜。哺乳时婴儿的整个身体要贴近母亲，嘴要张大，含接住大部分乳晕，不能堵住小儿的鼻孔以免影响呼吸。哺乳时让婴儿先吸空一侧乳房，再吸吮另一侧，下次哺乳从另一侧乳房开始，使小儿不仅可以吃到前奶，还可以吃到后奶。前奶蛋白质丰富，后奶含有丰富的脂肪，以保证婴儿对两大营养素的需求。哺乳完毕，挤一滴奶留在乳头上，使其自然干燥保护乳头，预防皲裂感染；乳母将婴儿竖起，头依于母亲肩上，轻拍小儿背部，将哺乳时吸进的空气排出，以防溢奶。

判断母乳是否充足的方法：①哺乳次数：出生头 1～2 个月的婴儿每天需哺乳 8～10 次，3 个月的婴儿每天哺喂次数至少 8 次，哺乳时可看到吞咽动作并听到吞咽声音。②排泄情况：每天小便至少 6 次，大便质软。③睡眠：两次哺乳间婴儿满足、安静，常在吸吮中入睡，自动放弃乳头。④体重增加：出生后前 3 个月每月约增长 800～1000g，4～6 个月每月增长约 600～800g，6 个月后每月增长约 250～300g。⑤乳房情况：哺乳前母亲感到乳房肿胀，哺乳时有下奶感，哺乳后乳房较柔软。

断奶：随着小儿年龄的增长和消化功能逐渐改善，一方面母乳的质和量已不能完全满足其需要，另一方面婴儿已能适应乳汁以外的其他食物，此时，食物可由流质转为容易消化的半流质或软质食物。婴儿需从 4～6 个月开始逐渐添加辅食，哺乳次数逐渐减少，为断奶做准备。母乳喂养至少持续到婴儿出生后的第二年，断奶最好选择在小儿身体健康、天气较凉爽时进行。

2. 人工喂养 人工喂养指母亲因各种原因不能喂哺婴儿时，用动物乳如牛、羊乳或其他代乳品喂养婴儿。由于代乳品所含的营养素与人乳差别较大，一般需要消毒才能给婴儿食用，因此，最好完全母乳喂养至少到 4 个月，特别强调要让新生儿吃到初乳。如必须人工喂养，应选用优质的代乳品，调配恰当，供应充足，注意消毒，以满足小儿生长发育的营养需要。

3. 混合喂养 由于母乳不足需添加牛、羊乳，或其他代乳品喂养婴儿，称混合喂养。喂养方法有补授法和代授法两种。补授法是在每次喂母乳后加喂一定量的代乳品；

代授法是指一日内有数次完全喂牛、羊乳代替母乳。两种方法中以补授法较好，可防止母乳量迅速减少。如必须采用代授法，每日母乳喂哺次数也不应少于 3 次，并维持夜间哺乳，否则母乳量会很快减少。

4. 辅食添加

（1）目的　①增加营养，婴儿长到 4~6 个月后，母乳的质量随着时间的推移逐渐下降，不能完全满足婴儿生长发育的需要，因此，必须添加一定的辅助食品。②为断奶做准备，小儿添加辅食的过程其实就是断奶的过程。婴儿期的饮食以流质为主，随年龄增长、乳牙萌出，消化系统功能逐渐完善，小儿饮食从流质逐渐过渡到半流质、半固体，与成人吃一样的饮食，这就是断奶的过程。因此，须在断奶前为婴儿准备好适合不同月龄的辅食，否则易引起营养不良或消化功能紊乱。

（2）原则　①从少量逐渐增加：开始只吃 1/4 个蛋黄，3~4 天无不良反应可增至 1/2 个，再渐增至 1 个。②从稀到稠、从细到粗：从菜汁到菜泥再到碎菜，使小儿逐渐适应吞咽和咀嚼。③食物种类从 1 种到多种：习惯 1 种食品后再加另 1 种，不可在 1~2 天内增加 2~3 种，如一切正常，一般每周可加 1 种新食物。新食物应在婴儿身体健康时添加，增加食物后，特别要注意观察小儿大便情况，如腹泻或大便中带有不消化的食物，可减少或暂停辅食，待大便正常后再慢慢添加。添加辅食应注意食品卫生，以防因污染引起疾病。

（3）顺序　添加辅食应根据婴儿的需要和消化道的成熟程度，按一定顺序进行。添加米、面类食品可先从每天 1 次加起，习惯后可增至 2~3 次，随着辅食的添加可适当地减少哺乳次数，逐渐实现断奶。一般 4 个月以上的婴儿体内铁质已消耗完，应添加富含铁质的食物如蛋黄、动物血，还可以添加水果泥、菜泥、鱼泥、豆腐等，每日 1~2次；4~6 个月时，可以添加米糊、烂面条、米粥等补充热量；7~12 个月时，如小儿已开始出牙，可食烂面条、烂饭、薄脆饼干、馒头片等增加热量并训练咀嚼能力，同时添加适量的蛋羹，煮烂的鱼、肉、肝、豆制品及水果，蔬菜等，每日 2~3 次。

（4）制作方法　婴儿辅食的来源应是家庭制作，不太昂贵，对小儿有益的食物。①菜水及水果水：将蔬菜或水果如菠菜、胡萝卜、苹果、梨等切碎，加入少量水，加盖煮沸 5 分钟，加盐或少许糖，离火焖 5~6 分钟，将汤倒出，待温度适合即可。②鲜蔬菜、水果汁：将熟透的西红柿、橘子等洗净去皮，用干净纱布袋装好，放入适量的沸水中煮 1~2 分钟，拎起纱布袋放入碗中，用汤匙挤压出鲜汁，加糖少许即可。初喂时可加 1 倍水冲淡，适应后即可喂原汁。③菜泥：取新鲜蔬菜，洗净、切碎，放入油锅内炒，加少许盐即可，还可拌入粥或面条中喂小儿。④肝泥：将熟肝切成碎末，加入盐、糖、香油等即可食用。⑤果泥：苹果、香蕉去皮，用小匙刮成细末，可直接食用。⑥粥：婴儿吃的粥应煮稠些，成半固体状，并加入少量油、盐及调料。当婴儿适应后，可以在粥内加入其他食物，如菜泥、肝泥等。

（二）促进感知觉的发展

感知觉是人类认识客观事物的第一步，积极促进婴儿感知觉发展，对小儿心理发育很重要。通过婴儿抚触，让婴儿从认识父母亲开始，可有效促进亲子交流。此外，给婴儿进行全身按摩，可以刺激婴儿的淋巴系统，增强免疫力；可平复婴儿情绪，改善婴儿睡眠质量，减少哭闹；可促进母亲乳汁分泌；可缓解婴儿胀气，增强消化吸收功能。

1. 准备 环境：安静房间，室温25℃左右，可播放柔和的音乐。用物：婴儿润肤油、毛巾、尿布、更换的衣物。时机：婴儿不宜太饱或太饿，最好在婴儿沐浴后进行。

2. 步骤 在掌心倒适量润肤油，双手相互揉搓使其温暖。按以下顺序开始按摩：①脸部：可舒缓面部肌肉。用双手拇指从前额中心处向外推压，同法推压眉头、眼窝、人中、下巴，手法似划微笑状。②胸部：双手放在两侧肋缘，右手向上滑向婴儿肩部，复原，左手同法进行。可通畅呼吸，促进循环。③上肢：将婴儿双上肢下垂，双手握住其胳膊，由上臂至手腕轻轻挤捏，用手指按摩手腕。用双手夹住婴儿的一只手臂，上下滚搓，轻拈手腕和小手，用拇指从手掌心按摩至手指，同法按摩另一侧上肢。可提高肢体的灵活性。④腹部：用指腹从操作者的左边向右边按顺时针方向按摩腹部，但脐痂未脱落前不要按摩该区域。有助于肠胃消化。⑤下肢：双手由婴儿大腿至踝部轻轻挤捏，按摩脚踝及足部。双手夹住婴儿一只小腿，上下滚搓，轻拈婴儿的脚踝和脚掌，用拇指从脚后跟按摩至脚趾，同法按摩另一侧下肢。可提高运动协调功能。⑥背部：婴儿翻身背对操作者，操作者双手平放婴儿背部两侧，从颈部向下按摩，用指腹轻轻按摩脊柱两侧，然后重复。可放松背部肌肉。

3. 注意事项 抚触以每天3次，每次15分钟为宜；最好选择婴儿沐浴后或者换衣服时进行，婴儿饥渴、疲劳、烦躁时都不适宜按摩；按摩环境和操作者双手要保持温暖，控制好按摩力度；不要强迫婴儿保持固定姿势，如婴儿哭闹应停止抚触；按摩面部时注意不要让润肤油进入婴儿的眼睛。

（三）体格锻炼

体格锻炼可增强人体各系统的功能，提高对周围环境的适应能力和抗病能力，增强婴儿体质。婴儿要多做户外活动，进行空气、日光、水的"三浴"锻炼。婴儿进行户外活动的时间可由5~10分钟，逐渐延长到1~2小时，注意避免阳光直射面部。婴儿游泳是近几年发展较快的婴儿运动项目。游泳能有效促进婴儿脑细胞的发育，为未来智商、情商的提高打下良好的基础；还能提高免疫力，增加肺活量，减少呼吸道感染。婴儿游泳后吃得饱、睡得香，营养吸收得更好，睡后精神好，身高和体重增长快。坚持一段时间游泳的婴儿和不进行游泳的同龄婴儿相比，显得更为健康、活泼。

（四）预防接种

由于婴儿对各种传染病都较为易感，为保护其身体健康，必须按照我国卫生部制定的免疫程序，接受预防接种。

（五）防治常见病

婴儿四病（小儿肺炎、小儿腹泻、营养性缺铁性贫血、维生素D缺乏性佝偻病）

最常发生在婴儿期，严重影响婴儿的生长发育，威胁婴儿健康，必须积极防治。

三、幼儿期的保健指导

（一）合理营养

幼儿期生长发育虽然较婴儿期缓慢，但仍在持续生长，加之活动量较婴儿明显增大，神经系统发育较快，更需要营养丰富的食物。另外，幼儿期一般已断奶或正处在断奶时期，如不注意食物的质量及烹调方法，易造成营养素缺乏。所以合理安排幼儿膳食对保证小儿正常的生长发育非常重要。

1.幼儿膳食原则 安排幼儿膳食需考虑以下几方面：一是对热能和各种营养素的需要，二是小儿的消化系统功能，三是锻炼小儿的咀嚼能力，四是如何提高小儿食欲。因此，幼儿膳食要做到：①提供足够的热量和各种营养素。断奶后的幼儿食物由奶类为主转变为以粮食、蔬菜、鱼、肉、蛋等混合食物为主，故应合理选择食物原料，供给足够的热量和各种营养素。②饭菜制作宜细、软、烂，适合幼儿的消化能力。虽然幼儿的咀嚼消化功能已较成熟，但乳牙尚未出齐，胃肠消化吸收功能仍未完善，因此，应将饭菜做得细一些、软一些、烂一些。若条件允许每日供给一定的牛奶或豆浆更为理想。③食物种类多样化。注意饭菜的色、香、味，烹调方式以蒸煮为佳，可每日改变食物的形式，如汤面、烩饭、饺子、包子等都较受幼儿喜爱，并可增加小儿吃饭的兴趣，增强食欲，促进食物的消化吸收。④进餐次数增加。1~2岁可实行"三餐二点"，即三餐加上、下午点心各1次，以后逐渐减为"三餐加一点"，每餐间隔4小时。

2.幼儿膳食调配 幼儿一日三餐的饭菜要进行合理的安排和调配，体现"早餐、晚餐吃好，午餐吃饱"的要求。早餐要吃好是由于幼儿上午活动量大。早餐除干、稀主食外，最好能增加一些动物性食物或豆制品，如鸡蛋、豆腐干、花生仁等，以提供足够的热量和蛋白质。晚餐一般不要让幼儿吃的过饱，饭菜也应清淡些。这是因为幼儿晚间活动减少，睡眠时消化过程放慢，如吃的过饱，摄入油脂过多，易发生消化不良。午餐吃饱是指中午饭菜尽量多样化，最好荤素搭配，使幼儿能吃到2到3种以上的蔬菜或其他食品。下午点心宜多吃水果，如夏季的西瓜，冬季的苹果，水果淡季可吃煮花生仁、煮红枣等，但不宜多吃饼干、糕点、糖果之类的食物，否则会影响晚餐的进食。此外，幼儿膳食调配还应注意无论是主食，还是副食，不应长期食用同样的几种食物。如主食中米、面、粗粮要间隔着吃，还可粗细粮混合食用，如红豆粥（饭）、小米粥（饭）等；副食除肉、蛋、豆制品外应多吃各种蔬菜。幼儿食物品种越多，获得的营养素会越全面。

（二）促进动作和语言发展

幼儿期是语言形成的关键阶段，家长应经常与其交谈，鼓励幼儿多说话，积累词汇，逐渐提高语言表达能力。对错误发音应及时纠正，但决不能取笑，否则可能会造成幼儿心理紧张，不敢说话或口吃。动作是心理的外在表现，动作的训练可促进幼儿心理发展。从婴儿期添加辅食时起，就可训练其使用勺子，促进手眼协调能力。家长可依据幼儿生长发育的特征结合其实际能力适时训练动作。如通过拾豆、撕纸、画画等游戏发展精细动作，在玩耍的同时鼓励幼儿主动与他人沟通，培养良好的情绪和行为。

（三）培养良好的生活习惯

1. 睡眠习惯　充足的睡眠是小儿健康成长的重要保证。小儿的睡眠时间随年龄增长而改变，年龄越小需要的睡眠时间越多。6 个月前每天需要 15～20 小时，1 岁时需要 15～16 小时，2～3 岁时需要 12～14 小时，4～6 岁时需要 11～12 小时，7 岁以上需要 9～10 小时。睡眠习惯应从出生就开始培养，应做到"五不三要"。"五不"为不哄、不拍、不抱、不摇、嘴里不叼东西睡。"三要"即一要让小儿定时自动入睡，二要安排一个舒适的睡眠环境，三要培养良好的睡眠姿势，以右侧卧位为佳。

2. 饮食习惯　家长应尽量让幼儿做到"五要"：饭前要洗手，要定时定量，食物要多样化，要专心愉快地进食，要细嚼慢咽。"三不要"：不要吃零食，不要偏食、挑食，不要边玩边吃。

3. 卫生习惯　包括勤洗澡换衣，定时剪指（趾）甲，饭前便后洗手，早晚刷牙、饭后漱口，睡前洗脸、手、臀部和脚等。

（四）预防传染病

幼儿期是各种急性传染病的高发阶段。因此，依据防治结合、预防为主的原则，应继续做好预防接种的工作。

（五）防止意外损伤

幼儿活动能力增强，活动范围扩大，与外界接触机会增多，但动作发育尚不完善，缺少危险意识和自我保护能力，很容易发生意外损伤，必须采取积极有效的措施加以预防。

四、学龄前期的保健指导

（一）学龄前期儿童的保健要点

1. 合理营养　学龄前期儿童的膳食结构已接近成人，可与成人共进三餐，但要另加一餐点心。为保证优质蛋白的摄入，每天需饮牛奶 200mL 左右。膳食安排忌油腻、辛辣，宜多样化、粗细交替，力求营养平衡。

2. 体格锻炼　继续体育锻炼，增强体质，防治常见病。

3. 加强眼和口腔保健　定期检查时，必须检查小儿的视力和牙齿，使斜视、弱视、龋齿能被早期发现，及时矫治。教育家长和儿童注重视力和牙齿的保护，纠正不良用眼习惯，如歪头趴在桌子上或躺着看书，在昏暗的光线下看书等。培养儿童早晚刷牙、饭后漱口的良好卫生习惯。

4. 安全教育 学龄前儿童的活动能力增强，活动范围扩大，但动作不够协调，缺少危险意识，是各种意外损伤的高发期。所以在日常生活中应经常对其开展安全教育，如要遵守交通规则，不玩插座及电器开关，不要到河边或池塘边玩耍等。各类托幼机构也应严格管理活动场所、设施、饮食卫生等，积极预防意外损伤的发生。

5. 学前教育 学龄前期是为入学打基础的重要阶段，学前教育内容应包括学习习惯和学习能力、分辨是非的能力、独立生活能力等，注重在日常生活和游戏中促进智力的发展。

（二）学龄前期儿童常见健康问题的护理干预

1. 注意缺陷多动障碍的护理干预 注意缺陷多动障碍又称多动症，属于破坏性行为障碍，以注意力涣散、活动过度、情绪冲动和学习困难为特征，在儿童行为问题中较为常见。

（1）病因 注意缺陷多动障碍的病因和发病机制尚不明确，目前认为主要是由于包括遗传等多种生物因素、心理因素和社会因素所致的一种综合征。

（2）处理 社区护士应指导家长及幼儿园、小学老师了解注意缺陷多动障碍的临床表现，以便早期发现、早期诊断及治疗。该病的典型临床表现包括：过度活动、注意集中困难、冲动行为、学习困难。不同年龄阶段其临床表现也各不相同。

婴儿期：饮食差，不安宁，过分哭闹，叫喊，易激惹，行为不规则变化，活动度保持高水平。

学龄前期：注意集中时间短暂，不能静坐，好发脾气，早入睡或早醒，行为具有攻击性和破坏性，对动物残忍，情绪易波动，参加集体活动有困难，遗尿。

学龄期：注意集中时间短暂，学习困难，难以完成作业，好做白日梦（女孩），不能静坐（男孩），忍受挫折的耐受性差，对刺激的反应过强，具有攻击性，好冲动，与同伴相处困难。

（3）治疗 注意缺陷多动障碍主要采用药物加心理的综合措施进行治疗。护士一方面要配合医生及心理医生的治疗，另一方面要为父母和教师提供咨询指导，争取他们的理解、支持与参与，使学校和家庭训练相统一。让患儿多参加有规则的活动，按时作息，保证充足的睡眠和合理的营养。可组织家长相互交流心得及经验，同时也可宣泄心中的郁闷，改正不良的教养态度与方法。

（4）预防 由于缺陷多动障碍的病因非常复杂，发病机制尚不明确，所以没有很好的预防措施。早发现、早诊断、早治疗对预后有一定意义。

2. 单纯性肥胖的护理干预 近年来我国儿童肥胖的发生率逐年增加，其中单纯性肥胖占肥胖儿童的 95% ~ 97%。肥胖可对儿童的生长发育、心理发展产生不良影响。

（1）病因 单纯性肥胖是在遗传和环境因素的共同作用下产生的，其中环境因素，特别是家庭生活方式和个人行为模式发挥了重要作用。

（2）处理 目前对儿童单纯性肥胖的治疗主要有三个方面：行为疗法、饮食疗法和运动疗法。

行为疗法：在进行行为疗法之前，往往需要先确定目标行为的基线，然后确定目标行为。主要包括饮食和运动方式的改变，其次才是体重的改变。社区护士要帮助肥胖儿童有针对性的制订饮食、运动及生活行为方面的计划。由于儿童的自律性不强，实施过程中需要家庭成员的参与，要求患儿家长记录每日的行为改变，如饮食量、进食速度、看电视的时间、参加体力活动的时间和方式等。家长应积极配合，经常给予表扬或鼓励，使儿童能够持之以恒。

饮食疗法：要使患儿的食谱趋于营养平衡和低脂肪，减少热能的摄入量。脂肪的来源以植物油为主，但为保证生长发育必须保证优质蛋白质、各种维生素和微量元素的摄入量，控制盐和糖的摄入。

运动疗法：应选择患儿喜欢参与又有效、易于坚持的运动项目，每天至少运动30分钟，运动量以运动后轻松愉快、不感到疲劳为原则。鼓励走路上学和多参与家务劳动。

（3）预防

避免过食：预防应从妊娠期开始，孕期母亲应避免体重增长过多，使胎儿体重过重；婴儿期应坚持母乳喂养，不要过早添加固体食物；儿童要建立科学的饮食制度及良好的饮食习惯。

增加经常性的体力活动：根据小儿的兴趣爱好，使其养成每日运动的习惯，并要求其参与一定的家务劳动。

对体重进行监测：特别是父母肥胖者，通过监测能早期发现超重，早期干预，预防肥胖发生。

五、学龄期的保健指导

（一）学龄期儿童的保健要点

1. 合理营养，合理安排作息时间　为适应学龄期儿童生长发育的需求，要保证足够的营养摄入，合理安排进餐时间和三餐配比，特别是要保证早餐的质量，因上午学习任务较重，应增加一次课间餐。注重培养良好的饮食卫生习惯，纠正偏食、喜食快餐和零食、暴饮暴食等不良习惯。合理分配作息时间，保证充足的睡眠，注意劳逸结合，加强体格锻炼。

2. 营造良好的学习、生活环境　家长与学校应共同努力，为学龄期儿童创造良好的学习和生活环境，包括采光、通风、取暖、照明、符合人体力学设计的桌椅等，养成正确的坐、书写及阅读姿势，预防近视。同时注重养成良好的学习态度和学习方法，从小养成爱整洁、有计划的好习惯。

3. 预防疾病和意外损伤　学龄期是免疫性疾病，如肾炎、风湿热的好发期；也是各种意外损伤，如交通事故、溺水、食物中毒等的多发时期；龋齿、近视也逐渐增多。因此，要定期进行全面体格检查，及时发现各种急、慢性疾病，同时加强安全教育，对车祸、溺水、外伤等的预防知识进行宣传和教育。

4. 培养儿童全面发展　注重德、智、体、美、劳全面发展，从小将儿童培养成为有理想、有道德、有文化、守纪律的公民。

（二）学龄期儿童常见健康问题的护理干预

1. 儿童学习障碍的护理干预　儿童学习障碍是一组异质性综合征，是指智力基本正常的学龄儿童，由于种种原因所致的学习成绩明显落后于同龄人的平均水平。各国儿童学习障碍的发生率因定义的标准、方法、社会环境、文化背景及教育条件而不同。

（1）病因　由于学习是十分复杂的心理活动，而学习成绩作为活动成果的体现必将受到多种因素的影响，如生物学因素、心理因素、环境因素等。另有报道称食品中的添加剂、防腐剂、色素等也可能会影响儿童的神经系统功能，损害学习能力。

（2）处理　儿童学习障碍的表现有：语言理解困难、语言表达障碍、阅读障碍、视空间障碍、书写困难、情绪和行为问题。患儿智力虽正常，但多数处于临界智力状态。目前对学习障碍的患儿没有特殊药物进行治疗，主要采取有针对性的教育治疗。由于该症涉及学科教育、社会适应、情绪、行为等诸多方面，因此，参与治疗的人员应包括特殊教育教师、儿童医师、心理医生、作业疗法师、语言治疗师等，社区护士在治疗团队中应起到沟通、协调、配合的作用。

（3）预防　早期发现小儿的心理问题，及时给予专业治疗，不要让心理问题成为学习障碍的诱发因素。尽量为孩子提供良好的学习环境和家庭氛围，及时发现社区中的受虐待儿童，联系儿童权益保护部门对其进行保护。注重食品安全，防止儿童铅中毒和避免食用含添加剂、色素及防腐剂类食品。

2. 沙眼的护理干预　沙眼是由沙眼衣原体所引起的一种慢性传染性结膜角膜炎，偶有急性发作。因其会在睑结膜表面形成粗糙不平、形似沙粒的外观，故名沙眼。常双眼患病，多发生于儿童或青少年期。

（1）病因　沙眼是由 A、B、C 或 Ba 抗原型沙眼衣原体感染角膜所致。原发感染会使结膜组织对沙眼衣原体致敏，当再遇沙眼衣原体时，引起迟发性过敏反应，为沙眼急性发作的原因。

（2）处理　由于轻度沙眼自觉症状轻微，一般为轻微的刺痒、异物感和少量分泌物。如果儿童述说眼部不适，尽管轻微也要引起家长的重视，要及时就诊。如果患儿感觉畏光，出现流泪、疼痛或自觉视力减退，说明沙眼已很严重，必须马上治疗。沙眼的治疗主要有局部治疗和口服药物治疗，护士应指导家长正确使用眼药水和眼药膏，并强调遵医嘱用药的重要性，如因沙眼未及时治疗而出现并发症，将对儿童的视力造成较大影响。

（3）预防　预防的根本是防止接触传染源。教育小儿勤洗手，用流动水洗脸，不共用脸盆和毛巾，不用脏手或脏手绢擦眼睛。定期体检时要对沙眼进行筛查，早发现、早治疗。

六、青春期的保健指导

（一）合理营养

1. 满足青少年生长发育的需求　注意膳食的构成和合理搭配，食物应多样化。膳食成分应包括谷类、动物类、蛋类、奶类、蔬菜和水果类；并注意主、副食搭配，荤素搭配，粗细搭配，使营养素的作用互补。

2. 注意三餐能量的合理分配　早、中、晚的热能分配以 3：4：3 较为合理，每次进餐应保证有充足的时间，不宜匆匆忙忙，以免影响消化吸收。

（二）加强体格锻炼，预防疾病

平时坚持跑步、游泳、打球等运动，既能增强体质，也能锻炼意志。做好青春期常见病的预防，如保护视力，预防龋齿、沙眼、脊柱弯曲、贫血、寄生虫病等。

（三）加强道德、法制教育

对青少年进行积极的教育和引导，使其树立正确的人生观、价值观；同时，加强法制教育，抵制腐化堕落思想的影响。

（四）健康的生活方式

预防吸烟、酗酒、滥用毒品等不良嗜好的养成，有效杜绝青少年犯罪。

（五）心理卫生及健康行为指导

调动家长、老师一起来关心青少年的心理成长。通过健康教育来进行性生理、性心理、性道德、性美学等教育，使其了解生殖器官的解剖与生理、第二性征的发育、遗精、月经来潮现象，解除对性发育的神秘感和对遗精、月经来潮的恐惧，增强对心理卫生和健康行为的正确引导和教育，使其正确对待青春期的各种现象，建立对性问题的正确态度，明确自己的性别角色，培养自尊、自爱、自强、自信的优良品质。

（六）正确对待青春期特殊行为的问题

1. 青少年早恋　早恋在中学生中日益普遍，且容易发生不正当的性行为。青少年妊娠和性病越来越影响青少年的健康。资料表明，我国青少年发生初次性行为的年龄有所提前，并带来诸多社会问题。

2. 青少年自杀和意外伤害　现代社会的竞争使青少年的负担过重，压力过大，而大多数青少年的抗压能力尚不足，遇到挫折时容易走向极端，近年来，青少年自杀率急剧上升。另外，青少年的意外伤害也是影响青少年健康的重要原因。

复习自测题

1. 婴儿的喂养方法很多，但现在主张并大力提倡的方法是（　　　）

   A. 人工喂养　　　　　　　　B. 混合喂养　　　　　　　　C. 普食喂养

   D. 母乳喂养　　　　　　　　E. 流食喂养

2. 预防接种工作要求接种者在接种后留在接种现场观察（　　　）

   A. 30 ~ 60 分钟　　　　　　　B. 24 小时　　　　　　　　C. 15 ~ 30 分钟

   D. 1 ~ 2 小时　　　　　　　　E. 12 小时

3. 儿童期发病率和死亡率最高的时期是（　　　）

   A. 幼儿期　　　　　　　　　B. 婴儿期　　　　　　　　　C. 学龄前期

   D. 新生儿期　　　　　　　　E. 学龄期

4. 属于婴幼儿保健中特有的项目是（　　　）

   A. 预防意外伤害　　　　　　B. 合理营养　　　　　　　　C. 定期体格检查

   D. 指导断奶并添加辅食　　　E. 心理卫生指导

5. 流脑疫苗第一次接种的年龄是

   A. 出生后 2 个月　　　　　　B. 出生后 4 个月　　　　　　C. 出生后 6 个月

   D. 出生后 10 个月　　　　　　E. 出生后 12 个月

6. 小儿与照顾者建立信任的关键期是（　　　）

   A. 婴儿期　　　　　　　　　B. 幼儿期　　　　　　　　　C. 学龄前期

   D. 学龄期　　　　　　　　　E. 新生儿期

7. 培养小儿各种良好的习惯及意志品质的好时机是在（　　　）

   A. 婴儿期　　　　　　　　　B. 幼儿期　　　　　　　　　C. 学龄前期

   D. 学龄期　　　　　　　　　E. 新生儿期

第十一章　社区妇女保健指导

学习目标

1. 掌握妇女各期的保健指导、护理措施。
2. 熟悉女性青春期、围绝经期的生理及心理特点。
3. 熟悉妇女健康、生殖健康、围生期、痛经、功血的概念。
4. 了解我国妇女保健工作的现状。

第一节　概　述

随着妇女社会经济地位的提高和生殖医学的发展，妇女对健康的需求不断增长，妇女保健工作的重要性日益突出，服务内容也不断扩大。妇女保健是我国卫生保健事业的重要组成部分，维护和促进妇女健康已成为社区护理的重要工作内容之一。

一、妇女保健的定义

妇女保健是指以维护和促进妇女健康为目的，预防为主，以保健为中心，以基层为重点，以社区妇女为对象，防治结合，开展以生殖健康为核心的保健工作。社区妇女保健工作要做到以人为中心，以护理程序为框架，以服务对象的需求为评价标准，强调妇女健康的社会参与和政府责任。

二、社区妇女保健工作的意义

自从推广社区卫生服务以来，政府已把社区妇女保健工作作为社区卫生服务的重点工作，积极促进社区妇女保健。社区妇女保健工作以预防为主，以提高和维护妇女身心健康为目标，大力开展社区妇女生殖健康工作，对妇科病进行普查普治，分析影响妇女生殖功能及全身健康的工作及环境因素，积极防治妇科恶性肿瘤及性传播疾病。

社区妇女保健的意义在于通过积极的普查、预防保健、监护和治疗措施，开展以维护生殖健康为核心的，贯穿妇女青春期、围婚期、妊娠期、产褥期和围绝经期的各项保健工作，降低孕产妇及新生儿的死亡率，减少患病和伤残率，控制某些疾病的发生和性传播疾病的发生，从而促进妇女身心健康。

链 接

中国妇女发展基金会

中国妇女发展基金会，简称中国妇基会，成立于1988年2月，是经中国人民银行批准、民政部注册的全国性非营利性社会公益组织，是独立的社团法人。

十几年来，中国妇女发展基金会为全面提高妇女素质、维护妇女合法权益、促进妇女事业发展，向国内外企事业单位、社会组织和个人募集资金和物资，在妇女教育、培训、扶贫和救灾等多项公益活动中充分发挥自身组织特殊的社会职能，办了许多实事、好事，受到了社会各界的广泛赞誉。

妇女和儿童有着特殊的依存关系，妇女的健康直接关系到子孙后代的健康，妇女的卫生知识水平直接影响家庭和社会的卫生水平。自 WHO 提出"儿童优先、母亲安全"的倡议后，妇女保健工作在世界范围内开展，并进入了一个新时期。做好妇女保健工作，是保护和促进母亲安全及健康的重要战略性部署，也是保证人类健康繁衍、提高人口素质、促进社会经济发展的一种需要。

三、我国妇女卫生保健工作的发展与现状

我们的祖先对妇女卫生有着较早的认识，中医学早就有论及晚婚观点的记载，如"男子虽十六而精通，必三十而娶，女子虽十四而癸至，必二十而嫁，皆欲阴阳充实"。公元前2世纪，汉墓帛书《胎产书》中已开始重视孕期保护的问题；中医经典《黄帝内经》中贯穿着"治未病"的保健思想；唐代孙思邈《备急千金方》、宋代刘昉《妇人十全良方》中分别有对妇女孕期、经期的饮食起居、精神情绪等方面提出的具体要求。由于受当时社会背景的影响，妇女保健医学的发展受到一定的限制。19世纪后期，随着西方医学有关妇产科和妇女保健思想的传入，我国的妇女卫生工作得到了较快的发展。1929年，我国第一所助产学校在北京创建，林巧稚、王淑贞、金问淇等老一辈专家为妇产科和妇女保健事业做出了重要贡献。新中国成立后，党和政府采取了一系列举措促进和发展妇女卫生保健事业，妇女卫生工作在"预防为主"的卫生工作方针指引下大力发展起来。1950年建立了中央妇幼保健实验院；1963年开始了生育调节的研究；1977年卫生部号召开展围产保健工作之后，使围产医学和围产期保健很快在我国蓬勃发展。随着改革开放的深入，国际同行的技术协作与学术交流活动增多，更促进了我国妇女卫生工作的迅速发展。1985年始，一些院校先后开办了妇幼卫生系，将妇女保健学作为主干课程之一。1990年以来，华嘉增主编的《妇女保健学》、严仁英主编的《妇女卫生保健学》、顾美皎主编的《妇女保健学》相继出版，我国的妇女保健从理论到实践，从教学到科研已逐步形成体系。

目前，我国城市、农村及少数民族地区已逐步建立、健全妇幼保健机构，农村基本

形成了以县级妇幼保健机构为指导中心，以乡、村级为基础的妇幼保健网。有些地区在建设三级保健网的过程中，重点加强了乡级妇幼卫生组织的建立和管理。在我国，各项计划生育措施已普遍施行，与节育手术有关的并发症逐年下降，但在节育方面，还需要更广泛地提供适宜的避孕措施，提高计划生育技术服务质量。为了提高妇女健康水平，广大妇幼卫生人员坚持宣传和推行妇女各期保健，对妇科病进行普查普治，大大降低了宫颈癌的患病率和死亡率。通过采用流行病学方法对宫颈癌的发病因素进行研究，指出晚婚、计划生育、提高妇女卫生水平、积极防治宫颈疾病及性传播疾病是预防宫颈癌的重要措施。另外，对严重影响妇女身心健康的子宫脱垂等病症进行了防治，并取得成效。同时，还进行了女工劳动保护研究，分析影响妇女生殖功能及全身健康的工作、社区环境、社区妇女保健措施等因素。为进一步促进妇女健康事业的发展，我国分别于1992 年颁布了《女职工保健工作规定》，1994 年 10 月 27 日颁布了《中华人民共和国母婴保护法》。

在党和政府的重视下，我国妇女卫生保健网得到了不断发展和完善，妇女的健康水平不断提高。有资料表明，目前我国妇女的死亡总趋势已接近发达国家水平。由于我国幅员辽阔，妇女卫生保健工作各地发展还很不平衡，并且随着生殖医学的发展，妇女平均寿命的延长，社会交往的增加和人们对健康观念的转变，妇女保健又面临新的挑战。因此，必须继续加大妇女保健卫生工作的力度，才能进一步有效地保护妇女健康和提高妇女健康水平。

第二节　各特殊时期妇女保健指导

一、围婚期保健指导

围婚期保健是为保障婚配双方及其下一代健康所进行的保健服务。指导内容包括配偶的选择、婚前检查、最佳生育年龄、受孕时机的选择、计划生育及家庭成员的适应。

（一）婚前保健知识教育

1. 配偶的选择　婚姻不仅是两性的结合，而且会孕育出新的生命，下一代的素质会受到夫妇双方的遗传、健康状况等因素的影响。因此，择偶不仅要有感情和性爱的基础、科学的态度，还要考虑遗传因素、健康因素和其他因素的影响。我国婚姻法第六条明确规定：直系亲属和三代以内的旁系血亲（三代以内有共同祖先的）禁止结婚。

社区护士应从详细的家族史、疾病史、怀孕史、孕妇的年龄等资料确定危险人群，找出遗传疾病患者和他的家人，用最新的专业知识来解释、澄清、回答有关问题，包括遗传形态、病程、现有的治疗、发生率、生育时的选择和支持性服务的介绍，还应该增加咨询资料，协助男、女双方及其家庭面对遗传病症可能带来的问题，并做出正确的抉择。

2. 性健康教育　性是与生俱来的，正常成年男女都有性欲和性行为能力，但这并不等于说不经过必要的教育，人们就能自发产生有关性的正确认识。性健康教育应该包括生理、心理、社会适应能力和道德4个方面，具体包括男女生殖系统的解剖生理知识、性生活、生育过程、性道德、计划生育和优生知识及性病防治等广泛内容。开展婚前性健康教育可以促使进入围婚期的青年男女了解生殖器官的解剖生理特点，在婚前树立性责任感，正确对待婚恋，认识到性行为应受社会道德和法律规范的制约，明白婚前和婚外性行为、非法同居等对个人、家庭和社会的危害，增强对性刺激和性冲动的自我调节能力，自觉避免婚前性行为。

（二）婚前检查

结婚前男女双方均应进行婚前检查，尽早发现双方遗传性疾病及生殖器官的疾病和缺陷，以避免不适当的婚配，防止遗传性疾病在后代中延续。婚前检查主要包括以下几个方面。

1. 询问健康　了解双方的患病史、近亲婚配史、女方月经史、男方遗精史，尤其是与婚育密切相关的遗传性疾病、生殖器官感染性疾病、精神疾病、智力发育障碍等。

2. 体格检查　包括全身一般检查、第二性征及生殖器检查。

3. 实验室检查　进行胸部X线片、血细胞和尿液分析、肝功能、肝炎抗原抗体、阴道滴虫和真菌等检查，必要时做染色体、精液及性病等检查。

婚前检查是一项政策性、技术性很强的工作，必须注意以下几个问题：①对未婚女性的检查须取得受检者的同意，一般只做直肠腹部双合诊检查。②对男女双方有关性方面的问题，如处女膜是否完整等应当保密。③对已怀孕者应视对象的年龄、健康等具体区别对待。④婚前检查发现有影响婚育的疾病时应慎重处理，根据具体情况进行指导，如发现近亲婚配者或严重智力低下者应禁止结婚；患有某些传染病或精神病者应暂缓结婚，并给予治疗；患有严重的遗传性疾病者可以结婚但不宜生育。

（三）选择最佳生育年龄

我国《婚姻法》规定的结婚年龄是男性22岁，女性20岁。依据法律规定结婚后即可怀孕。但生理学研究表明，女性生殖器官一般在20岁以后逐渐发育成熟，23岁左右骨骼才能发育成熟。因此，从医学角度看，女性最佳的生育年龄为25~29岁，配偶年龄为25~35岁。

（四）选择适宜的受孕时机

1. 良好的身体状况　受孕应安排在双方工作或学习轻松，生理、心理都处于最佳状态的时期。新婚夫妇最好延缓到婚后3~6个月受孕。

2. 避免有害物质　注意怀孕前工作与生活的环境，避免接触对胎儿有害的物质，如放射线、化学物质、致畸或致突变的药物等。如有接触，应与有害物质隔离一段时间后再受孕。例如，服用避孕药物者，应先停服药物，改用工具避孕半年后再受孕为宜。

3. 怀孕时节　从营养供给角度看，受孕的最佳时间应是夏末秋初的7~9月份，此时是蔬菜、瓜果的收获季节，有利于孕妇摄取足够的营养物质。当第 2 年 4 ~ 6 月份分娩时，正值春末夏初，气候温和，有利于产妇顺利度过产褥期，使身体早期康复。相反，冬末春初是各种病毒性疾病（风疹、流感、腮腺炎等）好发的季节，孕妇一旦感染，很容易造成胎儿畸形，而且冬季受孕，分娩时正值夏季，天气的炎热会给孕妇和婴儿的生活带来许多不便。

（五）计划生育的咨询与指导

计划生育是控制人口数量，提高人口素质，使人口增长与经济、资源和社会发展相适应的有效措施。社区护士应根据夫妇自己的意愿，结合家庭经济、社会、宗教等背景，以及年龄、生育能力、生育要求和全身健康因素，指导妇女科学合理受孕。

计划生育措施主要包括避孕、绝育及避孕失败的补救措施。其中避孕是一种积极的预防生育的方式，属于节制生育工作中的第一道防线，而人工流产则是一种消极补救的预防生育的方式，属于节制生育工作中的第二道防线。社区护士须根据夫妇对避孕及生育的要求，指导新婚夫妇选择合理、简单且不影响生育能力的避孕方法。

1. 避孕 用科学的方法使妇女暂时不受孕，是一种积极的预防生育的方式。主要包括工具避孕法、药物避孕法、安全期避孕法、紧急避孕等。

（1）屏障避孕法

阴茎套：为男性避孕工具，使用方便。使用时应选择合适的型号，检查有无漏孔，每次性交时均应使用，使用后检查有无破损。

阴道隔膜：又称阴道套，根据女性个体情况，选择大小合适的阴道隔膜。患有子宫脱垂、膀胱或直肠膨出、急性阴道炎和重度宫颈糜烂的妇女不宜使用。

外用避孕药：主要是破坏精子膜，使精子丧失活动动力。杀精剂包括胶冻、药膜、片剂等。

（2）宫内节育器 是一种安全、有效、简便、经济、可逆且易于接受的节育器具。放置时间为：①月经干净后 3 ~ 7 天无性交；②产后 42 天子宫恢复正常大小，恶露干净，会阴切口已愈合；③剖宫产术后半年，哺乳期排除早孕；④人工流产术后，宫腔深度应 < 10cm。

放置后应注意：①术后休息 3 天，避免重体力劳动 1 周；②术后 2 周内禁止性生活及盆浴，并保持外阴清洁；③术后 3 个月每次行经时注意有无节育器脱落；④节育器放置后 3 个月、6 个月、12 个月各复查 1 次，以便早期发现宫内节育器的脱落及移位。取出节育器时间以月经干净 3 ~ 7 天为宜，出血多者随时可取出。

（3）药物避孕法 目前国内常用的多为女性服用的避孕药，由雌激素和孕激素配伍组成，包括短效及长效口服避孕药、长效避孕针、缓释系统避孕药和避孕贴剂。用药前应先询问病史，如果患有严重心血管疾病、急慢性肝炎或肾炎、肝肾功能损害、血液病或血栓性疾病、内分泌疾病、子宫或乳房肿块、恶性肿瘤、癌前病变、精神病生活不能自理，或处于哺乳期，或月经稀少，或年龄大于 45 岁，均不宜使用口服避孕药。

（4）安全期避孕法 也称自然避孕法，是指根据妇女的自然生理规律，选择在月经周期中不易受孕的时间内进行性交而达到避孕目的。多数正常育龄妇女排卵多发生在下次月经前 14 天左右，排卵前后 4~5 天内为易受孕期。采用安全期避孕法，应根据妇女的基础体温测定值、宫颈黏液检查或月经规律确定排卵日期。但由于排卵过程可受情绪、健康状况、性生活及外界环境等多种因素影响，可发生额外排卵，因此安全期避孕法并不十分可靠。

（5）紧急避孕　指在无保护下进行性生活或避孕失败后的 3 天内，妇女为防止非意愿妊娠而采取的避孕方法。有宫内节育器和服用紧急避孕药两种方法。

宫内节育器（IUD）：常用带铜 IUD，在无保护下性生活后 5 天（120 小时）内放置。带铜 IUD 的避孕有效率达 99% 以上，适合希望长期避孕，且无放置 IUD 禁忌证的妇女。

紧急避孕药：在无保护下性生活后 3 天（72 小时）内服用紧急避孕药，主要是激素类和非激素类两类药物。激素类，如左炔诺孕酮片；非激素类，如米非司酮。紧急避孕药在无保护下性生活后 12 小时内服用有效。该方法只能起一次性保护作用，一个月经周期只能用 1 次。

2. 绝育　是指通过手术或药物，达到永久不育的目的，女性绝育的方法主要有经腹输卵管结扎术、经腹腔镜输卵管绝育术和经阴道穹隆输卵管绝育术。

3. 避孕失败补救　因避孕失败所致的意外妊娠，可在妊娠早期采取措施终止妊娠。早期妊娠可采用药物流产和手术流产，中期妊娠可采用引产术。术后康复期应加强营养，注意休息，提供避孕指导，如有异常及时就诊。

二、孕期妇女保健指导

妊娠是指胎儿在母体内发育成长的过程，从卵子受精开始至胎儿自母体娩出为止，共 40 周。针对妊娠期不同阶段的妇女提供相应的健康指导，减少妊娠期并发症，消除影响胎儿发育的有害因素，提高孕妇及新生儿的健康水平，是孕期保健的重要内容。

（一）孕期妇女的生理变化

随着胎儿在母体的孕育和成长，在胎盘激素的作用下，孕妇会发生一系列适应性的生理和心理变化。

1. 孕期妇女的生理变化

（1）生殖系统　子宫体增大变软，妊娠 12 周时超出盆腔，妊娠晚期子宫多呈不同程度的右旋。自妊娠 12~14 周起，子宫出现不规则的无痛性收缩。卵巢略有增大，阴道分泌物增多，阴道 PH 值降低，外阴皮肤增厚，大小阴唇色素沉着。

（2）乳房　乳头及乳晕变大并着色，形成蒙氏结节，妊娠末期尤其接近分娩期时挤压乳房可有少量淡黄色稀薄液体溢出，称为初乳。

（3）呼吸系统　妊娠期耗氧量增加，呼吸方式由腹式呼吸转变为胸腹式呼吸，呼吸道黏膜充血水肿，孕妇常感到呼吸困难。

（4）循环及血液系统　妊娠期心脏向左、上、前移位，妊娠晚期心率每分钟增加

10～15次，血容量增加35%，易出现妊娠生理性贫血。

（5）消化系统　约半数孕妇在早期有恶心、呕吐等消化道症状，在妊娠3个月时可自行消失。孕妇胃肠蠕动减慢，可引起上腹饱满感、腹胀和便秘。

（6）泌尿系统　妊娠期肾脏略增大，肾血流量及肾小球滤过率于整个妊娠期均维持高水平，孕妇仰卧位时尿量增加，故夜尿量多于日尿量。

（7）其他　妊娠期垂体分泌促黑素细胞激素增加，孕妇面颊、乳头、乳晕、腹白线、外阴等处出现色素沉着。随着妊娠子宫的增大，腹壁皮肤弹力纤维断裂，腹壁皮肤出现紫色或淡红色妊娠纹。

（二）孕产妇的健康管理

1. 建立围生期保健手册　社区护士应在孕12周前为孕妇建立《孕产妇保健手册》，并进行第1次产前随访。《孕产妇保健手册》由孕妇居住地的乡镇卫生院、社区卫生服务中心建立。

2. 产前检查与产前健康教育　评估孕妇的生理、心理、社会状况，根据孕妇不同妊娠阶段的特点，提供与妊娠、胎儿发育、分娩及产后有关的知识及注意事项。

（1）产前检查的时间　产前检查应从确诊为怀孕开始。孕期应当至少检查5次。其中孕早期至少进行1次，孕中期至少2次（建议分别在孕16～20周、孕21～24周各进行1次），孕晚期至少2次（其中至少在孕36周后进行1次），发现异常者应当酌情增加检查次数。

（2）产前检查的主要内容

首次产前检查：询问既往史、家族史、个人史等，观察体态、精神等，并进行一般体检、妇科检查和血常规、尿常规、血型、肝功能、肾功能、乙型肝炎检查，有条件的地区建议进行血糖、阴道分泌物、梅毒血清学试验、HIV抗体检测等实验室检查。根据检查结果填写第1次产前随访服务记录表，对具有妊娠危险因素和可能有妊娠禁忌证或严重并发症的孕妇，及时转诊到上级医疗卫生机构，并在2周内随访转诊结果。

复诊产前检查：孕16～20周、21～24周各进行1次随访，对孕妇的健康状况和胎儿的生长发育情况进行评估和指导。通过询问、观察、一般体格检查、产科检查、实验室检查，对孕妇健康和胎儿的生长发育状况进行评估，识别需要做产前诊断和需要转诊的高危重点孕妇。督促孕产妇在孕28～36周、37～40周于有助产资质的医疗卫生机构就诊，并各进行1次随访。

产前健康教育：社区应设立孕妇培训学校，通过讲课、座谈、录像、幻灯片、图片及科普宣传等方式，讲解有关妊娠、胎儿发育、分娩、产后保健的知识及注意事项。社区护士应给孕妇介绍各种检查、治疗、护理及用药的重要性和必要性，给予科学的保健指导，解除其紧张恐惧的心理，使孕妇了解妊娠分娩是一个正常的生理现象。

（三）社区孕期保健指导

社区护士所接触的对象一般都是健康的孕妇，因此，指导这些妇女进行正确的自我照顾就显得尤为重要。社区护士应根据产前检查和评估的结果，通过宣教，有针对性地将孕期的保健知识、育婴常识告知孕妇，增强她们的自我照顾能力。

1. 生理卫生指导

（1）清洁与舒适　妊娠期养成良好的口腔卫生习惯，经常洗澡促进血液循环。妊娠期若有阴道出血现象及妊娠 28 周以后，禁止盆浴，防止逆行感染，可行淋浴或擦浴。保持会阴清洁，经常更换内裤，白带过多时，可使用卫生护垫。孕妇衣服应宽松、柔软、舒适。孕期避免穿高跟鞋，以防腰背痛及身体不平衡，鞋跟以能够支撑体重而且感到舒适为宜，还应注意防滑。

（2）休息与活动　妊娠期妇女可以适当安排自己的生活和工作，但应避免重体力劳动和从事有害的工作。保证充足的睡眠，夜间睡眠时间不得少于 8 小时，午睡 1~2 小时。睡眠时宜采取左侧卧位，可以减少增大的子宫对腹主动脉及下腔静脉的压迫，增加回心血量，减轻下肢水肿。孕妇进行适量的运动，可促进血液循环，增进食欲和睡眠。

（3）口腔保健　妊娠期应保持良好的口腔卫生。由于孕妇体内激素水平的改变，齿龈易肿胀出血，饭后及睡前应刷牙漱口，防止细菌滋生，应用软毛牙刷，动作应轻柔。患龋齿或其他牙病者，应及时就诊治疗。

（4）乳房护理　在妊娠期间，要注意乳房的检查和保健。由于乳房的增大下垂，而且乳房本身没有肌肉支持，需要胸罩支托，嘱孕妇穿着宽松舒适、棉质、罩杯大小能覆盖整个乳房的胸罩，但要避免压迫乳房组织，保证乳房血液循环通畅。保持乳房的清洁，指导孕妇沐浴时用清水擦洗，禁止使用肥皂等洗涤用品。大部分妇女的乳头坚挺，少数妇女的乳头可能扁平或凹陷，一般不需要做特殊处理，分娩后吸吮时再予纠正。

（5）性生活指导　怀孕期间并不绝对禁止性生活，但是妊娠 12 周之前及妊娠最后 2 个月，应尽量避免性生活。因为怀孕早期，性生活的刺激可引起盆腔充血及子宫收缩而导致流产，妊娠晚期的性生活可导致感染和早产。

2. 心理卫生指导　及时了解孕妇在妊娠不同时期的心理需要，并给予适当的支持和帮助，使其心情舒畅。

（1）妊娠早期　此期孕妇常有心理矛盾及对妊娠有不确定的感受，同时因为身体的不适症状而感到焦虑。社区护士应使孕妇了解，矛盾的心情与身体的不适均为正常现象，使其尽快适应妊娠。

（2）妊娠中期　此期孕妇已接受妊娠的事实，身体不适症状逐渐减轻，由于胎动增加，对胎儿充满幻想和期望。此时，社区护士多给孕妇提供有关妊娠和分娩的知识及与胎儿有关的信息，并分享孕妇对胎儿的想法与感受，解释其疑惑的问题，依孕妇的不同需要给予适当的指导。

（3）妊娠晚期　此期孕妇常会感到很脆弱且易受伤害，对分娩抱着期待而又恐惧的心理。社区护士应鼓励孕妇表达自己的内心感受，有针对性地进行心理护理，以减轻其焦虑。妊娠晚期是身心压力较大的时期，需付出更多的时间与精力，帮助孕妇顺利度过这一段时间。

3. 用药指导　妊娠早期是胚胎器官形成的阶段，多数药物能通过胎盘进入胎儿体内，造成胎儿畸形或胚胎停止发育。因此，必要时在医师指导下用药，切不可随意滥用药物。此外，有些孕妇因担心药物对胎儿有不良影响，不使用药物，甚至有妊娠并发症与合并症时也拒绝必要的药物治疗，以致病情加重，严重影响母子健康。社区护士应帮助孕妇纠正这种错误认识，正确对待治疗性用药，以免贻误治疗，给母子带来不良后果。

4. 营养与体重管理指导

（1）营养指导　孕妇为适应妊娠期增大的子宫、乳房和胎盘、胎儿生长发育的需要，孕期要加强营养。若孕妇在孕期出现营养不良，会直接影响胎儿的生长与智力发育，也容易造成流产、早产、胎儿畸形和死胎。对孕妇的饮食指导应注意以下原则：①注意食品的多样化和适当搭配，保证合理全面的营养；②保证优质蛋白的供给；③适当增加热量的摄入；④保证无机盐、维生素的供给；⑤多食蔬菜、瓜果等植物性食物；⑥禁止或尽量少喝含酒精或刺激性的饮料；⑦出现水肿时，适当限制盐的摄入，以每日不超过 4g 为宜；⑧注意避免营养过剩。

热量：妊娠期间每日至少应增加 0.42～1.26MJ 的热量。蛋白质、脂肪、糖类应有适当比例，蛋白质占 15%，脂肪占 20%，糖类占 65%。热量主要来源于食物，如谷物、薯类等。

蛋白质：妊娠期需增加蛋白质的摄入，以供母体的生理调节、胎儿的生长发育，以及分娩时的消耗。我国营养学会提出，在妊娠 4～6 个月期间，孕妇进食蛋白质每日应增加 15g，在妊娠 7～9 个月期间，每日应增加 25g，并以优质蛋白质为主，如牛肉、牛奶、鸡蛋、鸡肉、鱼等。

脂肪：孕妇需摄入适量的脂类以保证胎儿的正常发育及脂溶性维生素的吸收。脂肪对促进乳汁分泌也有利，故孕妇每天应补充适量脂肪；但脂肪的摄入量不宜过多，每天约 60～70g，其中每天可以提供 7.5～15g 植物油。

糖类：孕妇主食中的糖类主要是淀粉，孕期每日进主食 0.4～0.5kg，即可以满足需求。

微量元素：除铁外，几乎所有的微量元素均可在平时的食物中得到补充。①铁：妊娠 4 个月后，约 300mg 铁进入胎儿和胎盘，500mg 铁储存在孕妇体内，我国营养学会建议孕妇每日膳食中铁的供给量为 28mg，如不足时根据医嘱口服元素铁剂，伴服维生素 C，以利于铁的吸收。②钙：胎儿的生长发育需要一定量的钙，孕妇缺钙除影响胎儿外，自身可发生骨质疏松，甚至骨盆畸形，产后泌乳减少，故妊娠全过程中均需补钙。自孕 16 周每日应摄入钙 1000mg，孕晚期增至 1500mg。牛奶是食物钙的良好来源，虾皮、木耳、豆腐丝、蛋黄、大豆、海带等含钙也较丰富。③锌：是蛋白质和酶的组成部分，与生育和免疫功能有关。孕 3 个月后，每日应从食物中补充 20mg，其主要存在于动物蛋白和谷物中。④碘：妊娠期如碘供给不足，可发生胎儿甲状腺功能减退和神经系统发育不良。在整个妊娠期，每日膳食中碘的供给量为 200μg，提倡服用含碘食盐，每周食谱中至少应有海产品，以满足需求。

维生素：是生命活动中不可缺少的物质，主要从食物中获取，分为水溶性（维生素

B族、维生素C）和脂溶性（维生素A、维生素D、维生素E、维生素K）两类。①维生素A：若孕妇体内缺乏可发生夜盲、贫血、早产、胎儿畸形。我国暂定维生素A的供给标准为：孕早期800μg视黄醇当量，孕中晚期均为900μg视黄醇当量。蛋黄、肝脏等均含丰富的维生素A。②维生素B族：尤其是叶酸供给量应增加，特别是妊娠前3个月，如缺乏容易发生胎儿神经管缺陷畸形。孕期保证每日膳食中叶酸的供给量为0.6mg，在妊娠前3个月最好口服叶酸600μg，每日1次。叶酸主要来源于谷类、豆类、绿叶蔬菜等食物中。③维生素C：是形成骨骼、牙齿、结缔组织的必需物质，每日膳食中维生素C的供给量为130mg，各种新鲜水果及蔬菜均含有维生素C，以柿子、辣椒、柑橘、柠檬、山楂、枣等食品中的含量较多。④维生素D：若缺乏可影响胎儿骨骼发育，每日膳食中维生素D的供给量为10μg。鱼肝油中含量最多，其次为肝、蛋黄、鱼，皮肤接触日光中的紫外线可产生维生素D，所以孕妇每日应多晒太阳。⑤维生素E：可以减少自然流产，每日需10mg，其主要来源于麦芽、花生油、麻油、坚果、绿叶蔬菜、蛋类、奶类等。

（2）体重管理 在孕早期（1～3个月），孕妇体重每个月增加0.5kg左右；孕中期（4～6个月），体重每周增加0.25～0.35kg；孕晚期，体重每周增加0.5kg左右。足月妊娠时体重总共增加12kg左右，整个妊娠期体重的增加要视个人孕前的体重而定。社区护士应定期监测孕妇的体重增长情况，并根据体重变化情况给予合理的饮食指导。

5. 孕妇自我监测的指导 教会孕妇自测胎动和听胎心音，了解胎儿的宫内情况。嘱孕妇每日早、中、晚各数胎动1小时，将3个小时的胎动计数相加再乘以4，以此作为12小时的胎动数。若12小时的胎动计数累计小于10次，视为胎儿出现宫内缺氧，应及时到医院就诊。

（四）妊娠各期常见症状的管理指导

出现不适症状是孕妇普遍的经历，但并非每个孕妇都要经历所有的不适，而且在不同的妊娠期所出现的症状不同，个体所感受的程度也有明显差异。

1. 恶心和呕吐 首先评估孕妇的现状，约半数孕妇在妊娠6周左右出现早孕反应，12周左右消失。在此期间应避免空腹，清晨起床时先吃几块饼干或面包，起床时宜缓慢，避免突然起身；每天进食5～6餐，少量多餐，两餐之间进食流质饮食；食物宜清淡，避免油炸、刺激、不易消化的食物；给予精神鼓励与支持，以减轻心理的困惑和忧虑。如妊娠12周以后仍继续呕吐，甚至影响孕妇营养时，应考虑妊娠剧吐的可能，须住院治疗，纠正水、电解质紊乱。对偏食者，在不影响饮食平衡的情况下，可不做特殊处理。

2. 尿频、尿急 向孕妇说明妊娠早期出现尿频、尿急属于正常现象，不必为此担心。

3. 水肿 孕妇在妊娠后期易发生下肢水肿，经休息后可消退，属正常现象。出现凹陷性水肿或经休息后仍不消退，应警惕合并其他疾病，查明病因后给予及时治疗。社区护士应指导孕妇睡眠时取左侧卧位，下肢垫高15°，改善下肢血液回流。

4. 静脉曲张　指导已出现症状的孕妇避免长时间站立或行走，并注意经常抬高下肢，促进下肢血液回流；会阴部有静脉曲张者在休息时，可于臀下垫枕，抬高髋部。

5. 便秘　帮助孕妇回想导致便秘的因素，了解饮食习惯。指导孕妇养成定时排便的习惯，多吃水果、蔬菜等含纤维素多的食物，同时增加每日饮水量，注意适当的活动。未经医师允许不可随便使用大便软化剂或轻泻剂。

6. 腰背痛　指导孕妇在日常生活中注意保持良好的姿势，避免过度疲倦。嘱孕妇穿低跟鞋，在俯视或抬举物品时，保持上身直立，弯曲膝部，以保持脊柱的平直。如工作要求长时间弯腰，应适当给予调整。疼痛严重者，必须卧床休息。

7. 下肢肌肉痉挛　孕妇饮食中增加钙的摄入，必要时按医嘱补钙，禁止滥用含钙磷的片剂。告知孕妇预防及减轻症状的方法：①避免穿高跟鞋，以减少腿部肌肉的紧张度；②避免腿部疲劳、受凉；③发生下肢肌肉痉挛时，孕妇应背屈肢体或站立前倾以伸展痉挛的肌肉，或局部热敷按摩。

（五）分娩的准备指导

1. 确定分娩地点　社区护士应在产前协助产妇及早选定合适的分娩地点并尽可能了解其情况。

2. 识别产兆　帮助孕妇及家属了解分娩先兆，做好分娩准备。

（1）假临产　孕妇在分娩发动前，常会出现假临产。其特点为不规律的子宫收缩，宫缩的强度不加强，常在夜间出现，白天消失。

（2）胎儿下降感　随着胎先露下降入盆，宫底随之下降，多数孕妇会感觉上腹部变得舒适，呼吸轻快，常出现尿频症状。

（3）见红　在分娩开始前 24～48 小时，经阴道排出少量血液，即见红。见红是分娩即将开始的比较可靠的征象。

3. 分娩准备　是产前社区护理工作中重要的一环。孕妇在分娩前做好充分的精神和身体方面的准备是保证安全分娩的必要条件。

（1）精神准备　指导产妇从精神上和身体上做好迎接新生儿诞生的准备，并建议家属给予孕妇充分的关怀和爱护，同时医护人员也须给产妇一定的支持和帮助。

（2）身体准备　分娩时体力消耗较大，因此分娩前须保证充足的睡眠时间。接近预产期的孕妇应尽量不外出旅行，但也不必整天卧床休息。指导孕妇做好入院前的身体清洁。

（3）物质准备　妊娠期间要准备好分娩时所需要的物品，妊娠晚期要把这些东西归纳在一起，放在家属都知道的地方。包括医疗证（包括孕妇联系卡）、夫妻双方的身份证、医保卡；婴儿的用品，如内衣、外套、包布、尿布、小毛巾、婴儿被褥等；产妇入院时的用品，如牙膏、牙刷、大小毛巾、卫生巾、卫生纸、内衣、内裤等。

4. 分娩相关知识介绍　向孕妇介绍有关分娩的过程，如宫颈口扩张和伸展、分娩的产程划分、分娩经过、胎先露的下降，以及分娩过程中可能的治疗和护理等，便于孕妇正确看待分娩的全过程和加强对分娩过程的信心。

分娩过程中的疼痛和产妇对疼痛的恐惧、自我控制能力的下降等各种心理反应，直接影响产程的顺利进展，充分的分娩前准备能帮助产妇更好地应对分娩过程中的压力。

三、产褥期妇女保健指导

产褥期是指从胎盘娩出至产妇全身各器官除乳腺外，恢复或接近正常未孕状态的一段时期，一般为6周。在产褥期，产妇不仅需要生理的调适，同时，伴随着新生儿的出生，产妇及其家庭需经历心理和社会的适应过程。社区护士可通过产后家庭访视等为产妇提供产褥期保健服务。

（一）产褥期妇女的生理和心理变化

1.产褥期妇女的生理变化

（1）*生殖系统* 子宫复旧需6周，包括子宫体的复旧、子宫内膜的再生和子宫颈的复原。分娩后阴道壁肌张力逐渐恢复，但仍不能恢复至未孕时的紧张度。盆底肌及其筋膜由于分娩时过度扩张导致弹性减弱，且常伴有肌纤维部分断裂。

（2）*乳房* 主要变化是泌乳。乳汁的分泌量与婴儿吸吮的频率密切相关，也与产妇的营养、睡眠、情绪及健康状况相关。

（3）*循环及血液系统* 产后72小时内，产妇循环血容量增加15%~25%，应注意预防心力衰竭的发生。产褥早期，血液处于高凝状态，有利于胎盘剥离面形成血栓，减少产后出血量。

（4）*消化系统* 妊娠期胃肠道肌张力及蠕动减弱，产妇胃液中胃酸分泌减少，产后约需1~2周恢复。由于分娩时能量消耗及体液大量的流失，产后1~2天内产妇常感口渴。另外，产褥期活动减少，加之腹肌和盆底肌肉松弛，容易发生便秘。

（5）*泌尿系统* 产后1周内尿量增加。在产褥早期，膀胱肌张力降低，加之外阴切口疼痛，不习惯卧床排尿等原因，易导致尿潴留的发生。

（6）*内分泌系统* 月经复潮与恢复排卵的时间受哺乳的影响，不哺乳产妇一般在产后6~10周月经复潮，哺乳产妇月经复潮延迟，平均在产后4~6个月恢复排卵。产后月经复潮较晚者，首次月经来潮前多数有排卵，因此，哺乳期产妇月经虽未复潮，却有受孕的可能。

（7）*腹部* 皮肤受妊娠子宫增大的影响，部分弹力纤维断裂，腹直肌呈不同程度分离，使产后腹壁明显松弛，其紧张度需产后6~8周才能恢复。妊娠期出现的下腹正中线色素沉着，在产褥期逐渐消退。初产妇腹部紫红色妊娠纹变为银白色。

2.产褥期妇女的心理变化 经过分娩的母亲，尤其是初产妇将要经历不同的心理感受，表现为：高涨的热情、希望、高兴、满足感、幸福感，同时也有失眠、失望、抑郁等情绪不稳定的表现。产后抑郁症是分娩后常见的一种心理障碍。其特征包括：注意力无法集中、健忘、心情不平静、时常哭泣或掉泪、依赖、焦虑、疲倦、伤心、易怒暴躁、无法忍受挫折、负向思考方式等。产后抑郁症一般在产后第1天至第6周之间发生，而产后第1~10天被认为是发生产后抑郁症的危险期。

（二）产后家庭访视

产褥期是产妇身心恢复的一个关键时期，照护质量是影响产妇身心恢复的一个重要因素。产后家庭访视是产褥期保健工作的重要措施之一。社区护士通过询问、观察、一般体检和妇科检查，必要时进行辅助检查，对产妇的恢复情况进行评估。

1. 访视频率和时间 在产褥期，社区护士一般进行家庭访视 2～3 次，分别于出院后 3 天、产后 14 天和产后 28 天进行。高危产妇或发现异常情况者应酌情增加访视次数。

2. 访视前准备 访视前社区护士通过电话或面谈等形式与产妇家庭建立联系，了解其确切的休养地点及路径，确定访视对象和访视时间，简要了解产妇的一般状况，准备访视用物。

3. 访视内容

（1）产妇 测量生命体征，了解产妇的精神、睡眠、心理社会状态、饮食和大小便等情况；检查子宫收缩情况，恶露的性状，腹部或会阴部伤口的愈合情况，乳房有无肿胀及乳汁分泌的情况，如发现异常及时处理。

（2）新生儿 询问新生儿哺乳、睡眠、大小便情况；检查新生儿面色、皮肤有无黄疸、脓疱，脐带有无感染；指导产妇为新生儿进行口腔、脐带、臀部和皮肤护理；检查新生儿觅食、拥抱和握持等生理反射，肌张力、视力、听力等情况。

每次访视后均应记录访视内容及指导意见，满月访视后填写小儿生长发育表。产后 42 天，产妇应到医院做产后健康检查，了解生殖器的恢复情况，同时应带婴儿到医院进行一次全面检查。

（三）产褥期妇女的保健指导

1. 日常生活指导

（1）清洁与舒适 产后休养的环境要做到安静、舒适，室内保持良好的通风，空气清新，防止过多的探视。室内温度保持在 22℃～24℃，相对湿度保持在 50%～60%。

外阴的清洁卫生：指导产妇每日冲洗外阴，用消毒会阴垫保持会阴部清洁，预防感染。如伤口肿胀疼痛，可用 50% 硫酸镁湿热敷。

注意个人卫生：产后 1 周内皮肤排泄功能旺盛，排出大量汗液，称为褥汗，以夜间睡眠和初醒时更为明显。应每天用温水擦浴并漱口，用软毛刷刷牙。

（2）合理的饮食与营养 协助产妇制订适当和均衡的饮食计划，保证足够的热量，促进健康恢复。哺乳的产妇应多吃富含蛋白质的汤汁食物（如鸡汤、鱼汤、排骨汤等），少食多餐，同时适当补充维生素和铁剂；不哺喂母乳的产妇的进食量应与怀孕前相同。

（3）休息与睡眠 充分的休息和睡眠可以消除疲劳，促进组织的修复，增强体力，对保证乳汁的分泌也是十分重要的，因此，社区护士应嘱咐产妇学会与婴儿同步休息，每天保证 8 小时睡眠，生活要有规律。

2. 心理指导　评估产妇在疼痛不适、睡眠、饮食、哺喂母乳、情绪和产后卫生教育等方面的需求，给予心理及社会等方面相应的护理措施。"依附"是指婴儿对照顾者的一种察觉与反应。亲子依附关系的建立，有助于缓解产妇的心理压力，促进身心康复。社区护士应指导产妇尽早与婴儿接触，用温柔抚慰的语言和婴儿说话或唱歌，使母子之间建立独特的牢固的关系，进而形成亲子依附关系。此外，还要关心、帮助产妇，促进其与亲友的互动，增强舒适感。

3. 活动与运动　经阴道分娩的产妇，产后 6~12 小时内即可起床进行轻微活动，产后第 2 天可在室内随意走动。行会阴侧切或剖宫产的产妇，可适当推迟活动时间。产后 2 周开始做膝胸卧位运动，可预防和纠正子宫后倾。尽早做产褥保健操，有利于促进腹壁、生殖器官和会阴盆底肌肉张力的恢复。社区护士应根据产妇的情况，指导产妇运动量由小到大，由弱到强循序渐进练习。一般在产后第 2 天开始，每 1~2 天增加 1 节，每节做 8~16 次。

指导产妇在进行产后运动时应注意：①由简单的项目开始，依个人的耐受程度逐渐增加活动量，避免过于劳累；②持之以恒，肌张力的恢复需 2~3 个月。③运动时有出血或不适感，应立即停止；④剖宫产术后可先执行促进血液循环的项目，如深呼吸运动，其他项目待伤口愈合后再逐渐进行。

链　接

产褥保健操

第 1 节——仰卧，深吸气，收腹部，然后呼气。

第 2 节——仰卧，两臂直放于身旁，进行缩肛与放松动作。

第 3 节——仰卧，两臂直放于身旁，双腿轮流上举与并举，与身体呈直角。

第 4 节——仰卧，髋与腿放松，分开稍屈，脚底放在床上，尽力抬高臀部与背部。

第 5 节——仰卧起坐。

第 6 节——跪姿，双膝分开，肩轴垂直，双手平放床上，腰部进行左右旋转动作。

第 7 节——全身运动，跪姿，双臂支撑在床上，左右腿交替向背后高举。

4. 乳房护理　母乳喂养有利于母婴的健康，因此，推荐母乳喂养，按需哺乳，早接触，早吸吮。社区护士应为施行母乳喂养的产妇进行正确的乳房护理及婴儿喂养指导。

（1）一般护理　乳房应保持清洁干燥。每次哺乳前用柔和的清水擦拭，切忌用肥皂水等洗涤剂擦洗。哺乳时应让新生儿吸空一侧乳房后再吸另一侧，两侧乳房交替哺乳。哺乳后佩戴适中的棉质乳罩，避免过松或过紧。

（2）平坦或凹陷乳头　常见原因为产妇先天性乳头颈短平，个别内陷乳头因乳房过度充盈累及乳晕部分，使乳头较平坦，婴儿很难吸吮到乳汁。可指导产妇作如下练习：①乳头伸展练习：将两拇指平行放在乳头两侧，慢慢由乳头向两侧外方拉开，牵拉乳晕皮肤及皮下组织，使乳头向外突出。接着将两拇指分别放在乳头上侧和下侧，将乳头向上向下纵行拉开。此练习重复多次，做满 15 分钟，每天两次。②乳头牵拉练习：用一只手托乳房，另一只手的拇指和中、示指向外牵拉乳头，重复 10~20 次，每天 2 次。此外，指导产妇改变喂哺姿势，以利婴儿含住乳头和乳晕，也可利用负压吸引的作用使乳头突出。

（3）乳房胀痛　多因乳房过度充盈及乳腺管阻塞所致。可指导产妇于产后半小时尽早开乳，哺乳前热敷或按摩乳房。

（4）催乳　对于出现乳汁分泌不足的产妇，应指导其正确的哺乳方法，按需哺乳，调节饮食，鼓励产妇树立信心，同时可结合中药或针刺合谷、外关、少泽等穴位进行护理。

（5）退乳　产妇因病不能哺乳时，应尽早退乳。最简单的方法是停止哺乳，少进汤汁类食物。现乳房胀痛者，可用芒硝 250g 分装两纱布袋内，敷于两乳房并包扎，湿硬时更换。此外，还可用生麦芽 60~90g，水煎服，每日 1 剂，连服 3~5 天，配合退乳。

（6）乳头皲裂　轻者可继续哺乳。哺乳前，湿热敷乳房和乳头 3~5 分钟，挤出少量乳汁，使乳晕变软易被婴儿含接。哺乳时，产妇应取正确的喂哺姿势，让乳头和大部分乳晕含接在婴儿口中，先在损伤轻的一侧乳房哺乳，以减轻对另一侧乳房的吸吮力。哺乳后，挤出少许乳汁涂在乳头和乳晕上，短暂暴露使乳头干燥。因乳汁具有抑菌作用，且含有丰富的蛋白质，能起到修复表皮的功能。如果皲裂严重时应暂停哺乳，可将乳汁挤出或用吸乳器吸出后用小杯或小匙喂养婴儿。

5. 母乳喂养指导　世界卫生组织已将保护、促进和支持母乳喂养作为卫生工作的重要环节。母乳中所含的营养物质最适合婴儿消化吸收，且生物利用率高；母乳中含有丰富的免疫蛋白和免疫细胞，可提高婴儿的免疫功能，明显降低腹泻、呼吸道和皮肤感染率；母乳喂养有利于促进母婴间情感交流，对婴儿建立和谐、健康的心理有重要作用；母乳喂养可以有效防止产后出血，降低母亲患乳腺癌和卵巢癌的危险性。喂养方法的指导内容如下：

（1）哺乳时间　原则是按需哺乳。产妇于产后半小时内开始哺乳，哺乳时间为半小时以上，母乳喂养的时间一般以 10 个月至 1 年为宜。

（2）哺乳方法　哺乳前，应洗手，并将乳房、乳头用温开水清洗。哺乳时，母亲和新生儿均应选择最舒适的位置，一手拇指放在乳房上方，其余四指放在乳房下方，将乳头和乳晕大部分放入新生儿口中，用手扶托乳房，防止乳房堵住新生儿鼻孔。哺乳后，挤出少许乳汁涂在乳头。

（3）注意事项　每次哺乳后应将新生儿抱起轻拍背部 1~2 分钟，排出胃内空气，以防呕吐。哺乳产妇若服用药物，必须事先咨询医护人员，以确定是否会对婴儿造成伤害。世界卫生组织最新指出，4~6 个月内的婴儿只需母乳，不必添加水或其他饮料。哺乳母亲上班期间应注意摄入足够的水分和营养，可于上班前挤出乳汁存于冰箱内，婴儿需要时由他人哺喂，下班后坚持自己喂养。社区护士应告知产妇和家属，如遇到母乳喂养问题时可咨询社区医护人员。

6. 家庭的适应与协调 产褥期是充满压力的角色适应期。面对新成员的加入，家庭发展任务发生了变化，夫妻增加了父母角色，夫妻关系亦需要重新调整。产妇及其丈夫如果不适应父母亲的角色，可能会影响产妇身心健康的恢复及新生儿的生长发育。社区护士可通过家庭访视，增强产妇照顾新生儿的信心，确立母亲的角色和责任；指导丈夫做好接纳新成员的心理准备和行为准备，确立父亲的角色，主动为妻子分担照顾婴儿的责任，在日常生活中表现出对妻子的体贴、关心和爱护。产妇也不要忽略丈夫的感情需要，以免使丈夫感到失落。同时，社区护士要教会家庭成员换尿布、洗澡等照顾新生儿的基本技能；鼓励父母双方与新生儿接触，建立互动，如触摸新生儿的手指，拥抱新生儿，与新生儿进行语言沟通和目光交流等。婴儿的诞生不仅给家庭带来欢乐，同时也带来责任和压力，因此，夫妻双方要各自扮演好自己的角色，以适应家庭角色的转变，促进家庭的健康发展。

（四）产褥期妇女常见健康问题的护理

1. 乳腺炎 产妇产后身体抵抗力下降，若乳汁淤积，会促进细菌的生长繁殖，如乳头破损或皲裂，易使细菌侵入造成感染。

（1）预防

保持乳头和乳晕的清洁：妊娠期应在沐浴时用温水清洗，产后每次哺乳前后均应温水清洗，保持局部清洁干燥。

养成按需哺乳的习惯：为避免乳汁淤积，每次哺乳应吸净乳汁，如有淤积可用吸乳器或按摩乳房帮助乳汁排空。

保持婴儿口腔卫生：及时治疗婴儿口腔炎，婴儿不可含乳头入睡，乳头有破损或皲裂应及时治疗。

纠正乳头内陷。

摄入清淡富含营养的食物，多饮水，忌食辛辣、刺激、油腻食物。

（2）护理措施

炎症初期：可进行哺乳。在哺乳前，湿热敷乳房3~5分钟，并按摩乳房，哺乳时先哺患侧乳房，婴儿饥饿时吸吮力强，有利于吸通乳腺管。每次哺乳时注意吸空乳汁，在哺乳的同时按摩患侧乳房，避免乳汁淤积，并保证充分的休息。

炎症期：停止哺乳。定时用吸乳器吸净或手法按摩排空乳汁，用宽松的乳罩托起乳房，以减轻疼痛和肿胀；给予局部热敷、药物外敷或理疗，以促进局部血液循环和炎症的消散；并根据医嘱早期使用抗菌药物。

脓肿形成期：行脓肿切开引流术，切口应符合美容要求并防止损伤乳腺管，保持引流通畅，切口定时更换敷料，保持清洁干燥。

2. 产后尿失禁 指导产妇保持会阴及尿道口清洁，鼓励多饮水，防止泌尿系感染。坚持做盆底肌锻炼，盆底肌锻炼可使盆底神经功能改善、肌肉力量加强，为膀胱、尿道提供结构支撑，同时增强尿道括约肌的力量，使盆底肌肉的功能逐渐复原。为预防产后尿失禁，产妇在身体尚未复原之前，不宜过早的剧烈运动。

3. 产后抑郁 引起产后抑郁的病因主要有：分娩因素、内分泌因素、社会因素、遗传因素、心理因素等，最主要的是产妇的个性特征，一般性格内向、保守、固执的产妇容易发生产后抑郁。另外，产妇对婴儿的期待、对母亲角色的不适应、对分娩的恐惧感，均可造成产妇的心理问题。主要预防和护理措施如下：倾听产妇诉说心理问题，做好产妇心理疏导工作，解除不良的社会心理因素，减轻心理负担和躯体不适症状；对于有不良个性的产妇，给予相应的心理指导，减少或避免精神刺激，减轻生活中的应激压力；促进和帮助产妇适应母亲的角色，指导产妇与婴儿进行交流和接触，使其逐渐参与到护理孩子的日常生活中，逐步建立亲子依附关系；发挥社会支持系统的作用，改善家庭关系，合理进行家庭任务分工，避免产妇劳累；为产妇提供自我护理指导和常见问题的处理方法，减少产妇的困惑及无助感；高度警惕产妇的伤害性行为，注意安全保护，重症患者需要请心理医师或精神科医师给予治疗。

四、围绝经期妇女保健指导

围绝经期是指围绕妇女绝经前后的一段时间，包括从接近绝经期，出现与绝经有关的内分泌、生物学和临床特征的改变起至最后1次月经后1年。世界卫生组织将卵巢功能衰退直至绝经后1年内的时期称为围绝经期。绝经分为自然绝经和人工绝经。每一位妇女的生命进程中必然发生绝经这一生理过程，绝大部分女性绝经前后经历平均4~5年的绝经过渡期，并面临着一系列生理和心理的变化。

（一）围绝经期妇女的生理和心理社会变化

1. 生理变化

（1）月经紊乱 是绝经过渡期的常见症状，表现为月经周期不规则，经期持续时间长及经血增多或减少。与卵巢、下丘脑和垂体功能状态的波动有关，尤其是卵巢渐趋停止排卵，激素的分泌相应减少。

（2）心血管系统 绝经后妇女动脉硬化、冠心病等发病率较绝经前明显增加。可能与雌激素低下和雄激素活性增强有关。

（3）泌尿生殖道退行性改变 主要表现为泌尿生殖道萎缩的症状，出现阴道干燥、性交困难和反复阴道感染，以及排尿困难、尿痛、尿急及反复发生的尿路感染。

（4）骨质疏松 绝经后妇女雌激素分泌减少，使骨质吸收增加，导致骨量快速丢失而出现骨质疏松。50岁以上妇女半数以上会发生绝经后骨质疏松，一般发生在绝经后5~10年，通常发生在椎体。

（5）其他 潮热、出汗为雌激素降低的典型症状。其特点为反复出现的短暂的面部和颈部及胸部皮肤发红，伴有潮热，继之汗出，持续时间长短不一。严重者可影响妇女的工作、生活和睡眠。此外，还常出现心悸、眩晕、头痛、失眠、耳鸣等自主神经失调的症状。

2. 心理社会变化 由于围绝经期妇女内分泌环境改变，自主神经紊乱，加之家庭和社会环境的变化，情绪、记忆及认知功能发生改变，常感觉烦躁易怒、易激动、焦虑不安或情绪低落、精神抑郁、记忆力减退等。

（二）围绝经期妇女的保健指导

由于围绝经期妇女个人健康状况、性格特点、文化水平、道德观念和生活阅历的不同，可出现不同程度的情绪变化和心理反应。社区护士应正确评估围绝经期妇女的生理、心理和社会状况，有针对性地给予保健指导。

1. 提供信息 开展围绝经期科学知识讲座，让妇女了解围绝经期的正常生理、心理特点，掌握必要的卫生保健常识，正确对待围绝经期，消除绝经变化产生的恐惧心理；同时学会并加强自我监测能力，定期进行自我监测并做好记录。

2. 心理调整 可通过多种途径，如宣传资料、广播、电视、网络、科普读物等介绍的有关围绝经期的知识，让围绝经期妇女认识到围绝经期症状的出现是人体生理变化的一种自然过渡。在这一时期，机体为适应这种变化会出现一些暂时的症状，经过一段时间的自行调整，这些症状大多会自然消失。社区护士应鼓励围绝经期妇女以平静的心态、愉快的心情迎接此期出现的各种生理和心理上的变化，积极参加社区组织的集体活动，培养广泛的兴趣爱好，增加人际交往，保持乐观的性格和良好的心理状态，放松思想，营造良好的生活环境，才能不断提高生活质量。

3. 合理饮食 围绝经期妇女应平衡膳食，限制摄入高脂肪、高胆固醇的食物，多食富含纤维素的水果蔬菜，避免过多高糖食物，适量补充钙剂，尤其是牛奶、豆浆等易于消化的富含丰富蛋白质的食物，适当控制饮食量，防止肥胖。

4. 活动与运动 运动是减缓身体各种组织器官衰老的重要条件。社区护士应指导围绝经期妇女参加各项体育活动，可根据个人爱好及具体情况选择适当的运动方式，以每周 3~4 次为宜。

5. 性生活指导 绝经后随着雌激素逐渐下降，最普遍遇到的问题是阴道黏膜萎缩，分泌物减少，阴道润滑度减弱，造成性生活困难。社区护士应从妇女个人的生理及心理考虑，指导其保持每月 1~2 次性生活，有助于保持生殖器官的良好状态。

6. 定期进行健康检查

（1）常见疾病普查 根据普查结果，掌握、总结、分析社区妇女疾病的发生发展规律、特点和相关的致病因素，制订切实可行的妇女疾病防治目标与对策，促进和维护其身体健康。

（2）恶性肿瘤的普查 开展肿瘤的防治宣传教育是控制或消除致癌因素，预防肿瘤发生的重要措施之一。通过社区护士的宣传教育，使围绝经期妇女了解恶性肿瘤的主要危险因素，改变不良的生活方式，增强自我保健意识，减少恶性肿瘤的发生；同时，使围绝经期妇女了解各种常见肿瘤的早期症状，及时发现异常。建议围绝经期妇女每年进行 1 次体检，及早发现病变。体检包括做宫颈黏液涂片细胞学检查、专科医师乳房检查，并可针对个人的具体情况选择性地进行其他项目的检查，如宫颈活检、乳房 B 超、乳房 X 线检查等，做到疾病的早期发现和早期治疗。

链　接

　　乳腺癌是危害妇女健康的主要恶性肿瘤之一。随着生活方式的改变、药物避孕、终止妊娠、拒绝母乳喂养、独身女性的增加，使乳腺癌的发病年龄有所提前，发病率也有所增加。如果能早发现、早诊断、早治疗，乳腺癌的治疗效果和预后均较好。对 20 岁以上的妇女，特别是伴有危险因素的女性，每月自我检查乳房 1 次，是早期发现乳腺肿块的有效措施。自查乳房最好选择在月经结束后 4～7 天进行，此时乳房最松弛，病变容易被检出。

（三）围绝经期妇女常见健康问题的护理

1. 骨质疏松症　骨质疏松症是以低骨量、骨微细结构异常，而导致骨脆性增加，易骨折为特征的一种全身代谢性疾病。围绝经期过程中约 25% 的妇女患有骨质疏松症。主要的健康指导内容如下：

（1）注意合理补充营养素　其中钙、维生素 D、蛋白质是主要的营养素。应及早增加并长期补充含钙质丰富的食物，如牛奶、排骨、豆类等，必要时可服用钙片。

（2）良好的生活习惯　根据个人的身体状况选择适宜的运动项目，如慢跑、快速步行等小负荷锻炼，避免吸烟、酗酒、过量饮用咖啡、跌倒等。

（3）及早就医，规范治疗　必要时及时就医，接受治疗。

2. 功能失调性子宫出血　围绝经期妇女由于卵巢功能不断衰退，卵巢对促性腺激素敏感性降低，或下丘脑和垂体对性激素正反馈调节的反应性降低，出现无排卵性功能失调性子宫出血。主要的健康指导内容如下：

（1）加强营养，改善全身情况　按照饮食习惯，制订合适的饮食计划。可补充铁剂、维生素 C 和蛋白质，推荐含铁较多的食物，如猪肝、豆角、蛋黄、胡萝卜、葡萄干等。

（2）预防感染　保持会阴清洁。出血量较多者，嘱其卧床休息，避免过度疲劳和剧烈活动。

（3）指导用药　帮助患者了解用药目的、药物剂量、适应证、禁忌证及用药时可能出现的反应。激素替代治疗需在专业医师的指导下进行，不得随意停服和漏服，用药期间注意观察，定期随访，如出现子宫不规则出血应做妇科检查，并做诊断性刮宫，排除子宫内膜病变。

复习自测题

1. 孕妇生产出院后最少要进行（　　　）次产后访视。

　　A. 1 次　　　　　　　　　　　　　B. 2 次

C. 3 次   D. 4 次

2. 指出不属于计划生育统计指标的是（　　　）

    A. 新生儿死亡率   B. 人口自然增长率

    C. 人口出生率   D. 晚婚率

3. 新婚夫妇一般不选用的避孕措施是（　　　）

    A. 避孕套   B. 子宫帽

    C. 避孕药   D. 宫内节育器

4. 哪项不是先兆临产的症状（　　　）

    A. 频繁的呕吐   B. 假临产

    C. 胎儿下降感   D. 见红

5. 产后保健的说法正确的是（　　　）

    A. 整个复旧过程大约需 2 周

    B. 产后 1 周内是整个复旧过程变化最快的一段时间

    C. 初次访视应在产妇出院后 10 天内进行

    D. 高危产妇应酌情增加访视次数

6. 与造血无关的营养素是（　　　）

    A. 维生素 C   B. 叶酸

    C. 维生素 D   D. 铁

7. 孕期各种营养素的需要量错误的是（　　　）

    A. 糖的摄入量每日不应低于 150 ~ 200g

    B. 脂肪的供给量应占总热量的 5% ~ 10%

    C. 蛋白质的供给每日总量约需 80 ~ 90g

    D. 每日约需铁 15 ~ 20mg

8. 关于各种营养素的需要量正确的是（　　　）

    A. 每日总热量约需 3000kcal

    B. 妊娠期需蛋白质每日总量约 80 ~ 90g

    C. 糖的供给量应占总热量的 25%

    D. 脂肪的供给量应占总热量的 55% ~ 60%

9. 正确的孕期卫生保健指导是（　　　）

    A. 孕妇在整个孕期都可盆浴或淋浴

    B. 孕妇睡眠时应采取侧卧姿势，最好是右侧卧位

    C. 孕妇刷牙时应用软毛牙刷，动作应轻柔，可口服维生素

    D. 扁平或凹陷的乳头不利于哺乳，但产后可自行恢复

10. 下来哪项是正确的避孕方法（　　　）

    A. 最佳避孕方法是使用阴道隔膜

    B. 重度陈旧性宫颈裂伤或子宫脱垂可以用宫内节育器避孕

    C. 乳房肿块患者宜选择药物避孕

　　D. 宫内节育器是一种安全、有效、简便、经济的可逆性节育方法

11. 妊娠期的妇女在怀孕几个月内用药要特别慎重（　　　）

　　A. 3 个月以内　　　　　　　B. 4 个月以内

　　C. 5 个月以内　　　　　　　D. 6 个月以内

12. 产褥期是指从胎盘娩出到产后（　　　）

　　A. 4 周

　　C. 6 周

　　B. 5 周

　　D. 7 周

第十二章　慢性病患者的社区护理

学习目标

1. 掌握社区常见慢性病患者的社区护理要点。
2. 熟悉慢性病对患者个人、家庭及社会的影响。
3. 了解慢性病的概念及特征。

随着科技的发展和社会的进步，人们生活方式的改变和饮食卫生的改善，疾病谱也随着发生了变化，慢性病开始取代传染病成为人类的主要健康问题。世界卫生组织报告，慢性病正在严重威胁全球人类的健康与生命，慢性病的危害 80% 发生在中低收入的发展中国家。中国居民的健康也面临着十分严峻的挑战。慢性病导致的死亡已经占到我国总死亡的 85%，导致的疾病负担已占总疾病负担的 70%。慢性病是群众因病致贫、返贫的重要原因，若不及时有效控制，将带来严重的社会经济问题，因此，慢性病的防治刻不容缓。

第一节　概　述

一、慢性病的定义、特点及分类

（一）慢性病的定义

慢性病的全称是慢性非传染性疾病，是指出现身体结构及功能的改变而无法彻底治愈，需要长期治疗、护理和特殊康复训练的一类疾病的概括性的总称。

（二）慢性病的特点

慢性病具有下列特点：①有不可逆转的病理改变；②症状复杂，变化多端，容易产生并发症；③出现永久性的改变，导致残障或功能障碍；④需长时间用药、治疗、护理及照护；⑤不能完全治愈，需要特殊的康复治疗、训练及护理；⑥需要患者改变原有的生活方式或人生目标以适应疾病的变化。

慢性病一般有发病期、进展期、缓解稳定期及复发恶化期等变化过程。

1. 发病期　慢性病的发病原因复杂，受身体本身的因素、致病因素及诱发因素的影响。一般慢性病的症状及体征在发病的初期不明显，常在例行的健康检查中发现，或在某些症状反复迁延出现并逐渐加重，患者不能忍受或不容患者忽视而就医时得到证实。慢性病根据发病的时间可分为急发性和渐发性。急发性是指在经过较长时间的潜伏后，突然出现相应的临床表现。渐发性是指在出现病理改变后，逐渐出现相应的临床表现。

2. 进展期　疾病进展的快慢依疾病的性质及个人的体质不同而有一定的差异，根据疾病进展的速度可以分为快速进展期及慢性进展期。

3. 缓解稳定期　身体状况经过一段时间的治疗及护理后，症状及体征基本得到了控制，此时会出现一个稳定期。在稳定期，患者的病情变化不大，疾病基本上处于缓解、相对静止的状态。稳定期根据患者的年龄、患病的性质及特点、患者本身的特点等不同而不同，可以持续几年或数十年，也可能是几个月或更短的时间。虽然一般的慢性疾病在稳定期病情变化不大，但可能会带有明显的结构或功能障碍。

4. 复发恶化期　在经过一段无症状的稳定期后，患者的疾病可能会突然复发或恶化，给患者的身体、心理、精神等带来很大的伤害，甚至会危及患者的生命。

（三）慢性病的分类

慢性病在 WHO 中有又叫非传染性疾病，国家卫生和计划生育委员会称它为慢性非传染性疾病。它主要包括：

1. 心脑血管疾病，如高血压病、冠心病、脑卒中；
2. 恶性肿瘤；
3. 代谢性异常，如糖尿病；
4. 精神异常和精神病；
5. 遗传性疾病；
6. 慢性职业病，如矽肺、化学中毒等；
7. 慢性气管炎和慢性阻塞性肺疾病；
8. 其他。

（四）慢性病的危险因素

慢性病的危险因素可以有上百种，甚至更多，但大致可分为三类：环境危险因素、行为危险因素和宿主危险因素。慢性病的发生与流行不是单个因素引起，往往是多个危险因素综合作用的结果。

1. 不良生活习惯

（1）饮食因素　不合理的膳食结构是慢性病发生的主要原因之一。膳食不合理包括高胆固醇、高脂肪饮食、高盐饮食及不良的饮食习惯，如常食腌制食物、暴饮暴食、粗纤维食物摄入过少等。

（2）生活方式　如吸烟、酗酒等。

（3）运动因素　由于快速的生活节奏和便利的交通工具，使人们的活动量减少，运动量不足，体内的胆固醇和中性脂肪增加，容易导致肥胖并易发生高脂血症、高血压病、冠心病、糖尿病等。

2. 环境因素

（1）自然环境　空气污染、水源污染、噪音污染等都与人类的健康密切相关。

（2）社会环境　健全的社会组织、医疗保健服务体系等都会对人群健康产生影响。

3. 不良的心理社会因素　心理、精神和社会因素对慢性病的发生也有很大影响。如长期压抑和不满，过于强烈的焦虑、忧郁、悲哀、恐惧、愤怒，遭受巨大的心理打击而不能及时自拔等都容易诱发癌症。

4. 生物遗传及家庭因素　许多慢性病可能与遗传因素或家庭共同的生活习惯有关。

二、慢性病对患者、家庭和社会的影响

慢性病的影响程度受以下因素的制约：发病的时间、疾病的性质、患者的年龄及个性、是否有残障和功能障碍，以及残障和功能障碍的程度。

（一）慢性病对患者的影响

1. 对身体功能及日常生活的影响　长期患慢性病，患者的身体抵抗力降低，容易发生感染及其他并发症；慢性病患者常由于多种原因，出现食欲减退、消化吸收功能减退，使患者出现营养不良的表现；慢性病常会影响胃肠道的排泄功能，使患者出现便秘、尿失禁、尿潴留等问题，对患者参与社会活动产生一定的影响；慢性病患者由于长时间缺乏运动及锻炼，会产生关节挛缩变形、骨质疏松、肌肉废用性萎缩、泌尿道结石、循环系统功能障碍、括约肌障碍等身体功能障碍；慢性病患者可能由于长期卧床而发生压疮等；慢性病造成的永久性病理损害可能影响患者的日常生活及自理能力。

2. 对心理的影响　慢性病不仅给患者带来身体上的改变、疼痛及不适，而且对患者的心理也产生一定的影响，尤其当疾病发展到对患者的身体结构或功能产生影响时，患者会产生忧郁、无助感等多种心理变化。慢性病对患者带来的心理影响有以下几方面：

（1）对情绪的影响　当一个人患有慢性疾病时，会产生许多情绪反应，如否认、焦虑、依赖、害怕、愤怒、羞愧、罪恶、猜疑等。护理人员只有了解患者情绪的变化，才能提供合适的护理。

（2）对个性心理的影响　在疾病的影响下，患者可产生视觉、听觉、味觉、嗅觉、触觉等感觉障碍，也可能会有知觉、记忆、思维、判断、想象等障碍，有些患者可能会出现人格障碍。

（3）对患者自我形象的影响　当慢性疾病造成一定程度的伤残或功能障碍时，会影响患者的自我概念及自我形象。一般患者在疾病的初期不愿意显露自己的身体残障，这种心理反应并不是否认疾病，而是拒绝将残障归于自我形象的一部分。

（4）隔离感　职业角色的改变及家庭角色的重新划分可能会使患者产生被隔离的感

觉。患者总感觉到自己与以前不同，与别人之间存在隔阂，难与别人融合在一起，但又害怕孤独。这种隔离的感觉在慢性病的进展期表现得尤为明显。

（5）自尊心增强，情绪不稳定　从人类基本需要的角度看，每个人都有自尊的需要。慢性病患者由于其他的需要无法得到满足，导致自尊心比正常时增强。他们认为，自己患病理应受到别人的格外照顾及关心，要求别人对他们倍加关心，认为亲人应该为他们牺牲个人利益。另一方面，他们又会认为，别人的关心或特殊关照意味着自己与别人不同，表示自己由于患病而变得无能，任人摆布，因此，会拒绝别人的帮助。慢性病患者常会出现这种矛盾及多疑的心理，以至于对一些轻微的刺激也变得较为敏感，情绪易激动，易指责别人。

（6）依赖性增加，行为幼稚　患者患病后的依赖心理可能是从最初的生长发育阶段产生。如果幼年时患病后受到亲人及周围人的照顾，成为人们帮助关心的中心，在成年患病后则会重复出现这种心理变化的过程。慢性病患者由于长期的病患折磨，会出现软弱无力，依赖性增加，有时会出现与自己年龄不相符合的幼稚性行为。

3. 对职业的影响　慢性病可能导致患者的生活方式发生一定程度的改变，势必会对患者的工作性质、工作时间、工作责任等方面产生影响。有时需要患者调换工作，或放弃自己的工作提前退休，这会使患者产生巨大的心理反差，而产生悲观厌世的心理。

4. 对社交功能的影响　慢性疾病可能会影响或阻碍患者参与正常的社交活动。由于慢性病患者机体衰弱，出现慢性病容或病态，丧失了正常的工作能力，可能导致朋友、同事及家属的疏远。特别是当身体有残障时，患者不愿意将自己身体的残缺显露给别人，而拒绝参加社交活动，造成患者的社交孤立感。具体表现为缺少朋友，拒绝朋友及亲人的帮助，性格孤僻，从而导致情绪低落，甚至丧失生活的信心。

（二）对家庭的影响

慢性病患者在很多方面与急性病患者不同，慢性病会对患者的整个家庭产生一定的影响。当某一家庭成员生病时，整个家庭必须全力应对疾病所造成的角色改变、精神心理压力、经济压力等问题，每一位家庭成员都会受到不同程度的影响。

1. 对家庭成员情绪的影响　每个家庭成员对疾病的反应不同。当家中有一位慢性病患者时，患者的痛苦、对患者的照顾及经济等方面的问题，都会影响其他家庭成员的情绪。家庭成员一般对患病后的亲人会出现内疚、焦虑不安、否认、退缩、愤怒等情绪反应。

2. 对家庭角色、家庭功能及关系的影响　在日常生活中，每个人在家庭中都承担着一定的角色，患病后必然会影响患者的家庭角色。急发性慢性疾病要求患者家属在很短的时间范围内适应疾病所带来的角色的变化，因此，家庭成员可能会出现角色冲突等问题。在疾病进行期，由于患者的病情不断发生变化，就需要家庭成员重新调整及适应角色，以承担患者的照顾及代替患者日常的家庭生活角色。这种角色的变化及调整可能会改变家庭原有的平静与和谐气氛，产生家庭适应困难或问题。

3. 对家庭经济的影响 慢性病患者需要长期的治疗及疗养，故医疗护理费用的支付也具有长期性。疾病对患者的工作产生的影响可使收入减少，同时家庭成员可能由于照顾患者而影响收入，加上患者的营养需要，各种医疗护理器械的费用，都会给家庭造成沉重的经济负担，甚至使患者的家庭陷入贫困。

（三）慢性病对社会的影响

1. 社会负担加重 慢性病患者由于工作能力的衰退和生活自理能力的下降，从整体上降低了社会工作效率，且随着家庭结构的变化，传统大家庭逐渐被核心家庭所代替，患者的照顾更多地依赖社会，加重了社会负担。在某些地区，慢性病与贫困的恶性循环，甚至使人们陷入"因病致贫，因病返贫"的困境。

2. 需要完善医疗保险制度和福利保障体系 由于慢性病患者需要终身制的疾病治疗，目前的医疗费用又不断上涨，使得慢性病患者对社会医疗保健制度的完善和社会互助措施等福利保障体系的需求更为迫切。

第二节　常见慢性病患者的社区护理

一、高血压病患者的社区护理

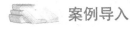 **案例导入**

　　王老师今年 66 岁，从事司机工作 40 多年，6 年前的 1 次体检查出患有高血压病，1 个月前因老伴去世，心情悲痛致病情加重入院。今晨从医院接回家中休养，出院时血压为 162/90mmHg。

　　问题： 你作为社区护士应该对王老师如何护理？

（一）概述

高血压病是指在静息状态下动脉的收缩压和（或）舒张压增高（≥ 140/90mmHg），常伴有脂肪和糖代谢紊乱，以及心、脑、肾和视网膜等器官的功能性或器质性改变，是以器官重塑为特征的全身性疾病。

《中国高血压防治指南》（2009 年基层版）指出，现全国高血压患者数已越 2 亿，并且每年以 1000 万递增。我国每年因心血管疾患死亡的人数已经超过 300 万，每天死亡的人数超过 8400 人，其中死亡的主要因素为高血压。目前我国的高血压具有"三高"与"三低"的特点，即发病率高、致残率高、死亡率高，知晓率低、服药率低、控制率低。

（二）病因

目前认为，高血压病是遗传易感性和环境因素相互影响的结果。高血压发病的危险因素分为不可改变因素和可改变因素两类。前者主要包括遗传因素、年龄、性别等，后者主要由不良生活方式引起。生活方式在高血压的预防中起着至关重要的作用，主要包括以下因素：

1. 体重因素 体重指数偏高是血压升高的独立危险因素，超重、肥胖者高血压的患病率较体重正常者高 2 ~ 4 倍。对肥胖者和中度超重的人，减肥可降低血压。

2. 饮食因素 食盐的摄入与高血压的发生密切相关，高钠的摄入可使血压升高，而低钠饮食可降低血压。

3. 吸烟 烟草中的尼古丁等有害物质进入血液后会使周围血管收缩，致使血压升高。

4. 饮酒 饮酒和心血管病的关系，近年来已经受到重视。少量地喝一些红葡萄酒，可能有预防冠心病的作用，但长期中度（每天饮酒 50mL）以上的饮酒，肯定对血压有不良影响。

5. 缺乏锻炼 运动不仅可使收缩压和舒张压下降，且对减轻体重、增强体力、降低胰岛素抵抗有利。高血压患者可根据年龄及身体状况选择慢跑、快步走、太极拳等不同方式进行锻炼。运动频率一般每周 3 ~ 5 次，每次持续 20 ~ 60 分钟。

6. 精神因素 精神紧张可引起血压上升，心跳加快，头部和肌肉血液供应增加，内脏血液供应减少，若过于强烈、持久或反复发作，可导致心血管系统出现功能性和器质性的病理损害。因此，保持健康的心理状态、减少精神压力和抑郁等不良情绪十分重要。

（三）护理评估

1. 健康史 询问有无高血压病家族史，是否长期处于精神紧张状态，是否是脑力劳动者，有无长期摄入高蛋白、高脂、高盐饮食，有无长期酗酒，有无长期服用避孕药，有无睡眠打鼾等，体形是否肥胖。

2. 身体状况 大多数患者起病缓慢，早期多无症状或只有一般表现，长期者可伴有心、脑、肾及眼底受累的并发症表现。

（1）常有头痛、头晕、眼花、耳鸣、心悸、失眠等一般表现，这些症状常在紧张、激动、过度运动、睡眠不好时出现或（和）加重。

（2）长期高血压可出现心、脑、肾、眼底等靶器官受损。

（3）可出现心力衰竭、脑血管病、慢性肾衰、主动脉夹层等并发症。

3. 辅助检查

（1）实验室检查 可检查尿常规、肾功能、血脂、血糖、电解质等，有助于发现相关危险因素和靶器官是否受累及受累的程度。

（2）其他检查 根据患者需要选择性检查心电图、超声心动图、X线、眼底、24

小时动态血压监测等，有助于判断高血压的级别和靶器官的受损程度。

4. 心理社会状况 高血压无法根治，需终身治疗，且并发症严重，可使患者生活质量严重下降。患者常产生紧张、烦躁、忧虑等负性情绪，而不良情绪又会使血压升得更高。

（四）诊断及治疗

1. 诊断 目前，我国采用国际上统一的诊断标准，即在未服用抗高血压药物的情况下，血压持续或非同日 3 次以上收缩压 ≥ 140mmHg 和（或）舒张压 ≥ 90mmHg，可诊断为高血压。根据血压水平可进一步分为 1、2、3 级，见表 12-1。

表 12-1 高血压的定义和分类

类别	收缩压（mmHg）		舒张压（mmHg）
正常血压	＜ 120	和	＜ 80
正常高值血压	120 ~ 139	和（或）	80 ~ 89
高血压	≥ 140	和（或）	≥ 90
1 级高血压（轻度）	140 ~ 159	和（或）	90 ~ 99
2 级高血压（中度）	160 ~ 179	和（或）	100 ~ 109
3 级高血压（重度）	≥ 180	和（或）	≥ 110
单纯收缩期高血压	≥ 140	和	＜ 90

注：当收缩压和舒张压分属于不同分级时，以较高的级别作为标准。

2. 治疗 治疗原则是采取综合性治疗，长期或终身治疗。①改善生活行为习惯：包括保持情绪稳定，合理作息，适量增加运动，减少钠盐及脂肪摄入，戒烟，限酒；②药物治疗：是老年高血压患者降压的主要措施，包括利尿剂类、β 受体阻滞剂类、钙通道阻滞剂类、血管紧张素转换酶抑制剂类、血管紧张素 Ⅱ 受体抑制剂。

（五）主要的护理问题

1. 头痛 与血压升高有关。
2. 有受伤的危险 与高血压引起头晕、视物模糊等有关。
3. 焦虑 与血压控制不满意或并发症带来的生活质量下降有关。
4. 潜在并发症 高血压急症、脑出血、心力衰竭、肾衰竭等

（六）护理目标

①患者能说出与高血压有关的一般护理知识，如血压的正常值，如何正确测量血压；②目前正采取哪种非药物疗法，其效果如何；③能做到遵医嘱坚持服药；④已逐步改变了原来的不良行为，如戒烟限酒、限盐控油、控制情绪、适当运动、减轻体重等；⑤血压控制在合适的范围内；⑥能定期进行体检，检测血压并与社区护士保持联系。

（七）社区护理

1. 社区管理

高血压的社区管理，是通过三级预防，以提高知晓率、服药率、控制率，预防和控制高血压并发症，降低致残率和死亡率为目标。

（1）高血压的一级预防　一级预防的目的是避免或推迟高血压的发生。对一般人群，通过以倡导健康的生活方式为主要内容的健康教育和健康促进活动，提高自我保健意识和防护能力；对高危人群，每年至少测量 1 次血压，35 岁以上人群，首诊时必须有血压记录；对于有家族史或其他高危因素的人群，每年至少要测量 2～4 次血压，同时实施危险因素筛查和检测，例如检测血脂、体重指数等，并应开展行为干预，例如指导戒烟、减轻体重。

（2）高血压的二级预防　二级预防是针对已患高血压的人群，通过建立档案、定期随访、用药指导和健康教育等手段，进行规范化治疗和管理，防止高血压加重，预防并发症的发生。做到早发现、早诊断、早治疗，在落实一级预防措施的基础上进行系统的正规的抗高血压治疗。

（3）高血压的三级预防　三级预防的目的是抢救重度高血压患者，有效预防并发症，同时积极进行康复治疗，减少残障的发生。

2. 一般护理指导

高血压患者的康复，除必要的血压控制外，更需要系统的健康教育，使患者能够从心理、营养、运动、生活方式等方面重新获得正常或接近正常的生活状态。

（1）指导患者监测血压　血压测量要做到"四定"，即定时间、定部位、定体位、定血压计；选用比较好的测压方法，即在血压高峰时测压，以确保血压是真正地下降至正常。

（2）指导患者的饮食　饮食要做到"三低"，即低盐、低脂、低胆固醇和"三高"，即高钾、高钙、高维生素。盐的摄入量应控制在每日 6g 以内。应均衡膳食，坚持食物多样、谷类为主的原则，将体重指数控制在 20～24。

（3）服药依从性指导　对于高血压患者，除坚持健康的生活方式外，遵医嘱服药也非常重要。高血压患者服药依从性差的原因有：老年人记忆力减退，经常忘记服降压药；无头晕、头痛等不适，便自认为高血压好转而自行停药；自认为体育锻炼可降低血压，无须再服药；自认为"是药三分毒"，要尽量不吃或少吃降压药；自认为随着年龄增长血压会自然增高，无须再服药；自认为夏天血管舒展，血压自然会降低，可以停药；服药后出现干咳、乏力、水肿等不适而停药。因此，社区护理人员应根据不同情况，有针对性地对患者进行健康知识教育，提高高血压患者服药的依从性。

（4）做好心理护理　高血压患者的心理健康与否将决定治疗与康复的成败。心理护理是非药物治疗中十分重要的内容，主要有支持性心理治疗、情绪治疗、松弛疗法、音乐疗法等。

（八）护理评价

患者能否坚持遵医嘱用药，血压是否控制在合理范围，有无并发症的发生。

（九）特色中医治疗及护理

本病属于中医的"眩晕"等病证范畴，常用的中医护理措施有：

1. 中成药 常用的中成药可根据病情辨证选用杞菊地黄丸、六味地黄丸、右归丸、绞股蓝总甙片、血塞通片、养血清脑颗粒、牛黄降压丸、龙胆泻肝软胶囊、天麻钩藤颗粒、全天麻胶囊、清脑降压片等。针剂可随证选用醒脑静注射液、川芎嗪注射液、灯盏花素注射液、丹红注射液、香丹注射液、舒血宁注射液、疏血通注射液等。

2. 针灸推拿

（1）**针刺法** 针刺曲池、风池、合谷、太冲、丰隆等穴，可祛风化痰、平肝潜阳。

（2）**耳穴压豆法** 选用耳背沟、肝、心、交感、肾上腺穴。

3. 外治疗法 选用穴位敷贴：①辨证选用吴茱萸散（吴茱萸1份，清醋1份）行内关、丰隆、解溪穴贴敷。清肝散（吴茱萸1份，黄连6份，清醋1份）行涌泉、太溪、太冲穴贴敷。②生大黄2g，生石决明5g，牛膝5g，冰片0.5g，诸药为末，过600目筛，适量凡士林调为糊状，等分4份，均匀涂于自黏性无菌敷料上，贴于双侧穴位上，每日1次，每次贴6小时，次日对时更换，15日为1疗程，可以连续治疗2个疗程或以上。

二、冠心病患者的社区护理

（一）概述

冠状动脉粥样硬化性心脏病又称缺血性心脏病，简称冠心病。该病是因冠状动脉狭窄或阻塞而引起的心肌缺血缺氧或坏死的心脏疾病。

根据冠状动脉病变的部位、范围及病变的严重程度、心肌缺血程度，可将冠心病分为以下各型：隐匿型冠心病、心绞痛型冠心病、心肌梗死型冠心病、缺血性心肌病型冠心病、猝死型冠心病。本节主要介绍心绞痛型冠心病的社区护理。

（二）病因

引起动脉粥样硬化有多种因素，常见的危险因素有：

1. 年龄、性别 本病多发生于40岁以上人群，目前的发病年龄有年轻化的趋势。男性多于女性，脑力劳动者多见。

2. 血脂异常 目前认为，动脉粥样硬化的形成最重要的危险因素是血脂异常。

3. 高血压 血压增高与本病关系密切。高血压患者患本病者较血压正常者高3~4倍，冠状动脉粥样硬化患者60%~70%患有高血压。

4. 糖尿病和糖耐量异常 高血糖可使血管内皮受损，使动脉粥样硬化的发生率明显增加。糖尿病患者心肌梗死的发病率比正常人高 2 倍，冠心病患者出现糖耐量减低也十分常见。

5.吸烟 吸烟可造成动脉壁缺血、痉挛，血管内皮损伤，促进动脉粥样硬化的发生。吸烟者与不吸烟者比较，本病的发病率和病死率增高 2 ~ 6 倍，且与每日吸烟的支数呈正比。吸烟者戒烟后发病的危险可减少。

6.肥胖 肥胖者（体重超过标准体重 20%）易患本病，尤其是在短期内体重明显增加者。

7.家族史 有高血压病、糖尿病、冠心病家族史者，动脉粥样硬化的发病率明显增高。家族中若有比较年轻的患者，其近亲患本病的几率比无此家族史者高 5 倍。常染色体显性遗传所致的家族性高脂血症常是这些家庭成员易患本病的原因。

8.其他 缺少体力活动，进食过多的动物性脂肪、胆固醇、糖和钠盐，以及性情急躁，竞争性过强，工作专心而不注意休息，A 型性格者均易患冠心病。

（三）护理评估

1.健康史 询问有无心脏病史和既往的健康状况，了解患者的生活方式、工作情况和发病前的情绪状态，询问发作时的疼痛部位、性质及程度等。

2.身体状况

（1）疼痛 主要表现为发作性胸痛或胸部不适。疼痛部位多发生于胸骨上、中段，之后可波及心前区或放射至左肩部。疼痛多表现为突然发作的压榨性紧缩感、心前区发闷，患者可感窒息样疼痛，疼痛持续时间多为 3 ~ 5 分钟，一般不超过 15 分钟，口含硝酸甘油 1 ~ 5 分钟后可缓解。如果持续时间延长，超过 30 分钟，服硝酸甘油无效，则高度怀疑急性心肌梗死，应立即开始抢救。

（2）心律失常 冠心病患者如发生急性心肌梗死常伴有心律失常，如室性心律失常、房室传导阻滞等，对患者的健康造成极大的威胁，是急性心肌梗死患者主要的死亡原因。

（3）低血压和休克 急性心肌梗死的患者在发病后数小时至 1 周内可出现因疼痛引起的血压下降，严重者可出现烦躁不安、面色苍白、皮肤湿冷、尿量减少等休克表现。

（4）心力衰竭 急性心肌梗死患者在发病最初几天或疼痛、休克好转时可出现不同程度的左心衰竭，严重者可发生急性肺水肿。

（5）发热 急性心肌梗死的患者在起病后的 24 ~ 48 小时内可出现中等程度的发热。

3.辅助检查

（1）心电图检查 是诊断心绞痛最简便、最常用的方法。

静息时心电图检查：约有半数患者正常，亦可出现非特异性 ST-T 改变。

心绞痛发作时心电图检查：绝大多数患者发作时，常在以 R 波为主的导联中出现心肌缺血性的 ST 段压低，T 波可由直立变为平坦、双向或倒置。变异型心绞痛发作时可出现 ST 段抬高。

运动负荷心电图：通过运动增加心脏负荷以激发心肌缺血。运动方式有平板或踏车，运动后即刻、2、4、6、8 分钟重复做心电图，若有改变可帮助诊断。

动态心电图：又称活动性心电图，是指在日常生活和工作活动状态下，利用 Holter 记录技术长时间连续监测记录心电活动的诊断技术（或 24 小时、72 小时或几日）。连续记录 24 小时（或更长）心电图，可从中发现心电图 ST-T 改变和各种心律失常，同时可发现无症状性心绞痛。

（2）放射性核素检查　利用放射性铊或锝显像，可显示灌注缺损或消失区域，对心肌缺血诊断极有价值。若同时作运动负荷试验，则能大大提高诊断的阳性率。

（3）冠状动脉内超声显像及冠状动脉造影　能显示血管壁的粥样硬化病变，发现冠状动脉及其主要分支狭窄的部位及程度，是诊断冠心病的重要手段。

4. 心理社会状况　因疼痛反复发作，工作、生活、社交均受到影响，患者易产生焦虑或恐惧心理。这种不良心理又可诱发心绞痛，形成恶性循环。

（四）诊断及治疗

1. 诊断　有典型的心绞痛发作病史，含服硝酸甘油可缓解，结合年龄、冠心病易患因素、心电图检查可建立诊断。不能诊断者，可多次复查心电图或做负荷试验，或做 24 小时动态心电图监测。诊断仍有困难者，可考虑行放射性核素检查和冠状动脉造影。

2. 治疗

（1）发作时的治疗

休息：发作时应立即就地休息，减轻心肌耗氧量，缓解疼痛。一般患者在停止活动后症状即可缓解。

药物治疗：宜选用作用较快的硝酸酯制剂，常用的药物有硝酸甘油片、硝酸异山梨醇酯（消心痛）等。在应用上述药物的同时，可考虑用镇静剂。

（2）缓解期的治疗

一般治疗：尽量避免各种诱发因素，如过度劳累、情绪激动等。积极治疗及预防诱发或加重冠心病的易患因素，如高血压、高脂血症、糖尿病等。

药物治疗：使用作用持久的抗心绞痛药物，预防心绞痛的发作，可单独选用、交替应用或联合应用。常用药物有：硝酸酯制剂、β-受体阻滞剂、钙通道阻滞剂、抗血小板聚集的药物等。

介入治疗：对符合适应证的心绞痛患者可行经皮腔内冠状动脉成形术（PTCA）、定向斑块旋切术、斑块旋磨术、激光血管成形术、冠状动脉内支架植入术等。

手术治疗：对病情严重，药物治疗效果不佳，经冠状动脉造影后显示不适合介入治疗者，可考虑做冠状动脉旁路移植术（CABG）即冠状动脉搭桥术。

（五）主要的护理问题

1. 胸痛　与心肌缺血、缺氧有关。

2. 活动无耐力　与心肌氧的供需失调有关。

3. 焦虑 与疼痛反复发作、疗效不佳有关。

4. 知识缺乏 缺乏预防冠心病发作及药物应用的知识。

5. 潜在并发症 心肌梗死。

（六）护理目标

患者疼痛缓解，生活能够自理，情绪稳定，焦虑减轻。使患者了解心绞痛的疾病过程和诱因，能采取自我护理的合适方法，遵守保健措施。

（七）社区护理

1. 社区管理 降低发病的危险因素是社区人群预防冠心病的关键，因此，应实施社区人群健康教育，通过三级预防措施，以提高社区人群的自我保健意识和能力。

（1）一级预防 主要针对有危险因素存在，但未发生疾病的社区人群进行。

控制原发疾病，预防高血压：高血压是冠心病的主要危险因素之一，通过对高危人群的健康教育，改善其生活方式，以降低危险因素和发病率，做到早期预防。

改善饮食结构：建立合理的膳食营养结构和良好的饮食习惯，减少膳食中的饱和脂肪酸和胆固醇，增加不饱和脂肪酸的含量。同时，膳食脂肪应限制在总热量的30%以内，胆固醇的摄入量限制在300mg/d以内，以控制血清胆固醇的水平。限制食盐的摄入，以每人每日盐摄入量控制在5~8g或以下为宜。控制每日总热量的摄入，预防热量过剩，达到控制体重的作用。食物应以谷物、豆类、蔬菜、水果等高碳水化合物、高纤维、低脂肪食物为主，控制肥肉、内脏、蛋黄、全脂奶制品的摄入量。

建立健康的生活方式：除注意饮食的结构和数量外，保持适当的体力劳动或体育锻炼也是非常重要的措施之一。社区护士应鼓励社区人群参加各种活动和体育锻炼，如步行、慢跑、骑自行车、上楼、游泳等，一般每日或隔日做30分钟，以达到调剂精神情绪和改善心肺功能的目的。

改变不良生活习惯：我国人群吸烟率较高，其归因危险度很高。因此，控制人群的吸烟率是冠心病一级预防的关键问题。通过健康教育和卫生宣传，帮助社区人群建立"不吸烟才是健康的生活习惯"的基本保健观念，实现降低人群吸烟率。

（2）二级预防 重点是社区人群的监测和发病筛选，做到早期发现、早期治疗。同时，做好用药和生活方式的指导，提高患者用药的依从性，维持治疗效果，避免和减少并发症的发生。

（3）三级预防 主要针对患者采取一系列的保健措施，包括治疗护理项目、病情急变的抢救、并发症的预防和治疗、康复护理等。

2. 一般护理指导

（1）一般护理 心绞痛发作时应及时镇痛和安慰患者，以稳定患者情绪，避免病情加重；发作时应让患者立即休息，减少心脏负担；休息环境应保持安静，尽量减少干扰；指导患者夜间不要猛然起床，以免诱发心绞痛；心肌梗死的患者应及时送医院治疗，以免贻误救治时机。

（2）用药指导　冠心病的药物治疗主要是针对导致冠心病的主要因素和已经发生的相关并发症进行处理。如选用调节血脂的药物控制患者的高脂血症；用小剂量阿司匹林抗血小板聚集；老年妇女可适当使用雌激素、孕激素治疗，以降低低密度脂蛋白（LDL），增加高密度脂蛋白（HDL），防止心脏病发作；使用长效硝酸盐类、β-受体阻滞剂、钙拮抗剂等药抗心肌缺血；使用抗血栓药对晚期冠心病有一定作用。同时，有研究报道，口服维生素 A 和 C 也可减少心脏病发病的危险。在家庭护理中，社区护士应指导患者和家属从以下方面做起：增强患者服药的遵医性，督促患者按时服药，提醒患者外出时随身携带硝酸甘油、速效救心丸等，以便及时救治。

（3）建立良好的生活方式　指导患者消除或避免危害心脏健康的危险因素，如吸烟、不利于健康的饮食习惯（高盐、高脂肪等）、缺乏锻炼等；帮助患者建立规律的饮食习惯，如定时定量、不暴饮暴食、清淡饮食；多吃富含维生素 E、C 和叶酸的蔬菜和水果；指导患者戒烟、限酒，特别值得一提的是要防止患者被动吸烟。

（4）适当的体力劳动和体育活动　应视患者的情况决定活动量和时间，如做力所能及的家务活、骑自行车、散步、游泳等。

（5）积极治疗高血压　将血压控制在理想水平，减少并发症的发生。

（6）饮食护理　要做到合理膳食，其中包括限制脂肪、高盐食品的摄入和控制食物中的胆固醇含量，多吃新鲜蔬菜和水果，多吃豆制品、鱼和杂粮。

（7）清洁护理　指导患者洗澡时水温不宜过高或过低，洗澡时间以不超过半小时为宜，以免加重心脏负担。

（8）保持大便通畅　及时治疗便秘，上厕所最好使用坐式马桶，大便时不要用力，以免诱发心绞痛。

（八）护理评价

患者疼痛是否缓解，活动耐力是否增加；患者情绪是否稳定，焦虑是否减轻；患者是否了解心绞痛的发作过程和诱因，能否采取合适的自我护理方法，遵守保健措施，使发作次数减少或不发作。

（九）特色中医治疗及护理

本病属于中医"胸痹""心痛"等病证范畴，常用的中医护理措施有：

1. 中成药　常用的中成药可根据病情辨证选用当归四逆汤、柴胡疏肝散、瓜蒌薤白半夏汤、血府逐瘀汤、三七粉、檀香粉、保元汤合甘麦大枣汤、天王补心丹及参附汤合桂枝甘草汤等。

2. 针灸

（1）寒凝心脉　针刺内关（双侧）、心俞、厥阴俞穴，针刺后加灸。

（2）气滞心胸　针刺内关（双侧）、心俞、厥阴俞、膻中等穴，用泻法。

（3）痰浊闭阻　针刺内关（双侧）、心俞、厥阴俞、膻中、丰隆、郄门、巨阙穴，用泻法。

（4）瘀血痹阻　针刺内关（双侧）、心俞、厥阴俞、膻中、巨阙、阴郄穴，用泻法。

（5）心气不足　针刺内关、公孙、膻中、神阙穴，平补平泻法，并施以艾灸。

（6）心阳不振　取内关（双侧）、膻中、心俞、厥阴俞、足三里（双侧）、关元、郄门穴，用艾条熏灸。

三、脑卒中患者的社区护理

（一）概述

脑卒中是指由于急性脑血管循环障碍引起的持续性大脑半球或脑干局灶性神经功能的缺损。它不是一个独立疾病的诊断，而是一组急性脑血管病的总称，包括脑出血性疾病（脑出血和蛛网膜下腔出血）和脑缺血性疾病（脑血栓、脑栓塞等）。我国每年新发的脑卒中约 150 万人，每年约 100 万人死于脑卒中，幸存者中有 70%~80% 遗留不同程度的残疾，其中 10% 为重度残疾，成为患者、家属及社会的沉重负担。因此，开展脑卒中康复，改善患者的功能障碍，提高其生活自理能力，使他们最大可能地回归社会具有重要的意义。

（二）病因

常见的病因有动脉硬化、高血压、糖尿病、血液流变学异常、不良的饮食习惯等。引起脑卒中共有两类危险因素：一类是无法干预的因素，如高龄、性别、卒中家庭史等。另一类是可以干预的因素，如高血压、心血管病、糖尿病和短暂性脑缺血发作等，是脑血管病发病的最重要的危险因素，若对其进行有效的干预，则脑血管疾病的发病率和死亡率就能显著降低。此外，脑血管疾病的发生还与高脂血症、眼底动脉硬化、吸烟、酗酒、肥胖、口服避孕药、不良饮食习惯（盐及动物脂肪摄入量过多）等有密切关系，若对这些因素积极干预，可以减少脑血管疾病的发生。

（三）护理评估

1. 健康史　询问患者既往病史、家族史、生活习惯和发病前有无情绪激动、精神刺激、突然用力等诱发因素，以及有无头痛、头晕、肢体麻木等前驱症状。

2. 身体状况　由于病变性质、部位和大小的不同，患者可能发生一种或同时发生几种功能障碍，常见的有：①运动障碍，为最常见的障碍，多表现为一侧肢体的瘫痪，即偏瘫；②共济障碍，即四肢协调动作和行走时的身体平衡发生障碍；③感觉障碍，即痛觉、触觉、温度觉、视觉、本体觉出现减退或丧失；④言语障碍，可出现失语症、构音障碍等；⑤认知障碍，主要包括意识障碍、记忆力障碍、智力障碍、失认症、失用症等；⑥日常生活活动能力障碍，脑卒中患者由于出现多种功能障碍，常导致日常生活活动能力的严重障碍；⑦心理障碍；⑧自主神经功能障碍等。

3. 辅助检查

（1）实验室检查　脑出血性疾病患者一般在急性期和并发感染时外周白细胞数常增高，血糖及血尿素氮可增高，有轻度蛋白尿和尿糖，脑脊液压力增高，多为血性。脑缺血性疾病患者应进行血、尿常规检查，以及血糖、血脂、血液流变学、心电图等检查。

（2）其他检查　脑出血性疾病患者，头颅 CT 示脑内高密度灶，MRI 检查可早期发现出血的部位、范围、出血量及出血是否破入脑室。脑缺血性疾病患者，发病当天 CT 检查多无改变，24 小时后梗死区出现低密度梗死灶；MRI 可清晰显示梗死区；脑血管造影可显示血栓的形成部位、程度及侧支循环情况。

4. 心理社会状况　患者可因功能障碍而产生自卑、消极心理。若出现生活不能自理，则更易产生烦躁、抑郁情绪，从而影响治疗、护理及患者的生活质量。

（四）主要的护理问题

1. 意识障碍　与脑出血或脑组织缺血有关。

2. 躯体移动障碍　与脑血管闭塞、缺血、缺氧使锥体束受损导致肢体瘫痪有关。

3. 生活自理缺陷　与偏瘫、意识障碍有关。

4. 有皮肤完整性受损的危险　与长期卧床、意识障碍、运动障碍有关。

5. 焦虑　与偏瘫、失语或担心医疗费用等有关。

6. 语言沟通障碍　与语言中枢功能受损有关。

7. 有废用综合征的危险　与意识障碍、运动障碍、长期卧床有关。

8. 潜在并发症　有脑疝、消化道出血、坠积性肺炎、泌尿系统感染等。

（五）护理目标

生命体征稳定，意识转清，功能障碍减轻或去除，情绪乐观，无并发症发生。

（六）社区护理

1. 社区管理

（1）早期检查，及时干预治疗　应建议人们早期检查，早期干预治疗，力求防止或推迟脑卒中的发生。

定期进行体格检查：着重了解血压、血糖、血脂及体重指数。

戒除不良生活习惯：如吸烟、酗酒、活动少等。

改善饮食结构：保持清淡饮食，多吃蔬菜水果及低热量、低脂肪、低盐饮食，提供足够的优质蛋白质、维生素、纤维素和微量元素，避免过饱。

调整生活方式：劳逸结合，保证充足的睡眠；保持心情舒畅，切忌激动、暴怒及过度疲劳；适当增加活动，多从事力所能及的劳动和体育锻炼，控制体重。

积极消除危险因素：积极治疗高血压病、糖尿病、高脂血症，定期去专科门诊随访。有危险因素发生时，应请教医生，最好请专科医师予以指导治疗。

（2）警惕发病预兆　社区护士应教会脑卒中危险人群警惕脑卒中的预兆征象。如突然发生不明原因的剧烈头痛，突然发生面部、肢体的无力、麻木或瘫痪（特别是症状出现在身体的一侧时），突然不能说话或讲话模糊不清、没有逻辑或不能理解别人的话，突然发生的无法解释的眩晕、失去平衡或运动不协调，突然发生的一侧眼睛失明或视力下降。

（3）预防再卒中和其他血管病　①脑卒中患者再卒中的危险性很大，应在医生的指导下坚持长期控制高血压、糖尿病，治疗心脏病、冠状动脉病、心律失常和肾脏病，定期监测血脂水平，治疗高脂血症。②教导患者早期控制危险因素，包括戒烟（尼古丁会引起末梢血管的收缩），降低体重，控制饮食，减少胆固醇的摄入，限制钠的摄入，避免精神紧张和身体过度劳累等。③让患者及家属了解，良好的居家护理使患者再次获得正常而积极的生活是完全有可能的。

2. 一般护理指导　通过社区康复护理，能使多数患者达到生活自理，回归社会。少数重度残疾或高龄者，其康复护理的目标为提高生存质量，最大限度地保留生活自理能力，防止功能衰退，回归家庭。

（1）一般护理　除保持清洁外，还需帮助患者定时翻身，可使用有弹性、充气的垫子，特别要保护骨突部位的皮肤完整、无破损。

（2）康复护理措施

康复训练：①保持肢体功能位置，对抗痉挛；②不断变换体位可使肢体的伸屈肌张力达到平衡，预防痉挛模式出现，同时还可预防压疮和肺部感染。一般每1~2小时变换体位1次；③脑卒中发病2~3日后可进行关节的被动活动、按摩，防止关节疼痛、挛缩。按摩先从健侧开始，然后参照健侧的活动范围按摩患侧。按摩时一般从肢体的近端到远端，动作要轻柔缓慢。被动运动不能防止废用性肌萎缩，也没有直接促进功能恢复的作用，因此，还需要尽早进行主动训练。

合并症的康复：①合并肩关节半脱位。原因有以冈上肌为主的肩关节周围肌肉瘫痪，肩关节囊松弛，以及肩胛周围的肌肉瘫痪所致的肩胛骨下移等。治疗上首先纠正肩胛骨的位置，继而纠正关盂的位置，以恢复肩部的自然绞索机制。手法活动使肩胛骨充分前屈、上抬、外展，并向上旋转，维持全关节活动度的无痛性的被动运动范围，防止关节挛缩。②合并肩痛。肩痛在脑卒中很长时间后发生，疼痛剧烈，甚至使患者完全回避治疗。预防性治疗要有良好的体位摆放，通过手法活动增加肩胛被动运动范围和交叉前伸的上肢自助运动。必要时应用止痛药控制疼痛，还可局部使用物理治疗。③合并吞咽功能障碍。首先要确定患者吞咽障碍的程度，调整食物的种类，先给糊状食物，然后是碎状食物加浓液，最后是正常食物与稀液。进食速度宜慢。体位采取躯干后倾，轻度颈屈曲位，能较好地防止误咽。对咽部施压力和冰冷刺激都有助于咽反射恢复。

（3）心理护理　告诉患者和家属有关病情，让患者了解自己功能残废的情况，该如何适应及促进患者独立。鼓励患者以语言表达自己的感受。

（4）维持足够的营养和水分的摄入　评估患者呕吐反射与吞咽的功能，对口腔咽喉部有部分瘫痪的患者，要耐心地喂饭，让患者采取半坐卧位，将食物由患者健侧放入口中，避免呛咳或吸入。患者常因害怕呛咳或进食困难，感到窘迫与挫折，从而减少进食，无法获得足够的营养。鼓励患者尽量自行进食，如果无法吞咽，应及时协助及鼓励鼻饲。

（5）预防肺部感染　指导患者戒烟，帮助患者拍背，鼓励做深呼吸，进行有效的咳嗽、咳痰，预防肺部感染。

（6）进行大小便训练　偏瘫不是造成失禁的原因，出现便或尿失禁的原因往往是注意力不集中、记忆力缺失或情绪障碍、无法沟通等。在护理中尽量不要行导尿，要进行大小便训练，如每2小时给患者使用便盆或尿壶1次。为预防便秘，应增加饮食中纤维素的含量，并行腹部按摩，养成定时排便的习惯，必要时给予通便剂。

（七）护理评价

患者生命体征是否稳定；患者情绪是否乐观；患者是否了解脑卒中的病因，能否采取合适的康复护理方法，遵守保健措施；功能障碍是否减轻或去除。

（八）特色中医治疗及护理

中医学将急性脑血管疾病总称为中风。常用的中医护理措施有：

1.中成药　常用的中成药可根据病情辨证选用天麻钩藤饮、化痰通络汤、星蒌承气汤、补阳还五汤、镇肝息风汤、涤痰汤、羚羊角汤、参附汤、牵正散、解语丹或地黄饮子等。

2.针灸推拿

（1）肝阳暴亢，风火上扰　①针灸：针刺内关、极泉、尺泽、委中、三阴交、足三里穴，用平补平泻法；或针刺太冲、太溪穴，用泻法。②推拿：根据病情可选印堂、神庭、睛明、太白、阳白、鱼腰、迎香、下关、颊车、地仓、人中、肩髃、臂臑、曲池、手三里、八髎、环跳、承扶、殷门、委中、承山、伏兔、风市、梁丘、血海、膝眼、足三里、三阴交等穴。

（2）风痰瘀血，痹阻脉络　针刺内关、极泉、尺泽、委中、三阴交、足三里穴，用平补平泻法；针刺丰隆、合谷穴，用泻法。

（3）痰热腑实，风痰上扰　针刺内关、极泉、尺泽、委中、三阴交、足三里穴，用平补平泻法；或针刺曲池、内庭、丰隆穴，用泻法。

（4）气虚血瘀　针刺内关、极泉、尺泽、委中、三阴交、足三里穴，用平补平泻法；或针刺气海、血海穴，用泻法。

（5）阴虚风动　针刺内关、极泉、尺泽、委中、三阴交、足三里穴，用平补平泻法；或针刺风池、太溪穴，用泻法。

（6）痰湿蒙闭心神　针刺内关、百会、素髎、丰隆、太冲、合谷穴，用泻法，其中后两穴应强刺激；或三棱针点刺十二井穴出血。

（7）痰热内闭心窍　针刺内关、百会、素髎、曲池、内庭、丰隆、太冲、合谷穴，用泻法，其中后两穴应强刺激；或三棱针点刺十二井穴出血。

（8）元气败脱，心神散乱　针刺内关、百会、素髎、关元、气海、神阙穴，重用灸法、补法。

四、糖尿病患者的社区护理

（一）概述

糖尿病是由遗传因素、免疫功能紊乱、微生物感染及其毒素、自由基毒素、精神因素等各种致病因子作用于机体导致胰岛功能减退、胰岛素抵抗等而引发的糖、蛋白质、脂肪、水和电解质等一系列的代谢紊乱综合征。临床上以高血糖为主要特点，典型病例可出现多尿、多饮、多食、消瘦等表现，即"三多一少"症状。糖尿病目前分为四大类型，即1型糖尿病、2型糖尿病、其他特殊类型糖尿病和妊娠期糖尿病。

（二）护理评估

1. 健康史　询问患者是否有糖尿病家族史及出现不适症状的过程，了解环境因素的致病性，既往的饮食习惯及饮食结构等。

2. 身体状况　典型病例以"三多一少"为主要表现，严重者可出现并发症，如糖尿病酮症酸中毒、高渗性非酮症糖尿病昏迷、感染、大血管病变、微血管病变及神经病变等。

3. 辅助检查

（1）尿糖测定　尿糖阳性是诊断糖尿病的重要依据，但尿糖阴性不能排除糖尿病的可能。

（2）血糖测定　血糖升高是目前诊断糖尿病的主要依据，尤其空腹及餐后2小时血糖升高是诊断糖尿病的主要依据。

（3）口服葡萄糖耐量试验（OGTT）　有糖尿病可疑而空腹或饭后血糖未达到诊断标准者，应进行 OGTT 试验。

4. 心理社会状况

当患者知道糖尿病是一种慢性疾病，需要终身治疗，且须严格控制饮食时，常会产生悲观情绪，缺乏治疗的信心；尤其是出现并发症造成躯体痛苦，还会产生沮丧、畏惧心理。

（三）诊断及治疗

1. 诊断　糖尿病的临床症状（多饮、多尿、多食和消瘦）加上随机血糖 ≥ 11.1mmol/L（200mg/dL）或空腹血糖 ≥ 7.0mmol/L（126mg/dL）或 OGTT 中 2hPG ≥ 11.1mmol/L（200mg/dL）。症状不典型者，需隔天再次证实，但不主张做第三次 OGTT。

2. 治疗　治疗的目的在于纠正代谢紊乱，控制症状，预防和减少并发症的发生、发展，减低死亡率。治疗措施包括糖尿病教育，合理饮食，适量运动，必要的降糖药物和病情监测5个方面。

（四）主要的护理问题

1. 营养失调 与体内糖、蛋白质、脂肪的代谢紊乱有关。

2. 有感染的危险 与血糖增高，脂质代谢紊乱，营养不良，微循环障碍等因素有关。

3. 潜在的并发症 如糖尿病酮症酸中毒昏迷、高渗性昏迷、低血糖反应。

4. 知识缺乏 缺乏糖尿病的防治及护理知识。

（五）护理目标

患者接受糖尿病饮食，能正确进行自测尿糖、血糖和自注胰岛素的操作，能讲述降糖药物不良反应的表现、皮肤和足部护理的要点，无严重并发症发生。

（六）社区护理

1. 社区管理 糖尿病的有效控制包括旨在减少糖尿病发病率的一级预防，以早发现、早诊断、早治疗为主要内容的二级预防，以及减少糖尿病并发症的三级预防。

（1）一级预防 一级预防以社区为基础，以一般人群和重点人群为对象，目的是预防和延缓高危人群发生糖尿病。

在一般人群中宣传糖尿病的防治知识：通过健康教育和健康促进手段，提高全社会对糖尿病危害的认识。提倡健康的生活方式，加强体育锻炼和体力活动。注意蛋白质、脂肪和碳水化合物摄入的比例，多吃蔬菜和水果，戒烟，限酒，限盐，防止能量的过度摄入，预防和控制肥胖。

在重点人群中加强糖尿病筛查：一旦发现有糖耐量受损（IGT）或空腹血糖受损（IFG），应及早实行干预，以降低糖尿病的发病率。重点人群是指年龄 ≥ 45 岁，BMI ≥ 24，以往有 IGT 或 IFG 者；或者有糖尿病家族史者；或者有高密度脂蛋白降低（ ≤ 35mg/dL，即 0.91mmol/L）和（或）高甘油三酯血症（ ≥ 250mg/dL，即 2.75mmol/L）者；或者有高血压（成人血压 ≥ 140/90mmHg）和（或）心脑血管病变者；或者年龄 ≥ 30 岁的妊娠妇女；或者有妊娠糖尿病病史者；或者曾有分娩巨大儿（出生体重 ≥ 4kg）者；或者有不能解释的滞产者；或者有多囊卵巢综合征的妇女；或者常年不参加体力活动；或者使用一些特殊药物者，如糖皮质激素、利尿剂等。

（2）二级预防 二级预防是对已诊断糖尿病的患者预防糖尿病并发症的发生，主要是预防慢性并发症的发生。应对 2 型糖尿病患者定期进行糖尿病并发症及相关疾病的筛查，了解患者有无糖尿病并发症及有关的疾病或代谢紊乱，以加强相关的治疗措施，达到全面治疗的目标。

糖尿病并发症的筛查：对于新发现的糖尿病患者，尤其是 T2DM 患者，应尽可能早地进行并发症筛查，以尽早发现和处理。初步检查项目包括：①视力，扩瞳查眼底；②心脏标准 12 导联心电图，卧位和立位血压；③尿常规，尿镜检，24 小时尿白蛋白定量或尿白蛋白与肌酐的比值，血肌酐和尿素氮；④四肢腱反射，音叉振动觉或尼龙丝触觉；⑤足背动脉、胫后动脉搏动情况和缺血表现，皮肤色泽，有否破溃、溃疡、真菌感染、胪胝、毳毛脱落等；⑥血脂（总胆固醇、甘油三酯、LDL-C、HDL-C），尿酸，电解质。

（3）三级预防　三级预防就是减少糖尿病的残废率和死亡率，改善糖尿病患者的生活质量。严格地控制好血糖可以降低糖尿病患者的病死率和残废率。通过有效的治疗，慢性并发症的发展在早期是可以终止或逆转的。因此，社区工作人员应督促患者定期进行肾功能、视网膜、周围血管、周围神经等检查，发现问题及时处理，可减少糖尿病肾病、糖尿病眼病、周围神经病变等慢性病的发生。

2. 一般护理指导　糖尿病是一种终身性疾病，有人将它的治疗比喻为"五驾马车"，即糖尿病健康教育、饮食管理、运动疗法、药物治疗和血糖监测。

（1）健康教育　糖尿病健康教育位于"五驾马车"的首位，是糖尿病治疗的根本。糖尿病的管理人员尤其是社区护理人员是健康教育的主力军，肩负着糖尿病教育的重任。健康教育的核心问题是促使个体或群体改变不健康的行为和生活方式。

（2）饮食管理　每一位糖尿病患者都应充分认识到"饮食管理是糖尿病治疗的基石"。许多轻度糖尿病患者只需进行恰当的饮食管理并配合适当的运动锻炼，即可达到防治要求，无须再用降糖药物。而对于需要药物治疗的糖尿病患者，如果忽视饮食管理，即使进行药物治疗也难以奏效。良好的糖尿病饮食管理，有以下四方面要求：

固定热量：根据个人的理想体重和劳动强度，制订其每日所需的热量，然后针对特定的食物所含的热量做换算，使每餐摄取的热量基本保持一致。

均衡营养：在等热量的情况下，尽可能选择多种类别的食物，以争取全面均衡的营养，其中最关键的是合理安排碳水化合物、蛋白质、脂肪、维生素、矿物质、水和膳食纤维这七大营养素的比例。碳水化合物主要由粮食来提供，肉、鱼、蛋类均富含蛋白质，许多荤菜及烹调油提供脂肪，蔬菜和水果富含维生素、矿物质和膳食纤维。

控制血糖：选择对血糖影响较小的食物，例如杂粮、粗粮等。它们能缓慢地释放能量，从而避免餐后血糖急剧升高。

改善血脂：选择较好的脂肪来源，例如菜油、豆油、橄榄油等（橄榄油富含单不饱和脂肪酸，比多不饱和脂肪酸更能帮助改善血脂）。

（3）运动疗法　糖尿病运动治疗是指糖尿病患者在专业人员的指导下，每天进行适当强度的某种体育活动，并持续相当一段时间的治疗方法。

运动治疗对糖尿病患者的意义：①提高胰岛素的敏感性；②降低血糖；③改善脂类代谢；④控制体重；⑤防治与糖尿病相关联的其他疾病或并发症；⑥提高生活质量。

运动治疗的适应证：①病情控制稳定的2型糖尿病，尤其体重超重的2型糖尿病是最佳适应证；②稳定期的1型糖尿病；③稳定期的妊娠糖尿病。

运动治疗的禁忌证：①糖尿病控制状态很差者；②严重的眼底病变；③严重的心血管并发症；④严重的糖尿病肾病；⑤严重的糖尿病足；⑥新近发生的血栓。总之，糖尿病患者中老年人居多，常伴发心脑血管病或其他系统病症，所以运动疗法应严格掌握适应证与禁忌证，并在医生地指导下进行。

运动治疗的方式和类型：①急性负荷运动和长期运动。急性负荷运动指具有一定的强度并对个体构成一定体力负荷的单次运动。长期运动疗法可看成是急性运动的叠加。长期运动疗法是运动治疗的主要方式。②有氧运动。例如步行、慢跑、骑自行车、游泳、登山、太极拳、气功和保健体操等多种运动。

运动时的注意事项：①运动时间、运动强度要相对固定，切忌运动量忽大忽小。运动量应根据患者的情况适当地控制，既要达到运动处方的目标，又要将运动的风险降到最低程度。②要遵循循序渐进原则。为了保证运动疗法的顺利进行，一般宜从低运动量（最大耗氧量＜40%）开始，持续时间为 5 ~ 10 分钟。若患者自我感觉良好，能够继续适应运动，再逐渐进入中等强度的运动（最大耗氧量 50% ~ 60%）。运动过程中注意心率变化，若出现乏力、头晕、心慌、胸闷、憋气、出虚汗及其他不适时，应立即停止运动，原地休息，必要时到医院就诊。③每次运动前都要做好准备活动，活动时间约 5 ~ 10 分钟的低强度的有氧热身运动，这不仅有助于提高锻炼效果，而且可避免肌肉骨骼损伤；运动结束时，再做 10 分钟左右的恢复整理、放松活动，而不要突然停止运动，以减少运动后低血压和其他心血管、骨骼系统的并发症。④户外运动后，要检查脚和手，及时发现外伤，预防感染，尤其是要仔细检查双脚有无红肿、青紫、水疱、血疱、感染等，如有上述情况，应及时处理或到医院就诊。⑤运动结束以后如果出汗较多，不宜马上洗澡，应在心率恢复正常后，擦干汗，再洗温水浴。同时，运动后应做放松运动，以加速代谢产物的清除，促进体力恢复。⑥每次运动后，应该督促患者做好运动记录，以观察疗效及不良反应。社区工作人员每次随访时要评价锻炼日记，并据此对运动处方进行相应的调整。

（4）并发症的护理　糖尿病的急、慢性并发症有很多，常见的有低血糖和糖尿病足等。

低血糖的护理：低血糖是糖尿病治疗过程中常见的并发症之一。轻度低血糖时可出现心慌、手抖、饥饿、头晕、出冷汗等表现，严重时可出现抽搐、意识障碍，甚至昏迷。糖尿病患者发生低血糖时，可口服果汁或糖水等治疗；有服用阿卡波糖史者，只能用葡萄糖液治疗；对重症或无法口服者用 50% 葡萄糖液 50mL 静脉注射。大剂量应用胰岛素或口服降糖药的患者，存在再发低血糖的危险，需要持续维持静脉滴注葡萄糖液。

糖尿病足的护理：糖尿病足是指糖尿病患者由于合并神经病变及各种不同程度的末梢血管病变而导致下肢感染、溃疡形成和（或）深部组织的破坏。预防糖尿病足应做到以下几点：①软皮皮鞋、运动鞋是最理想的鞋子；鞋子的大小要合适，要保证鞋较足略宽、透气且有一定的抗击外力的作用；穿新鞋的第一天不超过 30 分钟，检查足部无挤压或摩擦处才能继续穿用；鞋带不应系得过紧，连续走路超过 30 分钟或锻炼后均应脱鞋清理；还要经常检查并取出鞋内可能存在的异物。②袜子应松软合脚，透气性好，吸水性强。③冬季足部易干裂，应用润肤霜均匀涂搽在足的表面；洗完脚后切记不要使用热水袋、电热取暖器或直接烤火取暖，以免足部被烫伤。④每天都应做到自己或在他人的帮助下坚持足部检查，若有皮肤干裂、水疱、肤色变暗、感觉缺失、趾甲变形等，都可能提示已经出现了足部病变，必须尽早到医院就诊。⑤特别要强调的是，千万不能用锐器物品自己修脚或是用有腐蚀作用的药膏涂抹。⑥由于大多数糖尿病患者都存在不同程度的足部神经病变，所以对温度的感觉能力下降。洗脚前，一定要先用手或温度计试水温，水温不宜超过体表温度，以免足部烫伤。泡脚的时间一般不超过 10 分钟，不要用力搓揉以免造成皮肤破损。洗完脚后要用软的、干的、浅色毛巾将脚擦干，注意一定要擦干趾缝之间的水迹。

（七）护理评价

患者能否坚持遵医嘱用药，血糖是否控制在正常范围，有无并发症发生。

（八）特色中医治疗及护理

本病属于中医的"消渴"病证范畴，常用的中医护理措施有：

1. 中成药 常用的中成药可根据病情辨证选用消渴方、玉女煎、六味地黄丸及金匮肾气丸等。

2. 针灸推拿

（1）燥热伤肺 ①针灸：针刺肺俞、脾俞、胃俞、肾俞、胃脘下俞、足三里、三阴交、太溪、太渊、少府穴，用泻法。②推拿：按揉肺俞、心俞、中府、云门、膻中、气户、库房、手三里、阳陵泉穴。

（2）胃燥伤津 ①针灸：针刺肺俞、脾俞、胃俞、肾俞、胃脘下俞、足三里、三阴交、太溪、中脘、内庭穴，用泻法。②推拿：按揉肝俞、建里、天枢、期门、章门、血海穴。

（3）肾阴亏虚 ①针灸：针刺肺俞、脾俞、胃俞、肾俞、胃脘下俞、足三里、三阴交、太溪、太冲、照海穴，酌情加灸，用补法。②推拿：按揉肝俞、志室、水分、中极、然谷、太溪穴。

（4）阴阳两虚 ①针灸：针刺肺俞、脾俞、胃俞、肾俞、胃脘下俞、足三里、三阴交、太溪、阴谷、气海、命门穴，酌情加灸，用补法。②推拿：按揉肝俞、肾俞、志室、水分、中极、太溪、命门穴。

五、慢性阻塞性肺疾病患者的社区护理

案例导入

患者张某，男，70 岁。有吸烟史 50 余年，慢性咳嗽、咳痰 30 多年。近 10 年来症状明显加重，长年不断，伴喘息和呼吸困难，且以冬春季更重。2 天前因受凉感冒后，发热，剧咳，咳黄色脓痰，气急，发绀，遂送入医院治疗。查体：体温 38℃，脉搏 110 次/分，呼吸 28 次/分，血压 130/85mmHg，慢性病容，呼吸急促，口唇明显发绀，神清合作，桶状胸，语颤减弱，叩诊呈过清音，双肺呼吸音粗，可闻及散在干湿啰音。临床诊断为慢性阻塞性肺疾病急性加重期。

问题： 你作为社区护士应该对张某如何护理？

（一）概述

慢性阻塞性肺疾病（COPD）简称慢阻肺，是指一种具有气流受限特征的肺部疾病，气流受限不完全可逆，呈进行性发展，与慢性支气管炎和肺气肿密切相关。慢性支气管炎（简称慢支）是指气管、支气管黏膜及其周围组织的慢性非特异性炎症，临床上以慢性反复发作的咳嗽、咳痰或伴喘息为特点。阻塞性肺气肿（简称肺气肿）是指终末细支气管远端（呼吸性细支气管、肺泡管、肺泡囊和肺泡）的呼吸道弹性减退，过度膨胀，肺容量增大，并伴有呼吸道壁的破坏。进行性加重的呼吸困难是本病的临床特征。当慢性支气管炎或（和）肺气肿患者肺功能检查出气流受限并且不能完全可逆时，称为慢性阻塞性肺疾病。WHO 资料显示 COPD 的死亡率居所有死因的第四位，由于其患者数多、死亡率高、社会经济负担重而成为世界范围内重要的公共卫生问题。

（二）病因

慢性阻塞性肺疾病的病因较复杂，可能与下列因素有关。

1. 吸烟　为重要的发病因素。烟草中的尼古丁、焦油等有害物质，可损伤呼吸道上皮细胞，使纤毛运动减退，易致感染。

2. 理化因素　大气污染也是慢性肺疾病的致病因素，可损伤呼吸道黏膜，使纤毛清除功能下降，黏液分泌增加，易发生感染。

3. 感染　长期、反复地病毒或细菌等感染，是 COPD 发生、发展的主要因素。感染可破坏呼吸道的正常防御功能，是本病的主要诱因。

上述因素的刺激使呼吸道的防御功能减弱，支气管平滑肌收缩和分泌的功能增加。反复发作使呼吸道狭窄或阻塞，最终导致肺气肿及肺源性心脏病。急性呼吸道感染是诱发慢阻肺急性加重的重要因素。慢阻肺是老年常见病，且随年龄的增长而增多，病死率较高，严重影响老年人的劳动能力和生活质量。

（三）护理评估

1. 健康史　评估有无吸烟史和慢性咳嗽史，以及反复发病史，寒冷季节或气候变化等有关因素。

2. 身体状况　主要表现为咳嗽、咳痰或伴喘息，呼吸困难进行性加重。急性加重期内咳嗽、咳痰、喘息加重，可伴发热等症状。可查见典型的肺气肿体征，可闻及干性、湿性啰音。老年人 COPD 不同于一般成年人的特点：

（1）呼吸困难更明显　老年人随着呼吸道阻力的增加，呼吸功能逐渐发展为失代偿。轻度活动甚至静息时即有胸闷、喘息发作。

（2）临床表现不典型　如急性发作期内体温不升高，咳嗽、喘息不明显，可仅表现为厌食、胸闷。体格检查见精神萎靡，颜面发绀，呼吸音低或闻及干、湿性啰音。

（3）反复感染　老年人的呼吸道屏障功能和免疫功能减退，体质下降，故易反复感染，并导致肺源性心脏病、呼吸性酸中毒、肺性脑病等并发症的发病率增高。

3. 辅助检查

（1）血常规　感染时白细胞计数升高。

（2）X 线检查　肺纹理增粗、紊乱，胸廓前后径增长，肋间隙增宽，肋骨平行，膈肌低平，两肺透亮度增加。

（3）肺功能检查　第一秒用力呼气容积与用力肺活量的百分比（FEV1/FVC）是评价气流受限的一项敏感指标，FEV1 占预计值的百分比是评价 COPD 严重性的良好指标。此外，患者还可见残气量（RV）升高，残气量与肺总量的比值增加。

（4）动脉血气分析　可判断有无呼吸衰竭及酸碱平衡状况。

4. 心理社会状况　由于病程长，疗效差，反复发作，导致患者对自身失去信心，易产生抑郁、焦虑等心理问题。

（四）诊断及治疗

1. 诊断　主要根据吸烟等高危因素史、临床症状、体征及肺功能检查等综合因素分析确定。不完全可逆的气流受限是诊断 COPD 的必备条件。

2. 治疗

（1）稳定期治疗

避免诱因：教导患者戒烟，避免吸二手烟，脱离产生粉尘或刺激性气体的职业或环境。

药物治疗：①支气管舒张药：β 受体激动剂，抗胆碱能药，茶碱类；②祛痰药；③糖皮质激素。

长期家庭氧疗：慢性呼吸衰竭的患者在慢性阻塞性肺疾病稳定期进行长期家庭氧疗可提高生存率。

（2）急性加重期治疗　急性加重期即出现咳嗽、咳痰，呼吸困难较平时加重或痰量增加或黄痰。

确定病情：应先确定急性加重期的原因及病情严重程度，临床以细菌或病毒感染最多见。再根据病情的严重程度决定门诊或住院治疗。

低流量吸氧：发生低氧血症者可鼻导管吸氧，或经文丘里面罩吸氧。

抗生素：患者呼吸困难加重，咳嗽伴痰量增加，有脓性痰时，应根据患者常见的病原菌类型及药物敏感情况积极选用抗生素治疗，如 β 内酰胺酶抑制药、第二代头孢菌素、大环内酯类或喹诺酮类。较重者可用第三代头孢菌素如头孢曲松静脉滴注。如找到确切的病原菌，应根据药敏结果选用抗生素。

糖皮质激素：对需住院治疗的急性加重期患者可考虑口服泼尼松龙，也可经静脉给予甲泼尼龙。

其他：祛痰药和支气管舒张药的使用同稳定期。患者如出现呼吸衰竭、肺源性心脏病和心力衰竭等，参阅内科护理学中的有关章节进行治疗。

（五）主要的护理问题

1. 气体交换受损 与长期慢性咳嗽、咳痰等有关。

2. 清理呼吸道无效 与分泌物过多、痰液黏稠有关。

3. 营养失调 多低于机体的需要量，与呼吸困难、咳嗽等引起的食欲减退有关。

4. 睡眠形态紊乱 与呼吸困难、咳嗽、焦虑有关。

5. 潜在并发症 如肺源性心脏病、自发性气胸、肺性脑病等。

（六）护理目标

患者对疾病有一定的认知及行为的改变；情绪稳定，能积极配合康复护理；能进行有效的咳嗽，维持气道通畅；达到生活基本或部分自理；无并发症发生。

（七）社区护理

1. 社区管理

（1）一级预防 针对易感人群讲解疾病的预防知识，对致病因素采取必要的预防措施，减少发病率，提倡健康的生活方式。

（2）二级预防 针对高危人群，如长期吸烟、慢性支气管炎、呼吸道感染等的患者进行健康教育，定期健康检查，做到早发现、早诊断、早治疗，长期随访可控制 COPD 的病情。指导患者保持良好的情绪，戒烟限酒，合理膳食，避免过度劳累，预防感冒。

（3）三级预防 通过有效的社区管理对患者进行规范化治疗，使病情稳定，预防并发症的发生，延长寿命，提高生活质量。保持生活环境整洁舒适，空气清新。教会患者或家属腹式呼吸和缩唇呼吸，告知氧疗的方法和注意事项，嘱其坚持服药。

2. 一般护理指导

（1）休息与活动 保持病房安静整洁，居室要经常通风换气，温度适宜。病情较轻者可适当活动，病情较重者应卧床休息，呼吸困难严重者，取半卧位或坐位。

（2）饮食护理 食用高热量、高蛋白质、高维生素、易消化的饮食，少食多餐，鼓励多食高纤维的蔬菜和水果。

3. 用药护理 遵医嘱给予抗感染治疗，有效地控制呼吸道感染；按医嘱合理使用止咳、祛痰、解痉平喘药或给予超声雾化吸入，注意观察药物疗效，防止药物的不良反应；禁止随意使用强镇咳、安眠、镇静、止痛和麻醉等药，以免抑制呼吸或抑制咳嗽反射。β 受体激动药的不良反应包括手部震颤、心悸等，冠心病或严重心血管病患者应慎用。抗胆碱药的不良反应较轻，如口干等，但若患有青光眼或前列腺肥大则慎用。长期口服或注射糖皮质激素可引起骨质疏松、高血压、糖尿病、肥胖、溃疡、骨坏死和低血钾等不良反应；吸入性糖皮质激素治疗的常见不良反应为咽痛、声嘶和口咽部真菌感染。每次吸药后用清水漱口，可减轻或避免不良反应。

4. 对症护理

（1）氧疗护理 一般采用鼻导管持续低浓度、低流量吸氧，保持呼吸道畅通。其流量为 1～2L/min（氧浓度 25%～29%），每日 10～15 小时，以提高氧分压。指导老年人和家属安全使用"家用制氧机"，提高老年人的生活质量。

（2）保持呼吸道通畅　鼓励患者进行有效咳嗽，即协助患者翻身、拍背、体位引流、雾化吸入、机械吸引，保持呼吸道通畅。痰多且黏稠者，鼓励患者多饮水，使痰液稀释易于排出，畅通呼吸道。遵医嘱给予抗炎、解痉、祛痰等治疗，使呼吸道扩张，呼吸困难症状缓解。

（3）改善呼吸功能　指导患者进行腹式呼吸、缩唇呼吸，加强膈肌运动，提高通气量，减少氧耗量，改善呼吸功能，增加活动耐力。指导老年人避免屏气、大笑、剧烈咳嗽等，以免诱发自发性气胸。

腹式呼吸锻炼：患者取立位，体弱者亦可取坐位或半卧位。左右手分别放在上腹部和前胸前，吸气时用鼻吸入，尽量挺腹；呼气时用力呼出，同时收缩腹部，胸廓保持最小活动幅度，缓呼深吸。每分钟 7～8 次，每次 10～20 分钟，每日 2 次，反复训练。

缩唇呼吸锻炼：用鼻吸气，用口呼气，吸与呼时间之比为 1∶2 或 1∶3。

5.病情观察　社区护士应指导患者与家属监测咳嗽、咳痰的情况，如痰液的量及性状，以及呼吸困难的程度，各项症状有无进行性加重等，以便及时控制病情的发展。

6.心理疏导　给予心理支持，让老年人和家属了解本病的相关知识。鼓励老年人进行呼吸功能锻炼，协助老年人生活自理，增强战胜疾病的信心。

7.健康指导

（1）疾病预防　防治各种呼吸道感染。在呼吸道传染病流行期间，尽量少去公共场所。改善环境卫生，避免烟雾、粉尘和刺激性气体对呼吸道的影响。告知患者，戒烟是防治本病的重要措施。

（2）康复锻炼　根据患者的心肺功能和体力情况，为患者制订康复锻炼计划，如慢跑、快走及打太极拳等，以提高机体抵抗力。每天进行缩唇呼吸和腹式呼吸锻炼，以改善通气和增加有效呼吸。鼓励患者进行耐寒锻炼，如冷水洗脸、洗鼻等。教会患者及家属判断呼吸困难的程度，合理安排工作和生活。

（3）家庭氧疗　社区护士告知患者及家属吸氧的目的及必要性。嘱患者吸氧时注意安全，严禁烟火，防止爆炸。氧疗装置要定期更换、清洁和消毒。

（八）护理评价

患者能否复述有关检查、治疗、康复等方面的知识，能否主动配合治疗与康复。患者呼吸困难和咳嗽有无减轻，能否有效咳嗽，呼吸道是否通畅，能否正确掌握呼吸功能锻炼的方法。

（九）特色中医治疗及护理

本病属于中医的"肺胀"等病证范畴，常用的中医护理措施有：

1.中成药　常用的中成药可根据病情辨证选用橘红丸、橘红痰咳液、通宣理肺片、桂龙咳喘丸、金匮肾气丸、蛤蚧定喘丸、参蛤补肺胶囊、百令胶囊、芪苈强心胶囊、蛇胆川贝液等。针剂可随证选用痰热清注射液、炎琥宁注射液、清开灵注射液、丹红注射液、生脉注射液、参附注射液等。

2. 针灸 根据不同证候选择热敏灸、雷火灸等，辨证取穴或循经取穴，如肺脾气虚证配气海、丰隆穴，肺肾气虚证配太溪穴等。

3. 外治疗法 如敷贴疗法：主要有白芥子、延胡索、甘遂、细辛等药物组成，磨成粉，姜汁调敷。选取膻中、肺俞、脾俞、肾俞、膏肓穴，或辨证选穴。敷贴时患者取坐位，暴露所选穴位，局部常规消毒后，取敷贴剂敷于穴位上，于6~12小时后取下即可。外敷后应严密观察用药反应。一般情况下外敷后多数患者局部有发红、发热、发痒感，或伴少量小水疱，此属外敷的正常反应，一般不需处理。如果出现较大水疱，可先用消毒毫针将疱壁刺一针孔，放出疱液，再消毒。要注意保持局部清洁，避免摩擦，防止感染。外敷治疗后皮肤可暂有色素沉着，但5~7天会消退，且不会留有疤痕，不必顾及。

六、癌症患者的社区护理

 案例导入

患者李某，男，58岁，室内装修店主，因咳嗽、咳痰2个月，痰中带血1周入院。既往无肺炎、结核病史。吸烟30余年，每日1包左右。近5年从事室内装修业务，经常检查装修情况。查体：右上肺可闻及干啰音。辅助检查：胸部X线片示右上肺前段有一约3cm×4cm大小椭圆形块状阴影，边缘模糊毛糙，可见细短的毛刺影。

问题：你作为社区护士应该对李某做如何护理？

（一）概述

肿瘤是指机体的正常细胞在不同的始动与促进因素的长期作用下所产生的过度增生及异常分化所形成的新生物。机体正常细胞具有相互接触抑制，而肿瘤细胞失去了相互接触抑制，不受生理调控，持续性生长，且不因致病因素的消除而停止。肿瘤细胞不仅没有正常细胞的功能，且生长快速，能不断破坏正常器官的组织结构和生理功能。目前肿瘤已成为严重危害人类健康、威胁人类生命的主要疾病之一。

（二）病因

肿瘤的确切病因尚未完全明了，临床研究发现，肿瘤的发生与外源性因素、内源性因素、心理－社会因素等有关，机制较为复杂。

1. 外源性因素

（1）**不良生活方式** 不健康的生活方式易诱发肿瘤。吸烟是导致恶性肿瘤的因素之一。吸烟已被公认为是引起肺癌的最危险因素，据统计，80%的肺癌患者与吸烟有关。

焦油中含有多种致癌物质，长期吸烟时，焦油颗粒附着在支气管黏膜上，长期刺激可诱发癌变。其他癌症和吸烟也有相关性，所以和吸烟有关的癌症大约占癌症总数的30%。消化系统肿瘤与进食霉变（含黄曲霉毒素）、腌制（含亚硝胺）、烟熏、煎炸食物或高脂肪、低纤维、低维生素食物及大量饮酒等有关；食管癌、胃癌与喜食过热、过硬食物有关。

（2）环境因素　环境因素包括物理因素、化学因素、生物因素，即是指香烟、膳食成分、药物、辐射和感染源等。

物理因素：X线等所造成的电离辐射可引起皮肤癌、白血病等，紫外线可致皮肤癌，石棉纤维与肺癌有关，滑石粉与胃癌有关。

化学因素：经研究表明化学致癌物达300多种，各类烷化剂、多环芳烃类化合物、亚硝胺类、真菌毒素和植物毒素等均能诱发不同部位的恶性肿瘤，如有机农药、煤焦油可引起肺癌，黄曲霉素易致肝癌、胃癌等。

生物因素：以病毒为主，如EB病毒与鼻咽癌有关，单纯疱疹病毒反复感染与宫颈癌有关，乙型肝炎病毒与肝癌有关，幽门螺杆菌感染者患胃癌的概率会大大增加。此外，某些寄生虫与肿瘤也有一定的关系，如埃及血吸虫可致膀胱癌。

2. 内源性因素

（1）遗传因素　越来越多的证据表明肿瘤与遗传有密切关系，如食管癌、肝癌、胃癌、乳腺癌或鼻咽癌患者有家族史。某些遗传缺陷疾病患者易发生肿瘤，常见有家族性结肠腺瘤病，以及约有10%的Fanconi贫血患者可发生白血病等。

（2）内分泌因素　已证实一些激素与肿瘤的发生有关，如雌激素与乳腺癌的发生有关，长期服用雌激素可引起子宫内膜癌，生长激素可刺激肿瘤的发展。

（3）免疫因素　先天或后天免疫缺陷者易发生恶性肿瘤。如获得性免疫缺陷综合征（艾滋病）患者易患恶性肿瘤。器官移植后长期使用免疫抑制剂的患者发生肿瘤的概率也比正常人群高。

3. 心理－社会因素　人的性格、情绪、工作压力及环境变化等与肿瘤的发生有一定的关系。经历重大精神刺激、剧烈情绪波动或抑郁者较之其他人群易患恶性肿瘤。

（三）护理评估

1. 健康史　询问患者有无长期接触有害理化因素或病毒、血吸虫感染史，有无不良生活习惯、大量吸烟或饮酒史，有无慢性刺激与炎症疾病史，有无肿瘤家族史、内分泌紊乱或使用激素治疗史，有无先天或后天免疫缺陷疾病及长期免疫抑制剂使用史，有无经历重大精神刺激、严重心理压力及情绪抑郁等情况。

2. 身体状况　取决于肿瘤的性质、起源、所在部位及发展程度，一般早期多无明显表现。

（1）局部表现

肿块：常是体表或浅在肿瘤的首要症状。肿块具有不同的硬度、活动度及有无包膜。位于深部或内脏的肿块不易触及，但可出现周围组织受压或空腔内脏器官梗阻等症状。

疼痛：肿块的膨胀性生长、破溃或感染等使末梢神经或神经干受到刺激或压迫，出现局部刺痛、跳痛、隐痛、烧灼痛或放射痛，尤其是夜间疼痛更明显。

溃疡：体表或空腔内脏器官的恶性肿瘤因生长迅速出现血供不足可导致继发性坏死，或因继发感染而发生溃烂，出现恶臭及血性分泌物。

出血：恶性肿瘤生长过程中发生破溃或侵及血管，使之破裂后可有出血症状。如：肺癌可发生咯血或血痰，肝癌破裂可致腹腔内出血。

梗阻：空腔内脏器官或邻近器官的肿瘤的生长可致空腔内脏器官梗阻。如：胰头癌和胆管癌可压迫胆总管而出现黄疸。

浸润与转移症状：肿瘤主要呈浸润性生长，肿瘤细胞沿组织间隙、神经纤维间隙或毛细淋巴管、血管扩展，可出现区域淋巴结肿大、局部静脉曲张、肢体水肿。

（2）全身表现　早期不明显或仅有非特异性表现，如消瘦、乏力、体重下降、低热、贫血等全身症状。至疾病晚期，患者可出现全身衰竭症状，呈现恶病质。

3. 辅助检查

（1）实验室检查　血、尿及粪便的检查结果常可提供诊断线索；血清学检查，如某些酶、激素多用于辅助诊断；具有特异性与灵敏性的免疫学检测对于恶性肿瘤的筛查、诊断、预后判断均有重要意义，如癌胚抗原（CEA）、胚胎抗原（AFP）等肿瘤相关抗原等。

（2）影像学检查　X线、超声波、造影、放射性核素、电子计算机断层扫描（CT）、磁共振成像（MRI）等各种检查方法可明确有无肿块、肿块部位、形态、大小等性状。

（3）内镜检查　可直接观察空腔内脏器官、胸、腹腔及纵隔等部位的病变，同时可取细胞或组织行病理学检查，对于肿瘤的诊断具有重要价值。

（4）病理学检查　包括细胞学与组织学两部分，是目前确定肿瘤的直接且可靠的依据。活组织检查有可能促使恶性肿瘤扩散，应在术前短期内或术中进行。

4. 心理-社会状况　肿瘤患者因性格特征、生活阅历、文化背景，以及对疾病认知程度的不同，会产生不同的心理反应。一般表现为以下心理变化：否认期、愤怒期、磋商期、忧郁期、接受期。

此外，还要了解患者对疾病、治疗、康复等知识的认识及配合程度；了解其家庭及社会关系；了解患者的经济来源及家庭经济承受力，社会支持系统能否为其提供经济支持等。

（四）诊断及治疗

1. 诊断　癌症的诊断方法包括影像学检查、病理学检查、内镜检查、放射免疫学检查等。相当一部分肿瘤可以通过详细询问病史、全面的体格检查而被发现。另外，通过开展区域性防癌普查，能够发现早期癌症患者，对提高癌症患者的生存率非常重要。

2. 治疗　目前，临床治疗癌症比较有效的方法主要是外科手术、放射疗法和化学疗法。近年，介入疗法、生物疗法、基因疗法等新的治疗方法也在临床得到应用。另外，我国一些传统的中医中药也具有抗癌作用。

（五）主要的护理问题

1. 焦虑/恐惧　与担忧疾病手术、放疗、化疗、预后等有关。

2. 营养失调　患者的营养状况多低于机体需要量。这与肿瘤所致的高分解代谢状态，同时伴有机体摄入减少、消化吸收障碍等有关。

3. 疼痛　与肿瘤生长侵及神经，肿瘤压迫及手术创伤有关。

4. 潜在并发症　感染、出血、皮肤黏膜受损、静脉炎等。

5. 知识缺乏　缺乏有关术后康复、放疗、化疗及肿瘤防治的知识。

（六）护理目标

患者心理状态稳定，能正视和接受现实，焦虑程度减轻；应对疾病的能力有所提高，能积极主动配合治疗；放疗、化疗反应减轻，疼痛缓解；营养状况得到改善。

（七）社区护理

1. 社区管理

WHO 在 1984 年发布的恶性肿瘤控制方案中指出，通过环境的改善、人群自我保护意识的提高和行为的改变，1/3 的癌症可以预防，1/3 的癌症如能及早诊断则可能治愈，合理而有效的姑息治疗可使剩余 1/3 的癌症患者的生存质量得到改善。要实现这 3 个 1/3，社区癌症患者的管理工作非常重要。

（1）一级预防　通过健康教育使社区居民认识危险因素，倡导健康的生活方式和饮食习惯，防止癌症的发生。如经常食用蔬菜水果，少吃煎、烤、油炸、膨化食品和腌熏食品，保持良好的心态、积极乐观的情绪。

（2）二级预防　通过筛查做到早发现、早诊断、早治疗。对于恶性肿瘤，早期的正确诊断是施行合理治疗及治疗成功的关键。开展防治结合的肿瘤普查，是早期发现恶性肿瘤的最好方式，尤其是肿瘤高发区，更要经常进行定期普查。只要重视癌症的早期症状和体征，及时进行检查，或进行定期普查，大部分癌症可以做到早期发现。世界卫生组织提出的恶性肿瘤的 8 个早期警号：①可触及的硬结或硬变，如乳腺、皮肤及舌部发现的硬结；②疣（赘瘤）或黑痣发生明显的变化；③持续性消化不正常，持续性嘶哑、干咳、吞咽困难；④月经不正常的大出血，经期以外的出血；⑤鼻、耳、膀胱或肠道不明原因的出血；⑥久不愈的伤口；⑦不消退的肿胀；⑧原因不明的体重下降。

社区护士通过健康教育使居民学会自我检查，教会居民识别癌症的先兆，进行早期干预。癌症经治疗后，有可能复发或转移，社区医生应定期随访检查，治疗后每 2~3 个月检查 1 次，2 年后每 4~5 个月检查 1 次，5 年后每半年或 1 年检查 1 次。

（3）三级预防　针对已确诊的癌症患者实施合理的诊疗方案，防止病情恶化、残疾，尽可能延长存活时间，提高生活质量。对晚期患者给予医学照顾，加强生活护理，保持生活环境整洁舒适，尽可能延长患者寿命，提高生活质量。

2. 一般护理指导

（1）休息与活动　指导患者充分休息，保持环境安静、整洁、安全、舒适；根据患者的病情，制订个体化的运动方案，提高机体的免疫力。社区护士定期组织社区的癌症患者开展各项活动，提高生活质量。

（2）饮食护理　宜选择营养丰富、易消化的饮食。无论在治疗还是在康复中，都应当多吃新鲜蔬菜、鱼、蛋及少量肉类，避免吃腌、熏、烤、炸、辣的食物，不饮酒，不吸烟，适当控制糖和盐的摄入。

3. 手术后患者的护理　社区护士应了解患者所接受的手术方式、范围，评估患者伤口的愈合情况，制订护理计划。如果患者有造瘘口，应指导患者和家属掌握正确的护理方法。

4. 带有管道的患者的护理　部分处于化疗间歇期的患者可能带有深静脉插管或静脉高营养管道回家休养。社区护士要定时进行管道护理，教会患者及照顾者观察感染征象，注意保持局部干燥。

5. 放、化疗患者的护理　放、化疗患者不仅出现恶心、呕吐、腹泻等不良反应，还出现掉发、面色晦暗等自我形象的改变。社区护士应帮助患者适应角色，密切观察药物的不良反应，严重时指导患者及时就医，注意监测患者的白细胞、血小板计数，防止感染的发生。

（1）化疗患者常见的副反应及护理

感染：化疗期间，患者白细胞往往减少，导致抵抗力下降。应注意预防感染，勿过多与外界接触，避免去人多的场所，注意居室卫生，经常开窗通风透气。指导患者注意保暖，防止着凉，外出时可戴口罩，以减少感染细菌、病毒的机会。协助患者深呼吸、咳痰、按时翻身，预防肺部并发症。

活动无耐力：患者化疗期间可出现全身疲乏无力，精神萎靡不振，出虚汗，嗜睡等。应指导合理安排休息和膳食，以增强营养，恢复体力。协助和鼓励患者做力所能及的活动，如打扑克、自理生活等，以锻炼身体。

胃肠道反应：很多化疗药物可刺激胃肠道黏膜而引发恶心、呕吐、腹胀、腹痛、腹泻或便秘等，故在化疗前可适当使用镇痛剂和止吐剂，化疗当天早餐宜提前，晚餐宜推迟。在化疗的同时应有意识地和患者谈话，分散患者的注意力。对于有严重恶心、呕吐的患者，要观察呕吐的量和性质，及时将呕吐物倒掉，并给患者漱口，可给予口含薄荷糖，或用橘皮、柠檬敷于口、鼻处，分散其注意力，驱除异味。便秘时可食用蜂蜜、香蕉或用缓泻剂。腹泻、脓血便应及时就医。

口腔黏膜损伤：抗肿瘤药物大剂量应用时常引起严重的口腔炎，表现为充血、水肿、炎症。因此，应检查口腔情况，保持口腔卫生。餐后应先漱口、刷牙，再饮温开水以保证口腔的清洁。每日早晚用软毛牙刷刷牙，擦洗动作要轻，避免损伤口腔黏膜及牙龈，避免触及软腭及咽部。经常用盐水或硼酸水漱口，防止口腔溃疡。

脱发：毛囊上皮对化疗敏感，因此，化疗后部分患者会有不同程度的脱发，应用紫杉醇、阿霉素、环磷酰胺等药物时更为明显。有时停药后脱发仍会继续，但一般停止化疗 2~3 个月后可长出新发。因此，要做好解释工作，告诉患者化疗停止后头发会长出来，以减轻患者的精神压力。洗发时最好选用软性洗发水，不要用力梳洗，不用化学烫发，洗发后让其自然吹干，脱发严重者可采用戴假发和帽子的方法，使患者用良好的心态去接受化疗。

出血：注意病情观察和生命体征的测量与记录，每周测体重 1 次，验血常规 1~2 次。多数抗肿瘤药物对骨髓有抑制作用，从而引起血小板减少，造成患者常有出血倾向，因此，应注意观察有无牙龈出血、鼻出血及血尿、便血等。保持室内适宜的温度，鼻黏膜、口唇可涂石蜡油，防止干裂，并嘱患者不要用手挖鼻孔，不宜用电剃须刀，防止损伤皮肤。对定期复查中发现的问题，要及时妥善的处理。

（2）放疗的副反应及护理

全身反应：由于肿瘤组织崩解，毒素被吸收，在照射数小时或 1~2 天后患者可出现全身反应，表现为全身疲乏、四肢酸软、易疲劳、头晕头痛、嗜睡、反应迟钝、失眠、食欲下降、恶心呕吐、腹痛等。反应程度与照射部位、照射野大小和每周的照射剂量有关。腹部照射和大面积照射时，护理上应注意照射前不宜进食，以免形成条件反应性厌食。照射后卧床休息 30 分钟。整个放疗期间，鼓励患者多饮水，促进毒素排泄。回家后要保证充足的休息与睡眠，协助患者评估自己的活动能力，逐渐增加日常的活动量，一旦活动时有气促、心慌、出冷汗等不适时，应立即停止活动。胃肠道症状较轻时可用一些对症药物缓解，如恶心、呕吐可以服用灭吐灵等，并可配合中药治疗。症状严重时要请医生诊治，决定是否终止放疗或考虑其他治疗方法。

皮肤反应：由于射线必须穿透皮肤各层，才能到达组织中的瘤体，因此，皮肤细胞受照射的影响可产生悬殊的皮肤反应。临床上主要是大面积照射或照射皮肤的皱褶及潮湿处可出现一定程度的皮肤反应，皮肤反应分为三度：

Ⅰ度：红斑，有烧灼感和刺痒感，继续照射时皮肤由鲜红转为暗红，之后脱屑，称为干反应。

Ⅱ度：高度充血、水肿，水泡形成，有渗出液、糜烂，称为湿反应。

Ⅲ度：溃疡坏死，侵犯至真皮，造成放射性损伤，难以愈合。放射后数日或更长时间，照射部位可出现皮肤萎缩、毛细血管扩张、淋巴引流障碍、水肿、深褐色斑点及色素沉着，称为后期反应。对照射部位要加强皮肤护理，保持皮肤清洁干燥，尤其皮肤皱褶部，如腋下、腹股沟、会阴部等，防止干反应发展为湿反应。若有皮肤瘙痒，可以涂鱼肝油软膏；衣着应柔软宽大，穿吸水性强的棉质内衣，并勤换内衣；头颈部照射时应穿无领衬衣，以免领子摩擦皮肤，造成不必要的损伤；照射野的皮肤可用温水、软毛巾轻轻沾洗，注意勿把治疗标记拭去，禁用肥皂、热水，不可涂酒精、红汞等刺激性或有颜色的消毒剂和药物；避免冷热刺激及使用粘贴胶布；外出时防止日光照射，可佩戴墨镜和太阳帽（伞）。勿用电剃须刀，避免皮肤损伤造成感染。一旦发生局部感染，及时使用全身和局部的抗菌消炎药物；若溃疡已结痂，痂皮不能强行抠除，应让其自然脱落。

造血系统反应：放疗期间，由于射线杀伤的副作用，使具有免疫吞噬功能的白细胞大量减少，机体的免疫力受到很大损害，抵抗力下降，患者易引起各种感染，应做好预防工作。应保持房间空气新鲜，每日通风 2 次，减少与感染人群的接触，外出时注意防寒保暖，可进行适当锻炼，增强免疫力，预防感染。

黏膜反应：照射 10 日左右口腔黏膜可出现水肿，光泽消失，唾液变稠并相对增加；照射 15 天左右可出现水肿，呈红色，疼痛，唾液减少，口干；照射 20 天左右出现假膜，味觉消失，约 3 周左右恢复正常。因此，在放疗期间应保持口腔清洁，饭前、饭后及睡前用朵贝液漱口，用软毛牙刷刷牙，最好选用含氟牙膏。出现假膜时改用 1.5% 双氧水含漱，口干时用 1% 甘草水含漱或含嚼生甘草，吃少量酸性食物，刺激唾液分泌。饮食以少渣为主，剧烈疼痛或咀嚼、吞咽不便者可于餐前 30 分钟用 1% 丁卡因口含，并暂停放疗，给予支持治疗。

呼吸系统反应：胸部放疗后可发生放射性肺炎和肺纤维病变，轻者无须处理，重者可按内科给予对症处理。

放射性脊髓炎：脊髓受较大剂量照射后，会出现脊髓损伤。多发生在放疗后数月或数年内，表现为渐进性、上行性感觉障碍，行走或持重乏力，低头时有触电感，逐渐发展为四肢运动障碍，反射亢进，痉挛，以至瘫痪。治疗给予大量 B 族维生素、神经营养药物、血管扩张药物和激素，配合针灸、中药治疗。

6. 癌症患者的康复护理　一些术后患者需要进行康复训练，如乳腺癌患者，术后多发生不同程度的肩关节活动障碍，需要进行上肢功能的锻炼；喉癌术后的患者需要接受人工喉的训练。社区护士要根据个体情况，制订个体化的康复护理计划，协助患者恢复生理功能，必要时联系康复治疗师。

7. 对症护理　疼痛是恶性肿瘤患者的常见症状，也是严重影响患者生活质量的因素。因此，控制疼痛是提高患者生活质量的重要方法。具体方法如下：

（1）认真了解患者疼痛的部位、规律，以及患者对疼痛的反应。

（2）帮助患者安置合适的体位，保持室内安静，并让患者听音乐或看电视、书刊分散注意力，以缓解疼痛。

（3）遵医嘱给予止痛药。对肿瘤晚期疼痛难以控制者，按三级阶梯镇痛方案处理。一级镇痛法：疼痛较轻者，可用阿司匹林等非阿片类解热镇痛药。二级镇痛法：适用于中度持续性疼痛者，用可待因等弱阿片类药物。三级镇痛法：疼痛进一步加剧者，用阿片类药物，如吗啡、哌替啶等。癌性疼痛给药要点：口服、按时、按阶梯、个体化给药。

（4）指导患者自我控制止痛。

8. 病情观察　观察患者的疼痛情况，掌握疼痛规律；观察患者的呼吸、脉搏、意识、大小便情况，以及有无出血等异常情况，以便及时采取抢救措施。

9. 心理疏导　癌症患者普遍的心理特征是痛苦、抑郁、急躁、悲观或自暴自弃等。患者由于职业、文化水平、经济状况及社会地位的不同，又有着不同的心理反应，社区护士应根据具体情况耐心地做好心理疏导工作，让患者建立起"我还是社会、家庭的一员，大家都关心爱护我"的良好心态。良好的心理调适对癌症患者的康复和提高生活质量，意义尤为深远。

（八）护理评价

患者的焦虑、恐惧程度是否减轻，是否学会有效的应对方法，情绪是否平稳；患者的营养状态如何，是否摄入足够的营养素，体重是否得以维持；患者的疼痛有无减轻，止痛措施是否有效；患者舒适程度是否增加；患者的皮肤、黏膜是否保持完整，有无感染、出血、静脉炎、静脉栓塞、内脏器官功能障碍等并发症发生，若发生，是否被及时发现和处理；患者能否复述有关检查、治疗、康复等方面的知识，能否主动配合治疗与康复。

（九）特色中医治疗及护理

本病属于中医的"癌"等病证范畴，常用的中医护理措施有：

1. 中成药　常用的中成药可根据病情辨证选用小金丹、西黄丸、大黄䗪虫丸、六神丸、片仔癀、消瘰丸、桂枝茯苓丸、海藻玉壶丸、当归龙荟丸、梅花点舌丹等。针剂可随证选用华蟾素注射液、艾迪注射液、复方苦参注射液、参芪扶正注射液、康莱特注射液等。

2. 针灸　针灸是目前防治肿瘤的常用方法之一，在肿瘤的防治研究中运用针灸疗法取得了显著疗效。行针刺治疗时要随时观察患者的面色、汗出情况，并询问患者的感觉。患者如诉头晕、恶心、面色苍白或头部汗出应立即取针，扶患者平卧，喝些热水，即可缓解。若症状较重，应报告医生处理。艾条温和灸法适用于肿瘤各期的治疗，即将艾条一端点燃，对准施灸穴位或肿瘤部位，距皮肤 2～3cm 处进行熏烤，至局部皮肤红晕、灼热为度。要特别注意，施灸时勿要烫伤患者皮肤。

3. 外治疗法　药物外敷疗法是治疗癌瘤的一项有效手段。癌症患者穴位敷药时，选穴不宜过多，每次 2～3 个，每穴药量应视病证而定，一般也不宜大，敷贴面积不宜过大，时间也不宜过久，以免引起不良反应。敷后若发生患部或定位处瘙痒，可在敷药外面按摩，或用酒精涂擦患处后，再将膏药加温敷贴。贴敷炒热的药物时，应注意药物的适当温度，防止发生烫伤。同样，进行湿敷时，要保持药料湿润，以增强渗透性。对癌症患者并发有大疱性皮肤病变及表皮剥脱症者不宜湿敷。凡癌症患者并有皮肤过敏或皮肤破损者不宜使用敷贴疗法。敷贴治疗中出现不良反应，如疼痛、变态反应、病情加重等现象时，应立即撤去药物，改用其他疗法。

复习自测题

A 型题

1. 慢性病是（　　　）

　A. 可以治愈　　　　　　　　B. 需要长期的治疗

　　C. 病理改变可逆　　　　　　D. 不会造成人体功能障碍

　　E. 不需要长期的照顾

2. 下列叙述哪项是正确的（　　　）

　　A. 慢性病没有明确的病因

　　B. 慢性病在早期就有典型症状

　　C. 慢性病不会造成人体功能障碍

　　D. 慢性病的危险因素不能预防

　　E. 慢性病不需要长期的治疗

3. 关于慢性病的定义，叙述不正确的是（　　　）

　　A. 永久性的　　　　　　　B. 会造成残疾　　　　　　C. 有可逆转的病理变化

　　D. 需要长期的照顾　　　　E. 不能自然消退

4. 不属于慢性病的行为危险因素的是（　　　）

　　A. 吸烟　　　　　　　　　B. 不合理饮食　　　　　　C. 遗传

　　D. 缺乏体力活动　　　　　E. 体力活动过度

5. 在中国人群中冠心病的主要危险因素不包括（　　　）

　　A. 高血压　　　　　　　　B. 糖尿病　　　　　　　　C. 吸烟

　　D. 血脂异常　　　　　　　E. 长期精神紧张

B 型题

　　6～8 题共用题干：李某，80 岁，患 2 型糖尿病 23 年，平日由其女儿照顾。其女儿 52 岁，患有高血压、肥胖。

　　6. 社区护士在进行家庭访视时，指导其女儿增加体力活动，减轻体重。该行为属于糖尿病社区管理的（　　　）

　　A. 0 级预防　　　　　　　B. 一级预防　　　　　　　C. 二级预防

　　D. 三级预防　　　　　　　E. 四级预防

　　7. 属于糖尿病社区管理二级预防的是（　　　）

　　A. 开展糖尿病教育，强调糖尿病危险因素的认识

　　B. 为糖尿病患者制定饮食计划、运动计划

　　C. 减少糖尿病足

　　D. 减少糖尿病肾病

　　E. 减少糖尿病病残率

　　8. 如果李某发生了糖尿病足，社区护理内容正确的是（　　　）

　　A. 每天坚持小腿和足部运动 30～60 分钟

　　B. 小伤口可用碘酒消毒处理

　　C. 鞋袜尽量紧些，防止水肿

　　D. 伤口处可涂紫药水消毒并保持干燥

　　E. 如有皮肤溃疡、间歇性跛行，应早期截肢以防溃疡蔓延致整个腿部

第十三章　社区康复护理

■ 学习目标

1. 掌握康复、社区康复、社区康复护理的定义。
2. 掌握残疾人康复的护理方法。
3. 熟悉社区康复的常用方法。
4. 熟悉社区康复护理的特点、原则及意义。

第一节　概　述

社区康复为医院康复的延续，是社区护理的重要组成部分，其依靠社区资源，采取有效、简单、易行的措施，让病、伤、残者在社区内得到康复服务。社区康复护理以社区病、伤、残者为服务对象，以提高其生活质量为目标，是帮助病、伤、残者克服身心障碍而进行的一项康复护理活动。我国从 20 世纪 80 年代末开始进行社区康复的试点。社区康复以其方便，费用低廉，灵活多样，家庭和社区主动参与，满足残疾人各种需求等优点，逐渐成为大多数残疾人参与康复的最有效的形式。

一、康复、社区康复和社区康复护理的定义

（一）康复的定义

近半个世纪以来康复的定义不断演变。1969 年世界卫生组织为康复下的定义是：综合和协同地将医学、社会、教育及职业措施应用于残疾者，对他们进行训练及再训练，以恢复功能至最高可能的水平。1981 年又提出了新的定义：康复是应用所有措施，旨在减轻残疾和残障状况，并使他们有可能不受歧视地成为社会整体。到了 20 世纪 90年代世界卫生组织为康复下的定义是：康复是指综合协调地应用各种措施，最大限度地恢复和发展病、伤、残者的身体、心理、社会、职业、娱乐、教育和周围环境相适应方面的潜能，以减少病、伤、残者身体、心理和社会的障碍，使其重返社会，提高生活质量。

综上所述，康复的主要内涵有：①采用综合的措施，包括医疗、职业、教育、社会

及工程等方面的措施；②以伤残者及患者的功能障碍为核心；③强调功能训练和再训练；④以提高生活质量及回归社会为最终目标。

（二）社区康复的定义

社区康复的思想产生于20世纪40年代，到了70年代受到世界很多国家的广泛重视。1976年世界卫生组织提出一种新的、经济的、有效的康复服务途径，即社区康复，以扩大健康服务的覆盖面，使发展中国家的残疾人也能够享有健康康复服务。1978年，阿拉木图国际初级卫生保健会议确定了在初级卫生保健中应该包括保健、治疗、预防、康复，要求在社区层次上为包括残疾人在内的所有居民提供人群的保健及疾病的预防、治疗与康复服务。

社区康复是指在社区层面上采取综合性的康复措施，利用及依靠自身资源，使残疾者得到及时、合理及充分的康复服务，改善并提高其躯体及心理功能，提高生活质量，从而回归正常的社会生活。

我国在1986年开始引入并同时推行社区康复（CBR）项目，在卫生部、民政部及残疾人联合会的领导下，已经进行了很多地区、多种规模的实践，同时建立一些相应的机构。1999年，我国十部委联合制定城区的"社区卫生服务"的相关文件，将康复纳入其中，同时规定社区康复机构以全科医师为骨干。目前正在各省市区大力推进与组织实施。

近几年来卫生部发布了一系列文件来规范社区服务，例如《城市社区卫生服务中心设置指导标准》《城市社区卫生服务机构设置原则》《关于加快发展城市社区服务的意见》《城市社区卫生服务站设置指导标准》《创建社区卫生服务示范活动实施方案及国家卫生镇标准》等。这些文件中明确规定了康复服务的内容、方法、方针、措施、政策和步骤。在一些示范地区的社区卫生服务中，已经使用网络来加强和本社区居民的联系，能够做到随叫随到，及时接送及上门服务。康复服务方式的多样化，基本上能够满足社区几万人口的卫生及康复需求。

社区康复作为社区发展的一项重大战略，已经进入了一个多元化和快速发展的新阶段，以政府支持及社会各界合作为保障，已经形成了国际化发展的趋势。2015年我国将实现残疾人"人人享有健康服务"的目标，我国的社区康复事业也即将走上可持续发展的新里程。

（三）社区康复护理的定义

社区康复护理是把现代整体护理融入社区康复中，在康复医师的细心指导下，在社区层次上，以健康为中心，以家庭为单位，以人的生命为全过程，对社区伤残者进行护理。通过建立以家庭为单位的照顾模式，以康复对象为中心，充分利用家庭和社区资源，鼓励家属积极参与，帮助及指导康复对象在康复过程中进行有目的的功能训练，最大限度地恢复其生活自理能力，以平等的条件重返社会。

二、社区康复护理的对象和工作内容

（一）社区康复护理的对象

社区康复护理的对象是患有长期功能障碍的人，包括慢性病患者、伤残人、老年人及急性病恢复期的患者。这些康复对象的功能障碍不仅和生理功能有关，还与心理、社会、职业等因素有关。包括内脏病、慢性病、老年退行性病变而导致的严重功能障碍者在内，我国社区康复医疗护理的服务对象将达到总人口的 10%，即 1.3 亿左右。

1. 残疾人 　根据 WHO 统计，全世界的残疾者占总人口的 10%，而且每年要新增 1500 万人。我国在 1987 年的抽样调查中表明：语言、视力、智力、肢体及精神残疾者占总人口的 4.9%，共分布在 18% 的家庭中。

2. 老年人 　老年人有不同程度的退行性病变（包括肌肉、内脏、骨关节）及功能障碍，需要通过康复治疗与护理来得到改善。他们是康复医疗护理中的重要工作对象。

3. 慢性病患者 　包括各个系统器官的慢性病，活动能力受到限制、心理及精神受到创伤的患者。现代社会的各种文明病也和康复医疗护理有着密切的关系。

4. 急性期和恢复早期的患者 　很多疾病进行早期康复介入有利于预防并发症的发生及减轻残疾。这是很多综合性医院康复医疗护理的主要工作之一，同时也是康复医疗护理及临床医疗护理中重要的结合点。

（二）社区康复护理的工作内容

社区康复护理的主要任务是预防慢性疾病，促使残疾者康复及纠正不良行为，预防并发症及残疾的发生，最大限度地发挥残疾者的自理、自立能力和加强残疾者的生活应对能力及适应能力。其工作内容主要有：

1. 给患者提供舒适的环境 　残障者都存在不同程度的功能障碍，都需要进行康复训练，所以社区护士在社区的层次上要尽量为患者创造安全及舒适的康复治疗环境，如帮助残疾人改善家居环境和社区内的无障碍生活环境，来适应残疾者的需要。

2. 做好社区内残疾的预防工作 　把"预防为主"的方针渗透到每个社区工作的方方面面，积极地开展预防接种、环境卫生、优生优育及卫生宣传等，让其成为社区公众的意识及行为，从而预防残疾的发生。

3. 训练日常生活、活动能力 　观察每位患者的残疾情况，根据残疾情况指导其进行日常生活训练和矫形器与辅助器械的使用训练，同时认真做好康复训练，记录残疾程度的变化。

4. 心理护理 　残疾通常是在患者无心理准备的情况下发生的，所以残疾者常常因严重的失落忽略了其尚存的生理功能，而将注意力全部集中在残疾的身体部位，从而导致自我价值降低，加重痛苦和焦虑。社区护士要了解每位患者对残障的心理反应，用真诚关心的态度面对他们，带着同感倾听患者的诉说，帮助每位残疾者接受身体残障的事实和适应其身体的残缺。同时，可反复对患者做切合实际的心理辅导，让其认识到问题并非像他想象得那么严重；帮助患者树立战胜疾病的信心，使患者看到康复的希望，解除紧张情绪，能够积极配合康复训练。

5. 为每位残疾者提供直接的护理照顾　残障患者都有不同程度的自理缺陷，常常迫切需要得到他人的帮助或照料，社区护士应该对每位残疾患者提供直接的护理照顾，帮助每位患者保持卫生的清洁和饮食营养的摄取，从而改善患者的生活自理能力，让其逐渐适应家庭和社会生活。

6. 预防患者残疾加重，促进功能重建　采取各种康复护理技术，帮助其进行康复训练，预防肌肉萎缩、关节变形、僵硬及挛缩等，最大限度地恢复患者的日常生活自理能力，防止继发性残疾的发生。例如用枕防止发生垂足；协助关节运动并保持关节的活动范围；鼓励每位患者早期下床活动，以防止肌肉萎缩等。

7. 协助政府建立及完善各种特殊教育系统　例如建立聋哑人学校，解决聋哑人的特殊教育，帮助其完成九年义务教育及特殊教育；建立特殊教育班，从而解决弱智儿童的教育；设置残疾人的就业机构，以解决伤残者学习新技术及解决就业等问题；开办假肢及支具训练班，解决使用假肢者的支具安装及使用训练等问题。

8. 制订康复计划，组织开展文体及社会活动　帮助康复对象适应角色的改变，使其能够积极参与康复计划的制订及实施；对社区群众、残疾人及家属进行宣传教育，消除对残疾人的歧视及偏见；督促患者根据康复计划进行定期复查，同时积极主动地开展以文体活动为形式的恢复训练，帮助患者重返家庭及回归社会，实现全面康复的目标。

9. 培训家庭康复训练员　在康复对象的家庭中选择一到两名成员，对其进行康复知识培训，让他们掌握基本的康复护理知识。

10. 协调好各康复组成员间的关系　每位患者在康复治疗的过程中，按患者伤残的需要，康复治疗组中的不同人员，例如作业治疗师、物理治疗师及语言治疗师等，陆续为其提供专业性服务，但是每一项治疗都有时间限制。因此，当治疗师之间、每个治疗师治疗后的连续练习及练习中出现问题时，护士的工作可以弥补康复专业治疗工作的不足。所以说，社区护士在康复护理工作的过程中承担了协调者的角色功能。

三、社区康复护理的特点、原则及意义

（一）社区康复护理的特点

1. 强调自我护理　如果患者的功能障碍较重，严重地影响了日常生活活动能力及就业能力，这就决定了其对他人或者对辅助器有较大的依赖性，严重地妨碍了患者的独立，同时也加大了患者的经济负担。因此，在制订康复护理目标时须强调通过教育、训练达到自我护理，使患者由被动地接受他人的护理变成自我护理（即帮助患者发挥其身体的残余功能及潜在功能，来替代丧失的部分能力，使患者最终能够部分或者全部地照顾自己），为患者重返社会创造条件。

2. 强调功能训练　早期的功能训练可预防残疾的发生、发展及继发性残疾，后期的功能训练可最大限度地保存及恢复机体的功能。护理人员应深入了解患者残疾的程度、

性质、范围，在总体康复治疗的计划下，结合护理工作的特点，持之以恒、坚持不懈地对患者进行康复功能训练，从而促进患者早日康复。

3. 重视心理护理 心理素质对人的身体健康有十分密切的关系，心理活动可以影响及改变生理活动，特别是当患者突然面对因伤病致残所导致的学习、生活、工作和活动能力的障碍及丧失时，便会产生气馁、悲观失望或性情急躁等不良情绪，可致心理严重失常。在心理活动中，特别是情绪及意志等方面，可直接影响康复对象的康复活动。因此，重视心理护理，让康复对象正视疾病，摆脱悲观情绪，科学的对待治疗，并建立起生活的信心，从而有效地接受各种功能训练及治疗，以促进康复。

（二）社区康复护理的原则

为了增强康复的意识，在开展社区康复护理的过程中，应将康复护理的内容与康复护理的特点相结合。具体遵循以下原则：

1. 把康复对象当成一个整体来考虑 对每一个康复对象而言，不仅仅有群体方面的问题，还有社会的、精神的、教育的及职业的问题。另一方面，康复对象尽管是有缺陷的，但通过康复服务的训练、代偿及支持等机制，通过开发新的能力，依然可以作为"完整"的功能性个体存在，开辟新的生活。

2. 充分发挥康复对象的主动性 康复护理是以康复对象为中心，因此，应发挥康复护理对象的主动性。在康复活动中，护患的关系属于参与帮助型，是一种相互信任、相互尊重、相互理解、相互激励的合作关系。康复对象不是被动地接受康复训练，而是要主动参与；护士不是包办与代替，而是教育和帮助。

3. 对康复对象及家属实施教育 在康复护理的全过程中，护士是教导员或辅导员角色。只有康复对象及其家属掌握了康复的知识、能力及技巧，才能有正确的态度及行为做到主动参与、积极配合，才能够实现自我照顾和独立生活的目标。

4. 康复护理活动应该贯穿于疾病的全过程 有人认为，康复知识只在慢性病及急性病的恢复期适用，实际上疾病的整个过程都需要有康复的思想及康复时间，而且要早期开始康复活动及护理。这对加快恢复、保护功能及预防疾病起到至关重要的作用。

5. 必须要实施全面的综合性的康复 康复既要考虑医学的、社会的、心理的康复，又要考虑运用综合性的方法，包括药物、功能锻炼、手术及饮食等疗法，让康复对象全面康复。

（三）社区康复护理的意义

社区康复护理把社区康复与整体护理融为一体，围绕全面康复的目标，根据总的社区康复计划，在社区的层次上实施家庭护理及康复训练，为使社会群体和社区广大的残疾人都能够受益，发挥着重要作用。

目前，我国残疾人总数已经达到 6000 万人，其中约有 4000 万人生活在农村，他们当中的大多数人可以通过康复训练及护理增强参加社会生活的能力，但是他们在社会生活和家庭方面存在着种种困难和障碍，使生活质量显著下降。由于我国人口众多，经济发展不平衡，数量不多的康复机构由于费用高、服务范围受限，很难满足分散在社区的广大残疾人的康复服务需要。而社区康复是以其因地制宜和简便有效的服务特点，为社区病、伤、残者提供全面康复，顺应了广大残疾人的需求。在社区康复中，康复护理发挥了重要作用，不仅仅为残疾人解决了诸多家庭康复护理的难题，同时也避免了残疾人同家庭及社会生活的隔离，为残疾人回归社会创造了条件。

第二节　社区康复护理的常用方法

社区康复护理在对康复对象实施一般护理技术的同时，还应该采取适合康复对象的各种专门护理及功能训练的方法。社区康复护理主要的任务是促进残疾者康复，预防慢性疾病，纠正不良行为，预防并发症及残疾的发生，最大限度地提高残疾者的自理能力和生活应对能力。社区康复护理的常用方法通常体现在以下七个方面：

一、饮食疗法

饮食疗法简称食疗，指应用具有药理作用的食物来防治疾病或保健强身的一种方法。饮食疗法同时也是社区康复护理中很重要的方法，主要是针对残疾人、疾病患者及老弱人群的疗法。

（一）药食同源

我们日常生活中的很多蔬菜、水果和五谷杂粮既可为食又可为药，对于社区残疾人、疾病患者及老弱人群，既能够提供人体必不可少的营养物质，又能够起到强身健体、补益养生和延年益寿的作用。

（二）科学饮食

应控制总热量，保持每日"收支"平衡，合理搭配各种膳食比例，饮食宜清淡易消化，多食富含膳食纤维、维生素的食品。对患有不同疾病的人群，饮食治疗应该个体化并有针对性。例如慢性肾病伴有蛋白尿的患者，应该严格控制蛋白质的摄入，同时要以优质蛋白为主；患有冠心病或高血压病的人群，应该严格限制盐的摄入，同时应注意低脂少油；患有糖尿病的患者，应该严格遵循糖尿病饮食的要求。

二、运动疗法

运动疗法又称为体育康复，是根据患者伤、病、残的特点及功能障碍状况，用现代的科学知识、方法及技术，以现代医学及体育学理论为基础，借助器械或者手法操作，通过针对性、科学、循序渐进地进行各种运动，从而促进局部或者整体功能恢复的一种方法。运动疗法可预防或治疗肌肉萎缩、骨质疏松、关节僵硬、局部或全身畸形等并发症的发生，同时可以加强中枢神经系统内分泌代谢功能的调节，提高心血管及呼吸系统的功能，从而达到康复的作用。

（一）医疗体育

有徒手医疗体操及使用各种器械的医疗体操（如踝主动运动体操、肩主动运动体操、肩主动－辅助关节活动范围训练及肘主动－辅助关节活动范围训练等），其运动部位及运动量可以根据伤、病、残的特点及其功能损害的范围和程度的不同，有针对性地选择特殊训练及肌肉训练，平衡和协调动作训练。

（二）增强耐力的运动训练

包括医疗步行、散步、蹬踏固定自行车、慢跑、跳绳、游泳、登山等，这类训练是以肢体的周期性运动为主，是有一定运动速度的运动训练，对增强心肺功能及改善新陈代谢有明显效果。

三、物理疗法

物理疗法是指用光、电、声、水、磁、压力等进行康复治疗，对于炎症、疼痛、痉挛及局部血液循环障碍有较好的效果。该疗法可以预防和减少手术后的并发症、功能障碍、后遗症或残疾的发生，预防老年慢性病、肺病的发生和发展，预防和治疗压疮，解除或者减轻病变所产生的疼痛，从而改善有关功能等。

（一）光疗法

是利用人工光源或者日光辐射能量来治疗疾病的方法，常用的有紫外线疗法、红外线疗法、激光疗法等。

（二）电疗法

是利用电能作用于人体，从而达到预防疾病的方法。电疗法可以促进局部小血管扩张，改善局部营养及代谢，对于神经系统也有明显的作用。常用的电疗法有低频电疗法、直流电疗法、高频电疗法、中频电疗法等。

（三）超声波疗法

是利用超声波来治疗疾病的方法。超声波作用于人体后可以产生细微的按摩作用及热作用，并能促进生物化学效应，从而加速血液循环和降低神经的兴奋性。

（四）磁疗

是利用磁场来治疗疾病的方法。磁场可以通过刺激神经产生的反应作用于全身，通过体液的作用，来影响组织的新陈代谢及生理病理过程。磁疗主要有镇静、镇痛、消肿、消炎、降压、软化瘢痕及促进骨生长等作用。

四、中医疗法

中医疗法是指运用中医学研究疾病的诊断和防治。中医疗法可分为推拿按摩、针刺艾灸、拔罐、刮痧等治疗方法。

（一）针灸疗法

是利用艾灸或针刺刺激人体的穴位，调节脏腑气血功能，激发经络之气，达到防治疾病的目的，从而使机体康复的一种方法。针灸疗法对于各种痛症有较快和明显的疗效，常用的有梅花针、电针、水针、三棱针等。

（二）推拿按摩疗法

是指治疗者用手、膝、肘、足或者器械在人体体表某一特定部位或穴位进行各种手法，从而达到防治疾病的一种中医外治方法。此法在康复治疗护理中有很大的成效。通过推拿按摩，可以改善微循环，调节神经系统的兴奋性，促进机体功能（如气血循行、胃肠蠕动等），加速创伤组织愈合，松解粘连及痉挛的组织，减轻疼痛，改善关节活动范围，消除肌肉疲劳等，通常用于治疗关节、软组织的疾病及损伤、偏瘫等。

（三）刮痧疗法

是运用边缘光滑的瓷器片、嫩竹板、铜钱、小汤匙、玻璃、硬币、头发、苎麻等工具，蘸食油或者润滑剂在体表某部位进行由内向外、由上而下地反复刮动，来治疗有关的疾病。

（四）拔罐法

是一种以罐为工具，借助热力排去罐内的空气造成负压，使之吸着于皮肤，使被拔部位的皮肤充血、瘀血，以达到防治疾病的目的。古代医家在治疗疮疡脓肿时用其来吸血排脓，后来又扩大应用于风湿、肺痨等内科疾病。新中国成立以后，通过不断地改进方法，拔罐疗法有了新的发展，进一步扩大其治疗范围，成为针灸治疗中的一种疗法。

五、作业疗法

作业疗法是针对每位患者的伤残情况，有针对性、有目的的从日常活动、认知活动、职业劳动中选择一些作业，对患者进行训练和治疗，使患者最大限度地恢复身体、心理及社会的能力，增进健康，预防劳动能力的丧失，以及残疾的发生与发展的一种治疗护理方法。常用的有日常生活活动训练、园艺治疗、文艺治疗、自助器、矫形器及使用假肢训练等。

六、语言疗法

对口吃、失语、发音不清、发音困难、聋哑患者进行语言训练的一种康复方法。其目的是尽可能恢复其说、听和语言交际的能力，使其与他人的直接语言交流能力得以恢复。语言疗法包括失语治疗和构音治疗。失语治疗包括听力训练、理解训练、称呼训练、复述、阅读理解训练、书写训练；构音治疗按照呼吸、喉、腭、舌、唇、下颌运动的顺序进行逐个训练，还应进行语调、语速、音量及克服鼻音的训练。

语言治疗对轻度语言障碍者，以改善语言和心理障碍，适应职业需要为目的；对中度语言障碍者，以发挥残存功能及改善功能，适应社区内交流需要为目的；对重度语言障碍者，以尽可能发挥残存功能，减少家庭帮助为目的。

七、心理疗法

心理疗法又称为精神疗法，是指通过谈话、观察、试验及心理测试（人格、智力、神经心理）等对患者的心理异常进行诊断后，采取的心理干预和调整，以达到改变人们情感、思想及行为的方法。常用的方法有：

（一）支持性心理疗法

是应用解释、鼓励、疏泄、指导等心理支持疗法，启发患者将残疾后所经历的心理危机、内心被压抑的痛苦和感受发泄出来，从而消除积郁，获得心理上的轻松感；同时，向患者解释情绪波动对疾病的影响，使患者以良好的心态接受现实。在整个康复过程中利用患者的任何进步、进化及强化，用积极的语言鼓励患者和残疾做斗争；应用医学知识，指导患者调节其生活方式，学会和残疾共生，用最佳的生活方式生活下去。

（二）暗示和催眠疗法

暗示是指一个人不加抵制地接受他人语言或者其他刺激，由此产生特定的信念、知觉、情感、行为等现象。催眠则是诱导患者到似睡非睡或精神恍惚的状态，提高了患者接受暗示的能力。

（三）行为疗法

又称为条件反射疗法，是以模仿学习的理论为指导，按一定的治疗程序，来消除及纠正患者异常的或不良行为的一种常用的治疗方法。有厌恶疗法、暴露疗法（系统脱敏疗法、冲击疗法）、阳性强化法及生物反馈法等。

（四）认知疗法

是指通过认知及行为技术来改变患者残疾后不良认知的心理过程，使每位患者的认知更接近现实及实际。随着对不良认知正确、合理地再次认识，对其进行有效调整，使每位患者残疾后的心理障碍逐渐好转，不良情绪得到改善。

第三节　社区残疾人的康复护理

社区康复护理的对象很多，大多数是以残疾人为主。社区康复护理的目标是最大限度地恢复、重建、代偿残疾人丧失及损伤的功能。

一、残疾的定义及分类

（一）残疾

残疾是指因疾病、外伤、精神因素或发育缺陷造成明显的身心功能障碍，而导致不同程度地丧失正常工作、生活和学习能力的一种状态。

（二）残疾的分类

1980 年 WHO《国际残疾分类》将残疾分为 3 个独立的类别，即残损、残疾和残障。

1. 残损　是指心理上、生理上或者解剖结构上、功能上的任何丧失或异常，是生物器官系统水平上的残疾。可分为九大类：语言残损、视力残损、运动残损、认知残损、心理残损、内脏残损、畸形及多种综合残损。

2. 残疾　由于残损使每个人的日常生活能力受到限制或缺乏，是个体水平的残疾，也可以把残疾改称为活动受限。残疾可以分为：运动残疾、行为残疾、交流残疾、生活自理残疾、特殊技能残疾、技能生活残疾、环境适应残疾及其他生活方面的残疾。

3. 残障　是由于残损或者残疾，限制或阻碍一个人完成在正常情况下所能完成的社会作用，是社会水平的残疾。残障可分为定向识别残障、身体自主残障、就业残障、行动残障、经济自立残障、社会活动残障及其他残障。

二、社区残疾人的康复护理程序

（一）护理评估

护理评估是通过接收康复护理对象的相关资料，并加以分析，找出康复护理问题，从而为社区康复护理计划的制订提供参考依据的过程。一般应收集康复护理对象的身体、社会、精神、家庭等方面的资料，通过谈话、调查、访问、护理查体及辅助诊断等方式获得。在收集残疾人的资料时应注意以下几个方面：

1. 收集造成其残疾的病史资料　一般致残的病史可能有以下几点。

（1）**疾病**　①传染病：较为常见的如结核后遗症、小儿脊髓灰质炎骨病；②孕期疾病：母亲在怀孕时患过风疹，可能导致胎儿畸形；③慢性病：患者处于慢性的迁延病理状态，生理功能会受到影响和限制，例如类风湿关节炎。

（2）**老年病**　由于老年人内脏、肌肉、关节等器官的退行性病变，出现了不同程度的功能障碍。

（3）**遗传病**　遗传性精神病、畸形等。

（4）意外事故　交通事故、工伤、意外伤害等造成的残疾。

（5）物理、化学因素　烧伤致残，链霉素中毒而导致的耳聋等。

（6）社会、心理因素　可导致精神病等。

2. 评估残疾者的健康问题　不同的残疾人有不同的健康问题，护理工作者应该了解残疾者最关注的问题是什么。

3. 评估残疾者对康复措施在精神及心理方面的准备度　主要是因为残疾人的康复信念来自于情绪和意愿。

4. 评估残疾人的基本情况　例如年龄可以提示残疾人恢复健康的能力及需要度，为护理人员制订康复计划提供了线索；残疾人的支持系统（如朋友、家庭等）对残疾人的康复也具有极大的影响作用。

（二）护理诊断

收集资料进行评估的目的是为了进一步明确护理诊断，诊断是对个人、家庭和社区现存或潜在问题的护理判断，是制订康复护理计划的基础。社区残疾人常见的护理诊断包括有感染的危险，排便失禁，自主性反射失调，有受伤的危险，有废用综合征的危险，语言沟通障碍，有皮肤完整性受损的危险，社交障碍，照顾者角色紧张，躯体移动障碍，急性疼痛，体象紊乱，慢性疼痛，抑郁，焦虑，有自伤的危险等。此外，也有可能出现需要医护合作处理的问题，例如低氧血症、局部缺血性溃疡、瘫痪、败血症、贫血、抗精神病治疗的副作用、酸中毒等。在所有问题中应重点关注功能丧失的情况（包括残疾程度、性质等），并应重视了解残疾者的心理状态、生活方式、社会环境等方面。

（三）护理计划

计划是制订对策或措施的过程，制订出的对策或者措施应该能预防、减少或者消除已确定的健康问题。护理计划制订的参与者有护理人员、残疾人、残疾人的家属及其他康复专业人员等。残疾人的健康护理计划强调残疾人及其家属参与，并且还要注意：

1. 康复目标及措施具有现实意义，要切合实际，符合残疾人的具体状况，并应该与当时的物质及技术条件相符合。

2. 护理计划及措施应该具有共同性，即制订的计划及措施是残疾人所愿意参与的。这就要求制订计划时要与残疾人及其家属协调，从而保证护理计划及措施的落实。

3. 护理计划及措施应该先解决残疾者最关注的问题，还要注意计划及措施的科学性。要以人文、基础医学和护理学的理论为指导，还要结合与残疾者交谈及护理查体等方面的资料，制订出一个让残疾人尽快恢复功能的康复护理计划。

（四）康复护理的实施内容

1. 运动方面的训练　可以采取主动运动及被动运动的形式进行操作。按照运动处方的要求，选择并决定运动项目及运动量。开始时不要强求达标，应逐步适应，一般3～5天可以适应。因故停止训练者，应该重新从小运动量开始。运动形式除了主动和被动外，还可以按肌肉收缩的形式分为等张练习及等长练习。

（1）保持活动性的练习　保持正确的肢体位置和体位，关节做被动运动及主动运动，肌肉做等张及等长训练。

（2）平衡练习　坐位和立位的平衡训练，从静息平衡进展到动态平衡，逐渐加大难度。

（3）移动训练　掌握重心移动，从床上移动到轮椅或者移向其他地方的训练。

（4）步行训练　应先做准备工作，例如患者前后摆动、屈膝、踏步、伸髋练习。扶持步行或者在平行杠内步行，再扶杖步行，最后徒手步行，也可以上下台阶练习、复杂步行练习，以增加下肢力量和步行的协调性、稳定性。

（5）学会使用辅助器　应学会假肢、助行器的用法，例如学会轮椅各部分功能、注意点及自助器的使用。

2. 自我照顾的训练

（1）日常生活活动的训练　如床上活动、起坐、穿衣、餐饮、个人卫生等。

（2）大小便功能障碍的护理　大小便的功能障碍主要有尿床或溢粪。可以采取饮食调节，做排便训练，但注意要与以往的排便习惯相符，便前做腹部按摩，便前 15 分钟喝一杯开水可引起肠胃反射，排便时取坐位。

3. 交流障碍的训练　了解病变程度及范围，让训练具有针对性，并进行反复刺激及强化训练。方法上要循序渐进，逐步增加训练量，同时要适合各自的文化水平及生活兴趣，速度因人而异。为了创造良好的语言环境，可以采取个别训练、集体或者家庭训练。书写练字，应先练抄写，再默写，最后听写，以达到有意义书写及自发书写水平。

4. 感觉障碍的训练　可采取感应电、电按摩或电针灸等。若是缓解疼痛可以用止痛剂和物理疗法来消除疼痛。

5. 心理障碍训练　根据 Kubler–Ross 学说，掌握每位患者不同的心理反应阶段，即否认、波动、愤怒、适应，同时给予心理疏导。参考 Maslow 学说，按患者不同层次的需求给予鼓励及护理。对患者的任何缺点及错误都应该耐心说服、教育、禁止惩罚，防止其产生自卑感。

6. 智力低下者的康复措施　应该供给蛋白质、维生素、矿物质丰富的饮食，从而促进脑的发育。半乳糖血症患儿应禁食乳类和乳制品；苯丙酮尿症患儿应给予低苯丙氨酸饮食，即供给奶糕、米粉、小米、大米、白菜、菠菜等；呆小病患儿应按医嘱指导终身服用甲状腺制剂；其他如多动症等应按医嘱服药。

7 呼吸系统方面的训练　以呼吸运动为基本内容来进行操练，这也是进行各种锻炼时调节运动量常用的手段，可分为静态的呼吸运动和配合有躯体运动的呼吸运动。

8. 心理康复　根据每位患者的具体情况制订心理康复目标。要保护残疾人的自尊心，对于微小的进步要及时鼓励和表扬，耐心引导，克服不良性格，还需要注意防止产生自卑感。

9. 健康教育　根据残疾人的不同类型，实施特殊教育。教学过程要循序渐进及耐心施教，让残疾人在安宁的气氛中接受教育，同时也要注意扩大语言交流能力及思维活动能力。

10. 职业康复　对适龄残疾人应根据其能力选择就业前培训。我国有许多的街道办事处有福利厂、康复站，采取边教育、边训练及边就业的方式，使残疾人创造价值，让其经济上获得独立或部分独立。

11. 社会康复　残疾人应有与健全人同样的权利，社会应该为残疾人努力创造条件，使残疾人得到工作、学习、生活、婚姻和参加社会活动的机会。

在对残疾人实施康复护理时还应该注意以下几个方面：

（1）重视心理护理　不论任何原因导致的残疾，都会使患者的心理受到重创，背上沉重的包袱。常见的心理反应有：恐惧、急躁、心灰意冷、担心、悲观绝望、消沉，甚至有过激的行为。患者初期对康复程度期望过高，一旦存在差距时，便会觉得前途无望，甚至厌世轻生，这时应该特别注意。残疾人护理工作者首先应该为残疾人着想，还应为残疾人分忧。残疾人有过激行为及语言时，要予以容忍、耐心做好心理护理、劝解、循循诱导、消除顾虑，帮助其树立信心，在稍有进步时予以鼓励及肯定。

（2）注意营养护理　损伤组织的修复需要大量的营养，而残疾人本身因各种原因导致营养不良或者缺乏，使抵抗力下降，甚至导致并发症。应嘱患者摄入多种类、多营养饮食，以提高机体免疫力。

（3）防止发生并发症　常见的并发症有泌尿系统感染、压疮、肌肉萎缩、关节僵直等，其后果是轻者延长病期，重者危及生命。这时应该注意加强护理措施，及早预防，以减少并发症的发生。

（4）及早进行功能康复护理　康复护理是将残存的功能保持，同时尽可能恢复失去的功能。有些康复措施可以在疾病的过程中实施，越早进行功能锻炼，越有利于功能的早期康复。

（五）评价

以康复护理目标为标准进行评价。其步骤为：①用预期目标来收集资料，把资料和护理目标相比较，以确定是否达标。②总结评价结果，根据结果决定原来的计划是否继续执行，或者是进一步修改。③分析未达预期目标的原因。一般来讲，未能达标的原因有：残疾患者病情有变化，护理措施不切实际，残疾人与护士或医生之间有不合作的行为，计划失误等。④修订计划。一定要对残疾者的情况重新评估，同时做出新的康复理念诊断，提出新的康复护理目标，并采取新的康复措施。同时指出，评价应该贯彻康复护理程序的整个过程。通过评价，才能使康复护理日益完善，直至康复。

复习自测题

1. 关于康复的叙述不正确的是（　　　）

　A. 康复是一种观念、指导思想

　B. 康复工作在疾病后期进行

C. 康复需要环境及社会作为一个整体来参与

D. 康复训练促进残疾、残障者提高功能

2. 帮助日常独立生活及工作能力等方面有障碍的人群最大程度地恢复健康所实施的照护称（　　　）

A. 基础护理　　　　　　　B. 整体护理　　　　　　C. 临终护理

D. 康复护理

3. 康复护理的中心指导思想是（　　　）

A. 整体护理　　　　　　　B. 自我护理　　　　　　C. 替代护理

D. 生活护理

4. 康复的主要内涵不包括（　　　）

A. 以残疾者和患者的功能障碍为核心

B. 采用综合措施

C. 要求完全恢复

D. 强调功能训练、再训练

5. 社区康复复护理目标是（　　　）

A. 消除病痛

B. 终止病程、恢复健康

C. 使生命指征恢复正常

D. 让康复对象重新融入社会

第十四章　社区环境与健康

1. 掌握饮用水的水质标准。
2. 掌握常见食物中毒的处理及预防。
3. 熟悉室内空气污染的来源及危害。
4. 熟悉水污染的危害。
5. 熟悉大气中主要污染物的危害。
6. 了解大气中紫外线、红外线、空气正负离子对健康的影响。

第一节　社区环境

社区环境是相对于作为社区主体的社区居民来说的，它是社区主体赖以生存及进行社区活动的自然条件、社会条件、人文条件和经济条件的总和。

（一）社区环境污染的概念

社区的外部环境即是把社区作为主体，研究社区的外部环境状况对社区的影响。社区总有一定的地域界限，而且同界限以外的各种环境因素有着千丝万缕的联系。因此，我们有必要研究社区的外部环境，了解各类外部环境因素同社区的关系，把社区放到更大的自然、经济、文化背景下进行考察。研究社区环境不仅要考虑外部环境对社区的影响，还要考虑社区内的各种环境因素对居民生活的影响，这些因素主要包括社区内的自然环境、人文环境和社会环境。

环境污染是指人类在生产、生活和一切的社会活动中将生产的废弃物和有害物质排入环境，导致环境质量下降，从而对人类的生存环境产生影响和危害。

（二）社区环境污染的分类及来源

1. 空气污染　主要有害物质有二氧化硫、氮氧化物、可吸入颗粒物等。这些物质会对人体的呼吸、消化、心血管、内分泌及神经系统造成影响。社区空气污染源主要有：

工厂排放、汽车尾气、煤柴燃烧、垃圾焚烧、烧烤炊烟、道路扬尘（包括建筑工地）等。

2. 水污染及淡水危机 社区水污染源主要有：未经处理而排放的工业废水、生活污水、禽畜养殖污水、堆放在河沟边的工业废弃物和生活垃圾的渗滤液等。社区水污染的主要指标有氨氮、石油类、化学耗氧量、大肠菌群等。水污染、水体富营养化和水源枯竭使人类面临严重的水荒。

3. 固体废物污染 主要有工业废渣、生活垃圾、建筑垃圾，以及电子和医疗垃圾。其中电子和医疗垃圾及一些工业废渣被列入危险废物名录。废旧家用电器中含有多种有害物质，对人体 DNA 和脑组织有巨大的破坏作用。

4. 辐射污染 辐射污染的种类较多，有放射性、电磁辐射、热辐射、光辐射等，其中放射性污染对人体的危害最大、最直接。噪声污染也是辐射污染的形式之一。

5. 环境激素污染 是一类可以侵入人体内部并引发类似"内分泌紊乱"的人工合成化学物质，它能使人体出现各式各样的机能障碍或遗传变异，对人类的生殖与种族的繁衍产生巨大的威胁。目前，人们已发现了 70 余种这类物质。

6. 生物多样性减少 生物多样性减少是社区环境保护的突出问题之一。地球上大约有 11046 种动植物面临永久性从地球上消失的危险，而 1 种生物的灭绝将会导致 10~30 种其他生物消失。每 1 个物种的丧失，将减少自然和人类适应变化条件的选择余地。

7. 家庭室内污染 居室的装修材料、家用电器及电子设备在使用过程中都会释放出一些看不见的有毒气体、化学粒子及电子微尘，从而产生各种不同的污染。装饰装修污染主要来源于胶合板材、油漆、板式家具和布艺沙发，以及各种内墙涂料中释放的甲醛、苯系物等。厨房污染是室内污染的重要环节。镉、铅和铝是常见的室内金属污染物，对人体健康产生不良影响，甚至有致癌、致畸和致突变的危害。

8. 家庭饮食污染 在熏烤、油炸食品的过程中，油烟和煤烟中的多环芳烃类（如苯并芘等）致癌物直接污染食品。腌制食品中富含亚硝酸盐（致癌物的一种），长期、过量的食用，不利于健康。被霉菌污染的食品，通常都对人体有害，尤其是黄曲霉素对人体的危害最大，是世界公认的三大致癌物之一。

第二节 空气质量对健康的影响

空气是人类生存的必需物质，在安静状态下，正常成年人平均每分钟呼吸空气约 16 次，每天约需空气 $10m^3$，是喝水量的 4~7 倍，进食量的 7~10 倍，每次吸进肺内的空气在表面积为 $60~80m^3$ 的肺泡中进行交换和扩散，维持着人体的生命活动。如果没有水和食物，人还可以活几天，但如果没有了空气，几分钟都难以维持。可见，空气对于人类的生存是何等重要。

（一）空气中物理、化学因素对健康的影响

　　人体从空气中吸入生命必需的氧气，以维持正常的生理活动。因此，空气的正常化学组成是保证人体生理功能和健康的必要条件。自然状态的空气是无色、无嗅、无味的混合气体。如果有害物质逸散到空气中，使大气增加了多种新的成分，当其达到一定浓度并持续一定时间时，使空气质量发生变化，则对人体产生不利的影响和危害。影响空气质量的原因主要是天然因素和人为因素两大类。前者以自然界自身的原因引起，如火山爆发、森林火灾等；后者则以工业废气、交通运输、生活炉灶的燃烧、地面扬尘和核爆炸形成的污染物引起。空气被污染以后，质量下降，对人体健康可造成直接和间接危害。直接危害是指引起急性中毒和造成慢性毒害。当大气污染物的浓度在短期内急剧增高，人吸入大量污染物后可造成急性中毒。如人吸入了煤烟型烟雾，患者可出现咳嗽、胸闷、呼吸困难，并伴有头疼、呕吐、发绀等症状，对于老年人、婴幼儿及患有慢性呼吸道疾病和心血管疾病等的患者，影响尤为严重。若人接触了光化学烟雾，则主要以眼睛红肿、流泪、咽喉痛、喘息、咳嗽、呼吸困难、头痛、胸闷、皮肤潮红、心脏功能障碍、肺功能衰竭为主要表现，尤其是患有心脏病和肺部疾病的人受害最重。慢性危害主要表现为长期刺激作用下的炎症，如咽炎、喉炎、眼结膜炎、气管炎及呼吸道炎症的反复发作，最终形成慢性气管炎、支气管哮喘、肺气肿。此外，还可造成心血管疾病、机体免疫功能下降、变态反应性疾病、慢性化学中毒，以及癌。间接危害表现在：①影响小气候和太阳辐射，在污染严重的地区儿童佝偻病发病率较高，某些通过空气传播的疾病容易发生；②产生温室效应，使地表气温升高，引起多种传染病，直接影响人体的健康；③破坏臭氧层，过多的紫外线可使人体患皮肤癌、白内障等疾病；④形成酸雨，酸雨能腐蚀建筑物和工程结构，破坏农田和植物，还可以使水质及土壤恶化变质。

（二）室内空气质量对健康的影响

　　室内环境是人类生存和活动的重要场所，室内空气污染问题始终是百年来人类不断研究和探索的问题。近年的国内外研究资料表明，城市居民每天 80%～90% 的时间是在各种室内环境中度过的。因而对室内空气质量及人体健康的影响研究近年来越来越受到国内外学者的重视和关注。随着我国经济的迅速发展，城市中高级写字楼的迅速出现和建筑装修等级、水平的不断升级，使得室内空气的污染来源和影响室内空气质量的因素越来越多，例如密闭式高级写字楼，因室内微小气候不良，空调使用不合理，造成暴露人群出现不良建筑综合征；居室装修材料中存在的甲醛、苯系物等挥发性有机物对暴露人群造成包括致癌等各种健康危害；因建筑空间和布局设计不合理甚至导致急性传染病的暴发流行；室内生物性变应原水平的升高引起人群过敏性疾病增加。这一系列问题，引起政府有关部门和广大公众的日益关注。另一方面，随着人民生活水平稳步提高，人们对综合生活质量的要求也在不断提高，人们希望有一个清洁、舒适、温馨的工作和生活空间，因而对拥有良好的室内空气质量和健康的愿望也愈加迫切和认真。而我国对这个领域的科学研究还很不充分，对室内空气质量的监测技术和健康危害的评价技

术的研究远不能适应政府部门的管理决策需要和公众对保护身体健康、提高工作效率的要求。因此，深入开展对室内空气污染物的监测及健康危害的评价研究，具有十分重要的意义。

1. 室内空气质量危害健康的基本原因

（1）室内污染物　如甲醛、苯及其同系物（如甲苯、二甲苯）、醋酸乙酯、甲苯二乙氰酸酯等挥发性的有机物和 NH_3、CO、CO_2 等无机化合物浓度的增加。

（2）室内通风量　因不良的生活习惯及外界环境，导致室内通风不足或高温高湿。

2. 室内空气污染的健康危害（主要评价指标）

（1）主观不良反应（不舒适度）发生率　由于室内空气污染物的种类复杂，浓度有时又比较低，对人体健康的影响常常是长期和慢性出现的。在这种污染危害的早期，人群的反应不会立刻出现明显的疾病状态或明显的临床症状，而是以轻度的机体不良反应表现出来。这时，我们评价室内污染的人群健康影响就难以采用疾病或临床症状的指标，而需要结合污染物的种类，采用人群不良反应的发生率评价室内空气污染对人群健康的影响。例如不良建筑综合征（SBS）的评价，主要就是根据人体的一系列主观不良反应来进行的。美国环境保护局（USEPA）推荐的与 SBS 不良反应有关有流泪、眼疼、眼痒、眼干、咳嗽、嗓子干、嗓子痛、气喘、失眠、皮肤发痒、皮疹、嗜睡、食欲下降等 32 种，多为不典型的表现，只有进行综合评价才有较高的价值。

（2）临床症状和体征　很多室内空气污染物长期作用于人体，可造成机体出现一系列的临床症状和体征，可作为我们评价室内空气污染健康效应的标志。例如室内装修造成的甲醛污染可使暴露人群早期出现眼痒、眼干、嗜睡、记忆力减退等，长期暴露后可出现嗓子疼痛、急性或慢性咽炎、喉炎、眼结膜炎、失眠等，还可出现过敏性皮炎、哮喘等症状和体征。

（3）相关疾病的发生率　如果室内空气污染不能得到有效控制而使人群长期暴露于污染环境中，就可引起暴露人群发生各种相关的疾病，造成对人群健康的严重危害。如目前的研究认为，城市人群中过敏性哮喘、过敏性鼻炎等疾病的发生，与室内空气污染有很密切的关系。室内苯污染与儿童白血病的关系问题，也是近期公众十分关注的问题之一。

（4）生物标志　采用人体生物标志反映室内空气污染对人群健康危害的办法近年来得到越来越多的应用。生物标志有可能成为评价室内空气污染健康效应的重要手段和工具。很多室内污染物对健康的影响，早期由于暴露剂量低，人群的不良反应和临床表现不明显，不易被察觉。这时采用效应的生物标志，对确定室内空气污染对人群健康的暴露－反应关系，评价室内空气污染的健康危险度，有很多优越性。常用的如单细胞凝胶电泳、HbCO、DNA 加合物、微核等。

（三）常见的空气污染及危害

1. 苯　苯是一种无色，具有特殊气味的液体。油漆、天那水、稀料、各种胶粘剂、防水材料和低档假冒的涂料中都含有大量的苯。危害：苯会对皮肤及眼睛造成刺激，也会导致血癌，长期吸入苯能导致再生障碍性贫血。甲苯、二甲苯则会产生神经毒性。

2. 甲醛 甲醛是一种强烈刺鼻的气体，能让人流眼泪。人造板材、涂料、黏着剂、发泡胶、三夹板等含有甲醛。危害：若是长期接触低剂量甲醛，则会引起慢性呼吸道疾病、基因突变、染色体异常，既能影响生长发育，还可能诱发肿瘤，例如鼻咽癌、结肠癌、脑瘤等。

3. 二氧化硫 二氧化硫是大气中的主要污染物之一，是一种无色有刺激性的气体。危害：当二氧化硫通过鼻腔、气管、支气管时，变成亚硫酸、硫酸和硫酸盐，增强刺激作用。二氧化硫和悬浮颗粒物一起进入人体，气溶胶微粒能把二氧化硫带到肺深部，使毒性增加 $3 \sim 4$ 倍。其导致肺癌的发病率高于单个致癌因子的发病率；此外，二氧化硫进入人体时，会使体内维生素 C 的平衡失调，从而影响机体的生长发育。

4. 二氧化氮 二氧化氮除自然来源外，主要来自于燃料的燃烧、城市汽车尾气，家庭用火炉和气炉燃烧也会产生相当量的二氧化氮。危害：吸入二氧化氮后，初期会出现咽部不适、干咳等症状，经数小时至十几小时或更长时间潜伏期后发生迟发性肺水肿、成人呼吸窘迫综合征，出现胸闷、呼吸窘迫、咳嗽、咯泡沫痰、紫绀等。慢性作用主要表现为神经衰弱综合征及慢性呼吸道炎症。

5. 一氧化碳 一氧化碳是无色、无臭、无味的气体，家庭中煤炉产生的煤气或液化气管道漏气都是一氧化碳。危害：轻度吸入一氧化碳可出现头痛、视物模糊、耳鸣、恶心等，严重者迅速进入昏迷状态。中、重度吸入一氧化碳的患者有神经衰弱、失语、吞咽困难、智力障碍、中毒性精神病等后遗症，部分患者可发生继发性脑病。

第三节 水卫生对健康的影响

饮水净化的目的是改善水体的感官性状，除去悬浮物质。消毒的目的是杀灭水中病原微生物，保证流行病学上的安全，防止介水传染病的发生与流行。水质较好的地下水一般只需消毒即可。

一、水的净化

1. 沉淀 水中的悬浮物质和胶体物质由于重力作用下沉，可使水体初步澄清，称为自然沉淀。但颗粒小的悬浮物质与水中胶体微粒，因带负电荷而相互排斥，不易下沉，需在水中加入混凝剂，混凝剂与水中重碳酸盐结合生成带正电荷的胶体物，再与水中带负电荷的胶体粒子凝聚形成较大的絮状物（俗称矾花）。这些絮状物有较大的表面积，能吸附水中的悬浮物、细菌及色素，使水澄清、脱色。常用的混凝剂有硫酸铝、明矾、三氯化铁、聚合氯化铝和聚丙烯酰胺等。如水中含重碳酸盐太少，就不易生成絮状物而影响混凝效果，可在水中加入一些熟石灰。混凝沉淀的效果，可使混浊度降低 99%，色度减少 80% 以上，细菌和大肠菌群减少 80% 以上。

2. 过滤 过滤的原理是：①阻留作用；②沉淀作用；③吸附作用。水通过过滤可除去 80% ～ 90% 的悬浮物和细菌，滤掉寄生虫卵，使水体澄清、脱色，达到饮用水感官性状标准。

二、水的消毒

水消毒的方法有两大类。一类是物理法，如煮沸、紫外线照射、超声波杀菌等；另一类是化学消毒法，利用化学消毒剂的杀菌作用杀灭水中的细菌。目前我国广泛采用的是氯化消毒法。

1. 氯化消毒的原理　液态氯、漂白粉、漂白粉精等含氯消毒剂在水中均可水解生成次氯酸。次氯酸分子体积小，电荷中性，能透过细菌的细胞膜在细胞内抑制磷酸丙酮脱氢酶的活性，使细菌糖代谢发生障碍而死亡。

2. 影响氯化消毒效果的因素

（1）水的 pH 值　次氯酸在水中的浓度受 pH 值影响。pH 值低时，主要以次氯酸的形式存在，随着 pH 值的增高，次氯酸逐步离解，含量减少，而次氯酸根离子增多。次氯酸的杀菌效力比次氯酸根离子高 80 倍，所以 pH 值偏低时杀菌效力高，pH 值偏高时杀菌效力低。

（2）水温　水温增高时杀菌作用快。0～5℃时的杀菌速度是 20℃时的 1/3，所以当水温低时要适当延长消毒时间，以保证消毒的效果。

（3）水的混浊度　水的混浊度高时，水中有机物、无机物多，能消耗一定量的有效氯，而且附着在悬浮物上面的细菌不易受到消毒剂的作用，影响消毒效果。因此，混浊度大的水必须先净化处理后再消毒。

3. 氯化消毒的方法

（1）常量氯化消毒法　加氯量＝需氯量＋余氯量。污染较轻的水加氯量为 1～2mg/L，污染较重的为 3～5mg/L。加氯量是否适宜主要以余氯量来衡量，要求加氯接触 30 分钟后水中游离余氯量应不低于 0.3mg/L，管网末梢水游离余氯量不应低于 0.05mg/L。

（2）过量氯化消毒法　加氯量为常量消毒加氯量的 10 倍（10～20mg/L），余氯量达 1～5mg/L。此法主要在下列情况时使用：新井启用，旧井修理或淘洗，当地发生介水传染病，井水中大肠菌群值明显增高，水井被有机物或细菌严重污染，井被洪水淹没或落入异物等。漂白粉性质不稳定，光、热、潮湿和空气都易使其有效氯含量减少，所以储存时间不宜过长。

三、生活饮用水的基本卫生要求

（一）生活饮用水的基本卫生要求

1. 不得含有致病微生物，以防止肠道传染病、寄生虫病及其他感染性疾病的发生。
2. 水中应含有适量的、人体健康所必需的矿物质，对人体有害的物质应控制在卫生标准允许的范围内，不得引起急慢性中毒及产生远期影响。
3. 感官性状应无色透明，无异味，不得含有肉眼可见物。
4. 水量充足，使用方便，要符合远期发展的水需要量。

（二）生活饮用水的细菌学指标

1. 细菌总数　指 1mL 水样在普通琼脂培养基中，于 37℃培养 24 小时所生长的细菌菌落总数（个 /mL），可作为饮水净化消毒效果的评价指标。生活饮用水的细菌总数标准定为小于 100 个 /mL。

2. 总大肠菌群　大肠菌群可作为水被粪便污染的指标。标准规定饮水中总大肠菌群应小于 3 个 /L。

3. 游离性余氯　加氯接触 30 分钟以后，水中剩余的游离性余氯不应低于 0.3mg/L，实验证明，游离性余氯达到这个标准，水中的肠道病菌及钩端螺旋体等都已被杀灭。

上述三个指标都是间接指标，达到这几个指标的饮用水在细菌学上是安全的，但是由于病毒的存活力大于细菌，所以还不能保证病毒学上的安全。因此，在我国不宜提倡直接饮用。

（三）饮用水安全的卫生措施

1. 强化安全意识，建立健全饮用水安全管理组织　高度重视饮用水的卫生安全工作，广泛宣传并建立、健全饮用水安全管理组织机构，落实专人负责，开展爱国卫生和卫生知识宣传教育活动，人人养成良好的卫生习惯。

2. 认真做好改水工作　对于目前不具备使用统一自来水的条件，只能使用自备水。自备水水质的好坏取决于自备水水源的选择和防护措施的落实。根据生活饮用水水质标准，自备水水源尽可能选择深层地下水，水源周围无生活性或工业性污染源；加强水源卫生安全管理，设置警示标志，井水加盖封闭，并及时清洗淤泥；对于经卫生部门监测欠合格的自备水，要不折不扣地完成改造工作，确保合格后再投入使用。不合格者有关部门应有计划地对农村自备水设施进行改造。

3. 及时清洗消毒供水设施　指定专人负责自备水管网及蓄水池的清洗消毒工作，坚持定期进行冲洗和消毒，在夏、秋传染病多发季节要及时增加清洗消毒频次，并做好冲洗消毒登记工作。

4. 定期开展水质监测工作　定期邀请卫生部门来社区开展对饮用水的水质检测，发现饮用水有安全隐患的，及时制定落实整改措施，确保水质达标，确保生活饮用水的卫生安全。

第四节　食品卫生对健康的影响

一、食品污染的概念及分类

食品污染是食品在生产、加工、贮存、运输、销售、烹调，直至餐桌的整个过程中的各个环节中，都有可能出现某些有害因素，使食品受到污染，以致降低食品卫生质量或对人体造成不同程度的危害。

食品污染按其性质可分成三类：生物性污染、化学性污染、物理性污染。

1. 生物污染　由有害微生物及其毒素、寄生虫及其虫卵和昆虫等引起。如：伤寒杆菌、炭疽杆菌、结核杆菌、黄曲霉、囊虫、绦虫、蛔虫、螨等。

2. 化学性污染　主要指农用化学物质、食品添加剂、食品包装容器和工业废弃物的污染。如：汞、镉、铅、砷、氰化物、有机磷、有机氯、亚硝酸盐和亚硝胺及其他有机或无机化合物等所造成的污染。

3. 物理污染　主要是放射性污染。来源于放射性废物排放、放射性核素渗漏等。

食品污染会导致食品感官性状的改变、营养物质的破坏，更为严重的是会导致食源性疾病的发生。

二、食品污染的危害

1. 生物污染的危害

（1）微生物污染　微生物含有可分解各种有机物的酶类。这些微生物污染食品后，在适宜条件下大量生长繁殖。食品中的蛋白质、脂肪和糖类，可在各种酶的作用下分解，使食品感官性状恶化，营养价值降低，甚至腐败变质。大量生长繁殖的微生物可导致传染病、寄生虫病、食物中毒、致畸、致癌等。致病菌及其毒素可通过空气、土壤、水、食具、患者的手或排泄物污染食品。

常见的微生物有：葡萄球菌（乳及其制品、蛋及其制品、熟肉）、肉毒梭菌（发酵性豆制品）、椰毒假单胞菌酵米面亚种（发酵玉米面制品、变质淀粉、吊浆面制品、变质银耳）、副溶血性弧菌（海产品）、蜡样芽孢杆菌（剩饭）、伤寒（动物性食品）、痢疾（较高温度下久置的食品）等。肉、鱼、蛋和奶等动物性食品易被致病菌及其毒素污染，导致食用者发生细菌性食物中毒及人畜共患的传染病。如：牛的炭疽、结核可以通过食物传给人。霉菌（如：曲霉、青霉、镰刀霉）菌株在适宜的条件下产生有毒代谢物即霉菌毒素。霉菌毒素分为肝脏毒素（如黄曲霉毒素）、肾脏毒素（如桔青霉素）、神经毒素（如展青霉素）、生殖系统毒素、造血系统毒素。霉菌毒素污染食品后，一般的烹调加热不能破坏、去除毒素。一次大量摄入被霉菌及其毒素污染的食品，会造成食物中毒；长期摄入小量受污染的食品也会引起慢性病或癌症。有些霉菌毒素还能从动物或人体转入乳汁中，损害饮奶者的健康。

（2）寄生虫污染　污染食品的寄生虫主要有绦虫、旋毛虫、中华分支睾吸虫和蛔虫等。污染源主要是患者、病畜和水生物。污染物一般是通过患者或病畜的粪便污染水源或土壤，然后再使家畜、鱼类和蔬菜受到感染或污染。

食用含有寄生虫及虫卵污染的食品，可致各类寄生虫病的发生。如：猪带绦虫囊尾蚴通过生猪肉或未煮透的猪肉进入人体后，导致囊虫病。

（3）昆虫污染　目前对人体健康的危害没有上述几类明显，但滋生昆虫的食品感官性质恶化、营养品质降低。

2. 化学污染的危害　造成化学性污染的原因有以下几种：①农用化学物质的广泛应用和使用不当。②违法添加非食用物质。③滥用食品添加剂。④使用不合卫生要求的包装容器，如陶瓷中的铅、聚氯乙烯塑料中的氯乙烯单体都有可能转移进入食品。又如包装蜡纸上的石蜡可能含有苯并（a）芘，彩色油墨和印刷纸张中可能含有多氯联苯，它们都特别容易向富含油脂的食物中移溶。⑤加工方法不当。⑥工业污水的不合理排放所造成的环境污染。

受化学有毒物质污染后，通过食物链便可能造成急、慢性中毒。如甲基汞中毒（水俣病）、镉中毒（痛痛病）、砷中毒、铬中毒、氰化物中毒、农药中毒、多氯联苯中毒等。这些急性和慢性中毒是化学污染对人体健康危害的主要方面。

某些化学物质有致癌作用，如砷、苯并芘等，长期食用含有这类物质的食品就可能诱发癌症。有些化学物质有致畸作用，如甲基汞等污染物可通过母体干扰正常胚胎发育的过程，使胚胎发育异常而出现先天性畸形。

3. 放射性污染的危害　放射性核素可引起动物多种基因突变及染色体畸变，即使小剂量也对遗传过程发生影响。人体通过食物摄入的放射性核素一般剂量较低，主要考虑慢性及远期效应，即使偶然事故也不能忽视其严重性。

三、食品污染防治措施

（一）加强食品安全法律建设和法制管理

我们应积极开展对外交流与合作，加强国外食品安全法律标准的研究、消化，借鉴发达国家经验，建立我国食品安全的法律、法规、行政规章等多层式法律体系，探索和发展既和国际接轨，又符合国情的理论、方法和体系。

（二）建立新的食品安全政策支持体系、宏观调控体系和管理体制

我们可借鉴世界上一些国家的做法，针对我国国情来建立农业管理部门与食品工业管理部门合一，对农业和食品工业实行一体化管理的机构。

（三）加快食品安全信用体系建设

建立我国食品安全信用体系的基本框架和运行机制，使我国食品安全迈上一个新台阶。在制度规范上，建立食品安全信用的监管体制、征信制度、评价制度、披露制度、服务制度、奖惩制度等，使食品安全信用体系建设的主要方面有法可依，有章可循。

（四）推进体制改革，加强监督队伍建设

为了保证卫生监督的公正，加大食品卫生监督的力度，改革卫生监督体制，集中原来分散的卫生监督职能，撤销市县级卫生防疫站、公共卫生监督所、劳动卫生监察所，组建新的卫生监督所，承担面向社会的综合卫生监督执法任务。

（五）将规范食品市场经济秩序进一步深化

将整顿和规范食品市场经济秩序工作和食品药品放心工程实施工作有机地结合起

来。各级卫生行政部门严格执法，对违反《食品卫生法》制售假冒伪劣食品，坑害消费者的不法生产经营者坚决查处，有力打击制售假冒伪劣食品活动，维护广大消费者的合法权益，保障广大人民群众的身体健康。

（六）依法加强权力监督，实施对食品安全的有效保护

各级人民代表大会作为地方最具权威的监督机构，依法实施法律监督和经济工作监督，是宪法赋予的职权。应充分发挥其监督作用，果断启动监督程序，依法加强监督，及时发现、纠正和撤销违法的危害食品安全的行政行为。

（七）做好发展规划，推动食品行业稳步发展

建立和完善食品安全法制保障体系、食品安全预警和控制体系、食品安全监管和卫生监督体系三大目标及具体指标，同时从经费、人员、组织、管理等方面落实目标实现的保障措施，为食品卫生监督工作明确工作的重点和努力的方向。

我国食品卫生监督管理制度正在日趋完善，食品安全还面临着许多机遇和挑战。我们应切实担负起保障食品安全的政治责任，进一步加大食品卫生法的宣传力度，继续采取各种措施，不断巩固和深化食品专项打假斗争的成果，努力开创食品安全管理工作的新局面。

四、常见食物中毒的处理及预防

食物中毒是指食用了被有毒、有害物质污染的食品或食用了含有毒、有害物质的食品后出现的急性、亚急性疾病。大多数食物中毒由各种致病的细菌、病毒和寄生虫（即生物性危害）引起，少数由食品中的有毒、有害化学物质（即化学性危害）引起。

（一）细菌性食物中毒

指人们摄入含有致病性细菌或细菌毒素的食品而引起的食物中毒。其特点是：发病率高，死亡率低。大多细菌性食物中毒病程短、恢复快、预后好、病死率低，少数病程长、病情重、恢复慢。夏秋季发病率高。动物性食物是引起中毒的主要食品。

1.沙门菌食物中毒 沙门菌食物中毒的发病率较高，一般为40%~60%，全年均有发生，以6~9月发生最多。引起中毒的食品主要是动物性食品，但被污染的食物常常没有可察觉到腐败现象。临床表现一般以急性胃肠炎为主，体温一般在38℃~40℃。

预防措施：不进食被沙门菌污染的食品，加热到100℃该菌可被杀死，熟食品存放时间一般不要超过4小时。

2.金黄色葡萄球菌食物中毒 金黄色葡萄球菌食物中毒全年均有发生，一般以夏秋季多见。中毒食品一般以剩饭、凉糕、牛奶及其制品、鱼虾与熟肉等为常见，其他食品亦有发生。临床表现为：发病急，潜伏期短，平均3小时左右；主要症状为恶心、剧烈而频繁的呕吐，伴有上腹部剧痛，80%伴有腹泻。

预防措施：有化脓性及上呼吸道感染者禁止从事食品加工，生熟食分开，剩余饭菜需彻底加热。

（二）化学性食物中毒

1. 亚硝酸盐食物中毒　常见的亚硝酸盐有亚硝酸钠和亚硝酸钾，在食品工业中用作显色剂和防腐剂。亚硝酸盐所产生的 NO 与肉类中的肌红蛋白和血红蛋白结合，生成具有鲜艳红色的亚硝基肌红蛋白和亚硝基血红蛋白，所以常在食品工业被添加在香肠和腊肉中作为保色剂；其次，它具有防腐性，可以防止肉毒梭状芽孢杆菌的产生，提高食用肉制品的安全性。临床表现为：头痛、头晕、无力、胸闷、气短、心悸，恶心、呕吐、腹痛、腹泻，口唇、指甲及全身皮肤、黏膜青紫等（肠源性紫绀）。

预防措施：不食用大量刚腌制的菜品（至少 15 天以上）；现泡的菜最好马上就吃，不能存放太久；不吃腐烂的蔬菜。

2. 甲醇中毒　甲醇又称木醇，为无色、透明、易燃、高度挥发的液体，略有乙醇的气味，作为原料广泛用于工业、农业、医药等方面。甲醇中毒是以中枢神经系统损伤、眼部损伤及代谢性酸中毒为主要特征的全身性疾病。

预防措施：强化白酒生产和市场监管，严禁用工业酒精及甲醇勾兑白酒销售。

（三）真菌毒素性食物中毒

蘑菇云南俗称"菌子"，属真菌植物，可分为可食菌、条件可食菌和毒菌三类。可食菌味道鲜美，具有一定的营养价值；条件可食菌是指经过加工、水洗或晒干后方可安全食用的菌类；毒菌则是食用后能引起中毒的菌类。菌中毒常发生在气温高而多雨的夏秋季节，主要是个人采集野生鲜菌误食引起，因此具有散在性和家庭型特点。

（四）有毒植物性食物中毒

1. 四季豆中毒　四季豆又称为扁豆、菜豆、芸豆和架豆等，是人们普遍食用的蔬菜。若因烹调不当，如加热时间过短而未煮熟，就会中毒。其有毒成分是皂甙、植物血细胞凝集素等。临床表现：一般进食后 1～3 小时内发病，表现为恶心、呕吐、腹泻等。植物血细胞凝集素会刺激消化道黏膜，并破坏消化道细胞，降低其吸收养分的能力；如果毒素进入血液，还会破坏红细胞及凝血机制，导致过敏反应。

预防措施：预防四季豆中毒的方法非常简单，只要加热至 100℃以上，使四季豆彻底煮熟，就能破坏其毒性。2012 年 2 月，国家食品药品监督管理总局下发的《关于开展春季学校食堂食品安全专项检查的通知》（食药监办食〔2012〕16 号）明确规定：严禁各类学校食堂违规加工制作豆角（四季豆）。

2. 青色、发芽、腐烂的马铃薯中毒　马铃薯别名洋芋、土豆，其发芽或腐烂时，带苦味的毒素龙葵碱含量会大量增加，而大部分毒素存在于青色的部分及薯皮和薯皮下。龙葵碱进入体内，会干扰神经细胞之间的传递，并刺激胃肠道黏膜，引发胃肠出血。临床表现：进食后 1 小时内发病，口腔有灼热感、胃痛、恶心、呕吐；严重中毒者体温升高，头痛、昏迷，出汗，心悸。

预防措施：马铃薯应贮藏在低温、通风、无直射阳光的地方，防止生芽变绿；生芽过多或皮肉大部分变黑、变绿时不得食用；发芽很少的马铃薯应彻底挖去芽和芽眼周围的肉。因龙葵碱溶于水，浸泡半小时左右方可烹调食用。

3. 生豆浆中毒　生大豆内含有毒的胰蛋白酶抑制物，可抑制体内蛋白酶的活性，并对胃肠道产生刺激作用，可在食用后数分钟至 1 小时内出现中毒症状。临床表现：胃肠道不适、恶心、呕吐、腹痛、腹胀、腹泻，可自愈，部分患者有头痛、头晕等症状。

预防措施：豆浆必须充分煮熟，当豆浆煮至出现泡沫样沸腾时（发泡期），温度其实只有 70℃左右，豆内毒性物质尚未破坏，故必须继续加热到煮熟为止，中途不可加入生豆浆。

（五）食物中毒的处理

食物中毒应急处理，即及时催吐、洗胃、导泻，加速排出体内的毒物，阻滞毒物的吸收和降低其毒性；给予特殊解毒药物；根据不同的症状给予相应的对症治疗。

复习自测题

1. 下列关于社区急救的描述哪项是错误的（　　　　）
   A. 社区急救是社区护理的重要组成部分
   B. 社区急救定位于家庭抢救水平之上、医院急诊科室之前
   C. 社区急救以挽救生命为首要任务
   D. 社区急救处理的原则是先轻后重、先缓后急、先远后近
   E. 社区急救是在发生事件的现场和护送途中进行的，是暂时的、应激的

2. 社区健康教育是以（　　　）为教育对象
   A. 社区患者　　　　　　　B. 社区人群　　　　　　　C. 社区健康人
   D. 社区老年人

3. 针对社区中的高危人群，进行社区教育应侧重于（　　　　）
   A. 卫生保健知识　　　　　B. 预防性卫生知识　　　　C. 家庭护理技能
   D. 死亡教育　　　　　　　E. 康复知识

4. 成功的健康教育的结果是使社区居民发生（　　　　）
   A. 行为改变　　　　　　　B. 知识普及　　　　　　　C. 信息传播
   D. 积极参与参考文献

5. 肉毒梭菌毒素食物中毒是由（　　　　）引起
   A. 肉毒梭菌
   B. 肉毒杆菌
   C. 肉毒梭菌产生的外毒素
   D. 肉毒梭菌产生的内毒素

第十五章　社区临终关怀

　　随着医疗改革的推进，医院与社区卫生服务中心的双诊制得到进一步落实，这对推行社区卫生服务起到了关键性的作用，也使社区临终护理得到了实施。推行社区内临终护理，既可以让医疗资源得到合理地分配，也可以让身患绝症或濒临死亡的患者在生理上和心理上得到更好的照顾。在社区临终护理的对象中主要是社区内临终的老年人，所以本章节主要讲解社区老年人的临终护理。

第一节　概　述

一、临终关怀

（一）临终关怀的概念

　　"临终"一词来源于中世纪的欧洲，指的是设立在修道院周围的场所，同时为朝圣者和旅行者提供中途休息和获得给养。临终关怀又可以称为临终照顾、善忠服务、终末护理、安息护理等。临终关怀是指由社会各层次人员（医生、护士、志愿者、政府、慈善机构等）组成的团队向临终患者及其家属提供的包括心理、生理、社会等方面的一种全面细心的照料。其目的是让临终患者的生命得以尊重，症状得以控制，家属的身心健康得以保护，让患者在临终时能够安宁、无痛苦、舒适地走完人生的旅程。

　　临终关怀是一门以临终患者及其家属的生理、心理发展为研究对象，探讨为临终患者及其家属提供全面照护的实践规律的一门学科。根据研究内容和范围，可分为临终心理学、临终医学、临终护理学、临终关怀伦理学、临终关怀社会学，以及临终关怀管理学等分支学科。临终关怀主要针对的是濒死者，包括对患者及其家属进行生理、精神及经济方面的全方位服务，不以延长生命、治愈疾病为目的，而是通过缓解病痛来给予患者安慰，提高患者最后一站的生活质量，让临终患者有尊严地离开。

（二）临终关怀的意义

临终关怀为一项符合人类利益的崇高事业，对于人类社会的进步有着重要的意义：

1. 临终关怀符合人类追求最高生命质量的客观要求。随着人类社会文明的发展，人们对生命的生存和死亡质量提出了更高的要求，希望像迎接新生命及翻开人生历程的第一页一样，合上人生历程的最后一页，画上一个完美的句号。临终关怀以便于让患者在死亡时获得平静、安宁、舒适，让其家属在患者死亡后不留下任何阴影和遗憾。

2. 临终关怀是整个社会文明的标志。每一个人都希望生的顺利、死的安详，临终关怀正是为让每位患者有尊严及舒适地到达人生彼岸而开展的一项社会公共事业，所以说它是社会文明的标志。

3. 临终关怀体现了医生、护士职业道德的崇高。医生、护士职业道德的核心内容是尊重患者的价值，包括生命价值及人格尊严。临终关怀则可通过对患者实施整体护理，用高超精湛的临床护理手段、科学的心理关怀方法，以及姑息、支持疗法，最大限度地帮助每位患者减轻躯体及精神上的痛苦，提高患者的生命质量，平静地走完生命的最后阶段。医护人员作为具体实施者，充分体现了以提高生命质量和生命价值为服务宗旨的崇高的职业道德。

二、临终护理

临终护理的对象是临终患者。护理的重点是使患者症状得以控制，心理得到支持，以及对其家属给予安慰，从而改善临终患者的生活质量，使其安详辞世。

临终护理的意义在于：①提高老年临终者的生存质量，维护生命尊严；②安抚家属子女，解决老年人照料困难的问题；③节约费用，减少医疗资源的浪费；④转变观念，体现人道主义精神。

三、我国老年临终关怀的现状

我国老年临终关怀的组织形式主要有三种：①临终关怀专门机构，例如北京松堂关怀院。②附设的临终关怀机构，指综合医院内的专科病区或病房，这是目前最主要的形式。例如中国医学科学院－肿瘤医院的"温馨病房"及北京市朝阳门医院的老年临终关怀病区。③家庭临终关怀病床，它通常是以社区为基础、以家庭为单位来开展临终关怀服务的。例如香港新港临终关怀居家服务部。

2004年国内有些地区医院的评审标准中新增加了临终关怀的内容，从政策上予以重视，特别是近几年来，如何建立及发展老年人临终关怀服务机制已经成为国家和政府关注的重要课题。2005年，中国老龄事业发展基金会开展了以关注高龄老年人的养老问题，建立及完善老年人临终关怀服务机制，为党和政府分忧，促进和谐社会建设为主题的创建"爱心护理院"的试点工作；并在今后全国实施"爱心护理工程"，在300个大城市建立"爱心护理院"，专为老龄重病的老年人们提供临终关怀服务。

第二节 老年人的死亡教育

一、死亡教育的意义

一个完整的生命过程应该包括死亡过程，在尊重生命的同时也要求我们尊重死亡。实施临终关怀的一项重要内容就是死亡教育，它的目的是帮助濒死患者克服对死亡的恐惧感，学习如何面对死亡、准备死亡及接受死亡；帮助临终患者的家属适应患者病情的变化及死亡；帮助患者的家属缩短悲痛过程和减轻悲痛程度。从长远来讲，死亡教育不仅仅适用于临终患者及其家属，而且还适合全人类。

二、老年人对待死亡的心理类型

老年人面对死亡的态度会受到许多因素的影响，例如文化程度、宗教信仰、社会地位、心理成熟程度、性格、身体状况、年龄、经济情况及身边重要人物的态度等。老年人对待死亡的心理类型主要表现为以下几方面：

（一）理智型

当这类老年人意识到死亡即将来临时，能够从容地面对死亡，并且在临终前安排好自己的工作、家庭事务及后事。这一类老年人一般文化程度较高，同时心理成熟程度也较高。他们能够比较镇定地对待死亡，能够意识到死亡对配偶、孩子及朋友是一个最大的生活事件，总是尽量避免自己的死亡给亲戚、朋友带来太多的影响和痛苦，因此，往往在精神还好时，就已经认真地写好遗嘱，交代自己死后的遗体的处理、财产分配、器官捐赠等事宜。

（二）积极应对型

这类老年人具有强烈的生存意识，他们能够从人的自然属性来认识死亡，但也能够意识到意志对死亡的作用。因此，他们希望能用顽强的意志和病魔做斗争，例如忍受着病痛的折磨及诊治带来的痛苦，寻找各种治疗方法得以赢得生机。这一类的老年人大多属于低龄老年人，有很强的毅力和斗志。

（三）接受型

这类老年人可以分为两种表现，一种是无可奈何地接受死亡，例如在有些农村，老年人一到 60 岁，子女就开始为其准备后事，做棺木、做寿衣、修坟墓等。对此，老年人们常常私下议论说："儿女们已经开始准备送我们下世了。"但在子女面前他们只能沉默，无可奈何地接受。另一种老年人把这样的事看得很正常，认为死亡是到天国、到另一个世界去。因此，自己要亲自过问后事的准备，甚至做棺木的寿材都要亲自看着买，坟地也要亲自看着修，担心别人办做不好。

（四）恐惧型

这类老年人极度害怕死亡，十分留恋人生。这一类的老年人一般都有较高的社会地位、经济条件及良好的家庭关系。他们希望能在老年享受天伦之乐，看到儿女成家立业和兴旺发达。这一类的老年人往往表现为不惜任何代价，冥思苦想来寻找延年益寿的药方，全神贯注在自己机体的功能上，例如喜服用一些滋补、保健药品。

（五）解脱型

此类老年人大多数有着极大的生理及心理问题，可能是家境穷困、衣食无着、饥寒交迫，或者受子女虐待，或者身患绝症、病魔缠身、极度痛苦。他们对生活已经毫无兴趣，觉得活着是一种痛苦，因此，希望早些结束人生。

（六）无所谓型

有的老年人不理会死亡，对死亡是无所谓的态度。

三、死亡教育的内容

死亡教育是将有关死亡知识进行大众化、社会化的过程。死亡教育是临终关怀中不可缺少的环节。老年人及其亲属是死亡教育中比较特殊的对象，也是最需要立见效果的对象。著名健康学教育专家黄敬亨教授认为，对老年人进行死亡教育的主要内容有以下几点。

（一）克服怯懦思想

目前，在一些老年人中，自杀是一个非常值得重视的问题，自杀的本身是怯懦的表现，从一定意义上来讲，生比死更有意义。

（二）正确地对待疾病

疾病是人类的敌人，疾病危及人的健康和生存，与疾病做斗争，某种意义上就是和死亡做斗争。积极的心理活动可以提高人的免疫功能，乐观的态度、良好的情绪和充足的信心都是战胜疾病的良药。

（三）树立正确的生命观

所有人都不是为了等待死亡而来到这个世界上的，生活、工作、学习、娱乐构成了人生的意义。因此，正确的人生观、价值观，是每一个人心理活动的关键。唯物主义的观点认为，生命有尽，可以让人们认识到个人的局限性，从而来思考怎样追求自己的理想，怎样度过自己的岁月。从这个意义上讲，对"死"的思考，实际上就是对整个人生观的思考。

（四）心理上对于死亡做好充分的准备

当人们步入老年期以后，面临的是走向人生的终极——死亡。人们追求优生与优活，也希望善终、优死，即使临近暮翁、濒死也不逊色。怎样才能使自己剩余的时间过得有意义，认识与尊重临终的生命价值对于临终的老年人是至关重要的，同时也是死亡教育的真谛所在。

总之，要根据老年人不同的性格、年龄、职业及家庭背景等因人而异地开展死亡教育，培养老年人成熟及健康的心理品质。

第三节　老年人的临终护理

一、临终老年人的护理原则

老年护理工作有特殊的规律及专业的要求，为了实现护理目标，在护理实践中还应该遵循相关的护理原则。现代护理学的基本理论揭示了实现护理活动目标的合理途径及形式，为护理实践活动提供了方向和方法论指导。系统理论、需要理论及自护理论等对护理工作有积极的指导意义，可作为制订老年护理原则的依据。

二、临终患者的生理变化及护理

临终期患者的每一项生命体征都处于进行性衰减的阶段，同时各大生理系统功能也进行性地减弱及丧失。作为临终关怀的护理者，只有了解临终期患者的生理反应及变化特点，才能够提供更合理及有效的护理措施（见表 15-1）。

表 15-1　临终患者的生理变化与护理

生理变化	临床表现	护理措施
肌张力丧失	大小便失禁，无法进行自主躯体活动，尿潴留，便秘，希氏面容	促进舒适：经常更换卧位，勤翻身，做好口腔、皮肤、大小便等的护理
胃肠道蠕动减弱	食欲不振、恶心、呕吐、呃逆、便秘、腹胀、脱水、口干及体重减轻	营养支持：增进食欲（注意食物的色香味，做好心理支持，必要时，给予胃肠外营养），加强监测，保证营养
循环功能减退	皮肤苍白、湿冷，四肢发绀，血压降低或测不出，脉搏细弱或测不出	改善循环：加强观察体温、脉搏、血压、呼吸、皮肤色泽及温度，保暖
呼吸功能减退	呼吸表浅或频率不规则，或出现潮式呼吸、鼻翼呼吸、张口呼吸等	改善呼吸：通风、吸痰、吸氧，神志清醒者半卧位，昏迷者头偏向一侧

生理变化	临床表现	护理措施
疼痛	烦躁不安，生命体征改变，瞳孔放大，不寻常的姿势，疼痛面容	减轻疼痛：药物（WHO 推荐的三步阶梯疗法）、针灸、按摩松弛术、音乐疗法等
视觉改变	逐渐减退，由模糊到只有光感，最后消失，眼部分泌物增多，眼睑干燥	保护眼角膜：湿纱布拭去眼部分泌物，若眼睑不能闭合、涂红霉素眼膏或覆盖凡士林纱布，禁忌肥皂水洗眼
听觉改变	是临终患者最后消失的感觉	与患者语调柔和地交谈，语言清晰，采用触摸等非言语行为

三、临终患者的心理变化及护理

每一个面对死亡的人，心理反应都是十分复杂的。心理学家罗斯博士（Dr.Elisabeth Kubler-Ross）观察了 400 位临终患者的心理反应，提出临终患者通常经历五个心理反应阶段，即否认期、协议期、愤怒期、忧郁期、接受期（见表 15-2）。

表 15-2　临终患者的心理变化及护理

阶段	心理反应	护理措施
否认期	突然得知身患绝症，"否认"是正常的防御机制，几乎所有人都有，历时短暂。患者怀着侥幸心理四处求医，希望是误诊，有些人延续此期到死亡	耐心倾听，坦诚相待，言语一致，经常陪伴，循循善诱，主动关心，既不揭穿患者的防御机制，也不欺骗患者
愤怒期	病情每况愈下，抱怨甚至斥责周围人，气愤命运弄人，充满嫉恨，难以接近或者不合作	愤怒是患者发泄负面情绪，保持心理健康的有利方式。向患者的家属解释并且劝慰、指导家属一起认真倾听，给予宽容、关爱及理解，适当制止破坏性行为
协议期	开始接受事实，与医务人员提出要求，甚至许愿做善事，积极配合，怀抱希望，尽力延长生命	是患者积极参与治疗的最佳时期。加强指导与护理，灌输临终关怀精神方面及死亡教育的内容，尊重信仰，鼓励患者宣泄内心的感受
忧郁期	病情日益恶化，所有努力徒劳，出现了悲伤等反应，甚至有轻生念头，交代后事或者会见亲友	给予精神支持，多同情照顾，尽可能满足患者的合理要求，例如：安排亲朋好友见面和相聚，并尽量让家属陪伴在身旁，防止自杀
接受期	对死亡有准备，不再恐惧，显得平静和疲倦，对周围无兴趣，身心极度衰弱，希望安静独处	给予安静和舒适环境，不勉强与他人交谈，继续尊重陪伴，关心支持，让患者安详宁静地告别人间

临终患者的心理变化不一定要按照顺序发展，每一个阶段的时间长短也不同。我国学者在临床观察中发现，受中国传统文化的影响，临终患者否认期前有时会存在回避期，即患者及家属均知真情，却彼此隐瞒和故意回避。我们应该采取相应的回避态度，不要急于告诉患者真实病情，可以寻找机会用暗示的方法慢慢渗透，但也有的患者需要一直回避到最后。

第四节　社区临终患者家属的护理

一、临终患者家属的护理

1. 满足家属照顾患者的需要　1986 年，费尔斯特和霍克提出满足临终患者家属的七个方面需要，包括了解患者病情、照顾等相关问题的发展；了解临终关怀医疗小组中哪些人会照顾患者；参与患者的日常照顾；知道患者受到临终关怀医疗小组良好的照顾；被关怀与支持；了解患者死亡后相关事宜；了解经济补助、社会资源、义工团体等有关资源。

2. 鼓励家属表达感情　护理人员要与家属进行积极沟通，建立良好的关系，取得家属的信任。

3. 指导家属照料患者的生活　教会家属基本生活的照料知识及技能，使家属亲自参与到照料患者的过程中，使其在照料亲人的过程中获得心理慰藉。

4. 协助维持家庭的完整性　协助家属在医院内，安排平时的家庭活动，以增进患者和家属的情感，保持家庭完整性，如共进晚餐、看电视、家庭娱乐等。

5. 满足家属本身的生理、心理及社会方面的需求　对家属多关心体贴，帮助其安排陪伴期间的生活，尽量解决家属照顾患者的实际困难。

二、丧亲者的护理

1. 做好尸体护理　既能体现对死者的尊重，又能给予生者心理上的抚慰。

2. 心理疏导，精神支持　鼓励宣泄情感，指导家属面对现实，使其意识到安排好未来的工作和生活是对亲人最好的悼念。

3. 尽力提供生活指导、建议　帮助丧亲者解决实际问题，如经济问题、家庭组合问题，取得社会支持等，使丧亲者感受世间的情谊。

4. 丧亲者随访　社区临终关怀人员应通过电话、访视等方式对死者家属进行追踪随访，并根据丧亲者的需要提供相应的护理服务。

三、丧偶老年人的护理

（一）丧偶老年人的心理反应

根据观察，老年人丧偶后，最初的反应最激烈，对其身心的健康影响也最大，由此产生的心理反应需要 1 年左右的时间才能基本消除。这种反应大致可分为 3 个阶段。

1. 刺激阶段 主要表现为呆木、否认及极度悲伤，通常在 1 个月左右。若是配偶猝死的老年人在精神上受到强烈的刺激，其悲伤的程度远远比那些因配偶长期病重，心理及思想上有准备的人大得多。这部分老年人在感情上对事实很难接受，潜意识极力排斥，不承认眼前的不幸，其中应激能力差的人在此阶段会产生严重的精神障碍，甚至突然死亡。

2. 相对平稳阶段 表现为思念死者及孤独、焦虑，通常在 2 ~ 5 个月。在这一期间的老年人基本上能够接受事实，并且努力尝试做一些力所能及的事情，从而忘却悲伤，但还是会感到孤独，特别是在晚上，思念配偶的焦虑情绪会使其彻夜难眠，精神仍然较差。

3. 恢复阶段 一般需要半年左右。此期的老年人已逐渐将注意力转移到其他方面上了，通过改变自身的想法及行为或者环境条件，心理的创痛逐步得到了缓解或消除，逐渐恢复到了较好的精神状态。

（二）丧偶老年人的护理措施

老年人从工作岗位上退休后，无所事事；子女长大成人，忙碌于自己的工作及家庭，同老年人的接触和交流少了；老年人自己也体力衰退、听力减弱、视力下降、行动迟缓、记忆力下降，减少了和亲戚、朋友及同事之间的联系，很容易产生失落感与孤独感。在这种情况下突然丧偶，失去了朝夕相伴的老伴的关心及照顾，其精神创痛骤然加大。有研究表明：70 岁的老年人社会交往明显稀疏，交往的范围也明显缩小，丧偶使其孤独感更加严重。在这个阶段，他们最缺乏的是交心谈心的对象，情绪常常处于抑郁状态，而情绪的低落、消沉又常常成为激发身心疾病的重要因素，因此，适当的治疗与有效的护理对策是相当重要的。

1. 药物治疗护理 消除心理应激通常需要一个过程，在这期间药物治疗可以暂时应用。临床上常用的抗焦虑和抗抑郁药如鲁米那、安定、多虑平等，可以稳定丧偶老年人的情绪。但由于丧偶这一特殊事件，很多老年人可能会出现过度服药或漏服等，所以社区护士应做好药物治疗护理，避免意外事故的发生。

2. 心理疏导 巨大的悲痛与焦虑使丧偶老年人的心理处于抑郁状态，在一定的条件下能够使人体功能失调。过度悲伤及忧郁可能加重患高血压病及冠心病老年人的病情，强烈的情绪反应也可以致老年人猝死。因此，医护人员和亲友对丧偶老年人的痛苦应给予理解和同情，并细心照料、耐心劝导、日夜陪伴，同时做好心理疏导。通过劝解、安慰、鼓励及暗示等方法，帮助老年人尽快从悲痛中解脱出来，使心理调适到良好状态。

3. 改善环境 改变环境有时可能会忘却伤痛，对可能引起不良刺激的环境应该尽量回避。若有条件可以更换老年人生活的场所，与儿女们同住或到亲戚家走动或旅游观光等。根据老年人的特长及身体状况，鼓励他们适当参加一些活动，例如参加太极拳、老年舞蹈队、剑术、书法协会等，既可以让他们忘记丧偶之痛，又可以增加老年人的自信心，使其保持乐观向上的情绪。对年老体弱及行动不便的老年人，可以用轮椅推着到广场、公园、娱乐室去，让他们感受到其他老年人的乐观情绪，从而消除负性情绪。还可以让他们喂鸟、养鱼、种花草、带孙子，来减少生活的寂寞感及孤独感，激发生活的情趣，从而改善身体素质。

4. 争取社会支持　社会支持系统的密切配合也是至关重要的。包括亲友适当的安慰，单位领导的看望及慰问，解决丧偶老年人的一些实际困难，例如今后的生活问题及子女的就业问题等，让他们体会到社会是温暖的，消除其后顾之忧。

5. 指导自理　生活自理是保证丧偶老年人身心健康的一个重要因素。无法自理而完全依赖他人生活，会使老年人对自身价值有消极的评估，长期下去就会降低丧偶老年人的幸福感及对生活的满意度。因此，要发挥丧偶老年人的主观能动性，指导其搞好生活自理，消除其依赖思想，提高生活的质量。

复习自测题

1. 临终患者最早出现的心里反应是（　　）
   A. 愤怒期　　　　　　　B. 忧郁期　　　　　　　C. 抑郁期
   D. 协议期　　　　　　　E. 接受期

2. 死亡教育的内容（　　）
   A. 克服怯懦思想　　　　B. 正确地对待疾病　　　C. 树立正确的生命观
   D. 心理上对于死亡做好充分的准备　　　　　　　E. 以上都是

3. 临终护理的意义在于（　　）
   A. 提高老年临终者生存质量，维护生命尊严
   B. 安抚家属子女，解决老年人照料困难
   C. 节约费用，减少医疗资源的浪费
   D. 转变观念，体现人道主义精神
   E. 以上都是

4. 临终患者最后消失的感觉是（　　）
   A. 视觉　　　　　　　　B. 听觉　　　　　　　　C. 味觉
   D. 嗅觉　　　　　　　　E. 触觉

附 录

附表 1　老年人认知功能智力状态简易评价量表（MMSE）

姓名：　　　　　性别：　　　　年龄：　　　　文化程度：　　　　档案编号：
评定时间：　　　既往史：　　　　医生：

项目		得分：					
定向力 （10分）	1. 今年是哪一年					1	0
	2. 现在是什么季节？					1	0
	3. 现在是几月份？					1	0
	4. 今天是几号？					1	0
	5. 今天是星期几？					1	0
	6.. 您住在哪个省？					1	0
	7. 您住在哪个县（区）？					1	0
	8. 您住在哪个村/组（街道）？					1	0
	9. 我们现在在什么地方？（这是哪里？）					1	0
	10. 我们现在在第几层楼？					1	0
记忆力 （3分）	11. 现在我告诉您三种东西（任意与他生活工作相关的物品），我说完后，请您重复一遍并记住，待会还会问你（各1分，共3分）			3	2	1	0
注意力和计算力（5分）	12. 100-7=？连续减5次。（93、86、79、72、65各1分，共5分。若错了，但下一个答案正确，只记一次错误）	5	4	3	2	1	0
回忆能力 （3分）	13. 现在请您说出我刚才告诉您让您记住的那些东西？			3	2	1	0
语言能力 （9分）	14. 命名能力 　出示手表，问这个是什么东西？					1	0
	出示钢笔，问这个是什么东西					1	0
	15. 复述能力 　我现在说一句话，请跟我清楚的重复一遍（四十四只石狮子）！					1	0
	16. 阅读能力 （闭上你的眼睛）请您念念这句话，并按上面意思去做！					1	0

项目				得分:
17. 三步命令 　　我给您一张纸请您按我说的去做，现在开始："用右手拿着这张纸，用两只手将它对折起来，放在您的左腿上。"（右手拿纸、把纸对折、放在腿上，每个动作1分，共3分）	3	2	1	0
18. 书写能力要求受试者自己写一句完整的句子 / 口述一句完整的、有意义的句子。（句子必须有主语，动词）			1	0
19. 结构能力 （出示图案）请您照上面图案画下来！			1	0

判定标准：1.认知功能障碍：最高得分为30分，分数在27～30分为正常，分数<27为认知功能障碍。2.痴呆划分标准：文盲≤17分，小学程度≤20分，中学程度（包括中专）≤22分，大学程度（包括大专）≤23分。3.痴呆严重程度分级：轻度MMSE≥21分，中度MMSE 10～20分，重度MMSE≤9分。

一、操作说明

I. 定向力（最高分：10分）

首先询问日期，之后再针对性地询问其他部分，如"您能告诉我现在是什么季节"，每答对一题得一分。

请依次提问，"您能告诉我你住在什么省市吗"（区县、街道、什么地方、第几层楼等）每答对一题得一分。

II. 记忆力（最高分：3分）

告诉被测试者您将问几个问题来检查他 / 她的记忆力，然后清楚、缓慢地说出3个相互无关的东西的名称（如：皮球，国旗，树木，大约1秒钟说一个）。说完所有的3个名称之后，要求被测试者重复它们。被测试者的得分取决于他们首次重复的答案（答对1个得1分，最多得3分）。如果他们没能完全记住，你可以重复，但重复的次数不能超过5次。如果5次后他们仍未记住所有的3个名称，那么对于回忆能力的检查就没有意义了（请跳过Ⅳ部分"回忆能力"检查）。

III. 注意力和计算力（最高分：5分）

要求被测试者从100开始减7，之后再减7，一直减5次（即93，86，79，72，65）。每答对1个得1分，如果前次错了，但下一个答案是对的，也得1分。

IV. 回忆能力（最高分：3 分）

如果前题中被测试者完全记住了 3 个名称，现在就让他们再重复一遍。每正确重复 1 个得 1 分，最高 3 分。

V. 语言能力（最高分：9 分）

1. 命名能力（0～2 分）：拿出手表卡片给测试者看，要求他们说出这是什么，之后拿出铅笔问他们同样的问题。

2. 复述能力（0～1 分）：要求被测试者注意你说的话并重复一次，注意只允许重复一次。这句话话是"四十四只石狮子"，只有正确，咬字清楚的才记 1 分。

3. 三步命令（0～3 分）：给被测试者一张空白的平纸，要求对方按你的命令去做，注意不要重复或示范。只有他们按正确顺序做的动作才算正确，每个正确动作计 1 分。

4. 阅读能力（0～1 分）：拿出一张"闭上您的眼睛"卡片给被测试者看，要求被测试者读它并按要求去做。只有他们确实闭上眼睛才能得分。

5. 书写能力（0～1 分）：给被测试者一张白纸，让他们自发的写出一句完整的句子，句子必须有主语，动词，并有意义。注意你不能给予任何提示，语法和标点的错误可以忽略。

6. 结构能力（0～1 分）：在一张白纸上画有交叉的两个五边形，要求被测试者照样准确地画出来。评分标准：五边形需画出 5 个清楚地角和 5 个边。同时，两个五边形交叉处形成菱形。线条的抖动和图形的旋转可以忽略。

判定标准：最高得分为 30 分，分数在 27～30 分为正常，分数 <27 为认知功能障碍。

痴呆严重程度分级方法：轻度 MMSE ≥ 21 分，中度 MMSE 10～20 分；重度 MMSE ≤ 9 分。

二、使用指南

1 定向力：每说对一个记 1 分，总共 5 分。日期和星期差一天可计正常。月、日可以记阴历。如被测试者少说了其中一个或几个（如忘记说月份、星期几等），调查员应该补充再问一遍被测试者遗漏的内容。

2 记忆：要求被测试者记忆 3 个性质不同的物件，要告诉被测试者你可能要考察他 / 她的记忆力。调查员说的时候需连续、清晰、一秒钟一个。第一次记忆的结果确定即刻记忆的分数，每说对一个给 1 分，总共 3 分。如果被测试者没有全部正确说出，调查员应该再重复说一遍让被测试者复述。重复学习最多 6 次，若仍不能记忆，则后面的回忆检查无意义。

3 注意和计算：记分方式为 0 或 2 分，没有 1 分。调查员不能帮助被测试者记答案，如被测试者说 20-3 等于 17，调查员不能说 17-3 等于多少，而只能说再减去 3 等于多少。

4. 复述：考查受访者的短期记忆。说对一个给 1 分，总共 3 分。不论被测试者之前的完成情况如何，这里都要求被测试者复述一遍。

5. 语言：从命名、语言的流畅性、听懂命令和阅读书写等方面考查受访者的语言能力。

（1）命名：给患者出示表和钢笔，能正确命名各记 1 分。

（2）语言复述：是检查语言的复述能力，要求被测试者复述中等难度的短句子。调查员只能说一次，正确无误复述给 1 分。

（3）阅读理解：让被测试者看右边纸上"闭上您的眼睛三次"，请被测试者先朗读一遍，然后要求被测试者按纸上的命令去做。患者能闭上双眼给 1 分。

（4）三级命令：准备一张白纸，要求被测试者把纸用右手拿起来，把它对折起来，放在左腿上。三个动作各得 1 分。调查员把三个命令连续说完后被测试者再做动作。

（5）书写：让被测试者看右边纸上第二个命令，被测试者在纸上主动随意写一个句子。检查者不能口述句子让被测试者书写。句子应有主语和谓语，必须有意义，能被人理解。语法和标点符号不作要求。如果被测试者在 2 分钟之内仍不能写出合格的句子给 0 分。

（6）临摹：让被测试者自己看右边纸上的命令完成。要求被测试者临摹重叠的两个五角形，五角形的各边长应在 2.5cm 左右，但并不强求每条边要多长。必须是两个交叉的五边形，交叉的图形必须是菱形，但角不整齐和边不直可忽略不计。

三、判定标准

1. 认知功能障碍：最高得分为 30 分，分数在 27～30 分为正常，分数 <27 为认知功能障碍 .

2. 痴呆划分标准：文盲 ≤ 17 分，小学程度 ≤ 20 分，中学程度（包括中专）≤ 22 分，大学程度（包括大专）≤ 23 分。

3. 痴呆严重程度分级：轻度 MMSE ≥ 21 分，中度 MMSE 10～20 分，重度 MMSE ≤ 9 分。

附表2　简易心智状态问卷调查表（SPMSQ）

姓　　名：_____

日　　期：_____

性　　别：　　　男　　　女

教育程度：　　小学　　初中　　高中　　高中以上

进行方式：依下表所列的问题，询问长辈并将结果记录下来，［如果长辈家中没有电话，可将4.（1）题改为4.（2）题］，答错的问题请记录下来。

问题	注意事项
1. 今天是几号？	年、月、日都对才算正确
2. 今天是星期几？	星期对才算正确
3. 这是什么地方？	对所在地有任何的描述都算正确，说"我的家"或正确说出城镇、医院、机构的名称都可接受
4.（1）您的电话号码是几号？	经确认号码后证实无误即算正确；或在会谈时，能在二次间隔较长时间内重复相同的号码即算正确
4.（2）您住在什么地方？	如长辈没有电话才问此问题
5. 您几岁了？	年龄与出生年月日符合才算正确
6. 您的出生年月日？	年、月、日都对才算正确
7. 现任的国家主席是谁？	姓氏正确即可
8. 前任的国家主席是谁？	姓氏正确即可
9. 您妈妈叫什么名字？	不需要特别证实，只需长辈说出一个与他不同的女性姓名即可
10. 从20减3开始算，一直减3减下去	期间如有出现任何错误或无法继续进行即算错误

失智症评估标准：

1. 心智功能完整：错0～2个题。

2. 轻度心智功能障碍：错3～4个题。

3. 中度心智功能障碍：错5～7个题。

4. 重度心智功能障碍：错8～10个题。

附表3 Zung 焦虑自评量表（SAS）

（评定时间为过去一周内）

评定项目	很少有 （1分）	有时有 （2分）	大部分 时间有 （3分）	绝大多数 时间有 （4分）
1. 我感到比往常更加神经过敏和焦虑				
2. 我无缘无故感到担心				
3. 我容易心烦意乱或感到恐慌				
4. 我感到我的身体好像被分成几块，支离破碎				
5. 我感到事事都很顺利，不会有倒霉的事情发生				
6. 我的四肢抖动和震颤				
7. 我因头痛、颈痛、背痛而烦恼				
8. 我感到无力且容易疲劳				
9. 我感到很平静，能安静坐下来				
10. 我感到我的心跳较快				
11. 我因阵阵的眩晕而不舒服				
12. 我有阵阵要昏倒的感觉				
13. 我呼吸时进气和出气都不费力				
14. 我的手指和脚趾感到麻木和刺痛				
15. 我因胃痛和消化不良而苦恼				
16. 我必须时常排尿				
17. 我的手总是很温暖而干燥				
18. 我觉得脸发烧发红				
19. 我容易入睡，晚上休息很好				
20. 我做噩梦				

计分与解释：

1. 评定采用 1~4 制计分。

2. 把 20 题的得分相加得总分，把总分乘以 1.25，四舍五入取整数，即得标准分。

3. 焦虑评定的分界值为 50 分，50 分以上，就可诊断为有焦虑倾向。分值越高，焦虑倾向越明显。

附表 4 汉密尔顿焦虑量表（HAMA）

评定项目	评定内容	得分				
		无	轻	中	重	严重
1. 焦虑心境	担心、担忧，感到有最坏的事情将要发生，容易激惹	0	1	2	3	4
2. 紧张	紧张感，易疲劳，不能放松，情绪反应，易哭、颤抖，感到不安	0	1	2	3	4
3. 害怕	害怕黑暗、陌生人、一人独处、动物、乘车或旅行及人多的场合	0	1	2	3	4
4. 失眠	难以入睡，易醒，睡得不深，多梦，夜惊，醒后感疲倦	0	1	2	3	4
5. 认知功能	注意力不能集中，记忆力差	0	1	2	3	4
6. 抑郁心境	丧失兴趣，对以往爱好缺乏快感，忧郁，早醒，昼重夜轻	0	1	2	3	4
7. 肌肉系统症状	肌肉酸痛、活动不灵活、肌肉抽动、肢体抽动、牙齿打战、声音发抖	0	1	2	3	4
8. 感觉系统症状	视物模糊、发冷发热、软弱无力感、浑身刺痛	0	1	2	3	4
9. 心血管系统症状	心动过速、心悸、胸痛、血管跳动感、昏倒感、心搏脱漏	0	1	2	3	4
10. 呼吸系统症状	胸闷、窒息感、叹息、呼吸困难	0	1	2	3	4
11. 胃肠道症状	吞咽困难、嗳气、消化不良（进食后腹痛、腹胀、恶心、胃部饱感）、肠鸣、腹泻、体重减轻、便秘	0	1	2	3	4
12. 生殖泌尿系统症状	尿意频数、尿急、停经、性冷淡、早泄、阳痿	0	1	2	3	4
13. 自主神经系统症状	口干、潮红、苍白、易出汗、易起"鸡皮疙瘩"、紧张性头痛、毛发竖起	0	1	2	3	4
14. 会谈时行为表现	（1）一般表现：紧张、不能松弛、忐忑不安、咬手指、紧紧握拳、摸弄手帕、面肌抽动、不停顿足、手发抖、皱眉、表情僵硬、肌张力高、叹息样呼吸、面色苍白 （2）生理表现：吞咽、打呃、安静时心率快、呼吸快（20次/分以上）、腱反射亢进、震颤、瞳孔放大、眼睑跳动、易出汗、眼球突出。	0	1	2	3	4

评分标准：

"1"：症状轻微；

"2"：有肯定的症状，但不影响生活和活动；

"3"：症状重，需加处理，或已影响生活或活动；

"4"：症状极重，严重影响其生活。

备注：总分如小于 7 分，病人为没有焦虑症状；超过 7 分，可能有焦虑；超过 14 分，肯定有焦虑；超过 21 分，肯定有明显焦虑；超过 29 分，可能为严重焦虑。一般划界分为 14 分。

附表 5   抑郁自评量表（SDS）

测试简介

作为一种自评量表，在自评者评定之前，一定要让他把整个量表的填写方法及每个问题的含义都弄明白，然后做出独立的、不受他人影响的自我评定。评定时须根据最近一星期的实际情况来回答，否则，测验的结果不可信。SDS 目前广泛应用于门诊患者情绪状态评定的粗筛，以及调查、科研等，不能用于诊断。

测试说明：

本评定量表共有 20 个题目，分别列出了有些人可能会有的问题。请仔细阅读每一条目，然后根据最近一星期以内你的实际感受，选择一个与你的情况最相符合的答案。A 表示没有该项症状，B 表示小部分时间有该项症状，C 表示相当多的时间有该项症状，D 表示绝大部分时间或全部时间有该项症状。

请不要有所顾忌，应该根据自己的真实体验和实际情况来回答，不要花费太多的时间去思考，应顺其自然，根据第一印象作出判断。

注意：测验中的每一个问题都要回答，不要遗漏，以避免影响测验结果的准确性。

1. 我觉得闷闷不乐，情绪低沉。
     A. 很少   B. 小部分时间   C. 相当多的时间
     D. 绝大部分时间

2. 我觉得一天之中早晨最好。
     A. 很少   B. 小部分时间   C. 相当多的时间
     D. 绝大部分时间

3. 我一阵阵哭出来或觉得想哭。
     A. 很少   B. 小部分时间   C. 相当多的时间
     D. 绝大部分时间

4. 我晚上睡眠不好。
     A. 很少   B. 小部分时间   C. 相当多的时间
     D. 绝大部分时间

5. 我吃得跟平常一样多。
     A. 很少   B. 小部分时间   C. 相当多的时间
     D. 绝大部分时间

6. 我与异性密切接触时和以往一样感到愉快。
     A. 很少   B. 小部分时间   C. 相当多的时间
     D. 绝大部分时间

7. 我发觉我的体重在下降。

A. 很少　　　　　　　　B. 小部分时间　　　　C. 相当多的时间

D. 绝大部分时间

8. 我有便秘的苦恼。

A. 很少　　　　　　　　B. 小部分时间　　　　C. 相当多的时间

D. 绝大部分时间

9. 我心跳比平时快。

A. 很少　　　　　　　　B. 小部分时间　　　　C. 相当多的时间

D. 绝大部分时间

10. 我无缘无故感到疲乏。

A. 很少　　　　　　　　B. 小部分时间　　　　C. 相当多的时间

D. 绝大部分时间

11. 我的头脑跟平常一样清楚。

A. 很少　　　　　　　　B. 小部分时间　　　　C. 相当多的时间

D. 绝大部分时间

12. 我觉得经常做的事情并没有困难。

A. 很少　　　　　　　　B. 小部分时间　　　　C. 相当多的时间

D. 绝大部分时间

13. 我觉得不安而平静不下来。

A. 很少　　　　　　　　B. 小部分时间　　　　C. 相当多的时间

D. 绝大部分时间

14. 我对将来抱有希望。

A. 很少　　　　　　　　B. 小部分时间　　　　C. 相当多的时间

D. 绝大部分时间

15. 我比平常容易生气激动。

A. 很少　　　　　　　　B. 小部分时间　　　　C. 相当多的时间

D. 绝大部分时间

16. 我觉得做出决定是容易的。

A. 很少　　　　　　　　B. 小部分时间　　　　C. 相当多的时间

D. 绝大部分时间

17. 我觉得自己是个有用的人，有人需要我。

A. 很少　　　　　　　　B. 小部分时间　　　　C. 相当多的时间

D. 绝大部分时间

18. 我的生活过的很有意思。

A. 很少　　　　　　　　B. 小部分时间　　　　C. 相当多的时间

D. 绝大部分时间

19. 我认为如果我死了别人会生活得好些。

A. 很少　　　　　　　　B. 小部分时间　　　　C. 相当多的时间

D. 绝大部分时间

20. 平常感兴趣的事我仍然照样感兴趣。

  A. 很少   B. 小部分时间   C. 相当多的时间

  D. 绝大部分时间

计分：正向计分题 A、B、C、D 按 1、2、3、4 分计；反向计分题按 4、3、2、1 计分。
反向计分题号：2、5、6、11、12、14、16、17、18、20。

总分乘以 1.25，四舍五入取整数即得标准分，标准分分数越高，表示这方面的症状越严重。一般来说，标准分低于 50 分者为正常，标准分大于等于 50 分且小于 60 分者为轻微至轻度抑郁，标准分大于等于 60 分且小于 70 分者为中至重度抑郁，标准分大于等于 70 分者为重度抑郁。阴性项目数表示被试者在多少个项目上没有反应，阳性项目数表示被试者在多少个项目上有反应。

附表 6　老年抑郁量表（GDS）

选择过去一周内最适合你的答案		
1	你对你的生活基本满意吗？	是☐　否☐
2	你是否丧失了很多你的兴趣和爱好？	是☐　否☐
3	你感到生活空虚吗？	是☐　否☐
4	你经常感到无聊吗？	是☐　否☐
5	你对未来充满希望吗？	是☐　否☐
6	你是否感到无法摆脱头脑中的想法而烦恼？	是☐　否☐
7	大部分的时间你都精神抖擞吗？	是☐　否☐
8	你是否觉得有什么不好的事情要发生，而且感到很害怕？	是☐　否☐
9	大部分时间你都觉得快乐吗？	是☐　否☐
10	你经常感到无助吗？	是☐　否☐
11	你是否经常感到不安宁或坐立不安？	是☐　否☐
12	你是否宁愿待在家里而不愿去干新鲜事？	是☐　否☐
13	你是否经常担心将来？	是☐　否☐
14	你是否觉得你的记忆力有问题？	是☐　否☐
15	你是否觉得现在活着很精彩？	是☐　否☐
16	你是否经常感到垂头丧气、无精打采？	是☐　否☐
17	你是否感到现在很没用？	是☐　否☐
18	你是否为过去的事担心很多？	是☐　否☐
19	你觉得生活很兴奋吗？	是☐　否☐
20	你是否觉得学习新鲜事物很困难？	是☐　否☐

	选择过去一周内最适合你的答案		
21	你觉得精力充沛吗？	是□	否□
22	你觉得你的现状是毫无希望吗？	是□	否□
23	你是否觉得大部分人都比你活得好？	是□	否□
24	你是否经常把小事情弄得很糟糕？	是□	否□
25	你是否经常有想哭的感觉？	是□	否□
26	你对集中注意力有困难吗？	是□	否□
27	你喜欢每天早晨起床的感觉吗？	是□	否□
28	你是否不愿参加社交活动？	是□	否□
29	你做决定很容易吗？	是□	否□
30	你的头脑还和以前一样清楚吗？	是□	否□

每个提示抑郁的回答得 1 分。（问题 1、5、7、9、15、21、27、29 和 30 回答"否"，其他问题回答"是"，提示抑郁可能）

≥ 15 分，提示老年抑郁可能，转上级医院神经科处理。

注：抑郁是一种复杂的负性情绪体验，以主观的痛苦感为核心成分，表现在个体的情感、心境、认知、生理症状等多方面，如悲观、失败感、不满、社交退缩、犹豫不决、食欲下降、睡眠障碍、厌倦、敌意等。每个人都会有一些抑郁性的体验，而持续和严重的情况下，抑郁就可能成为一种精神障碍。抑郁与个体的人格特点有关，但很大程度上受社会因素的影响，如家庭环境压抑、人际关系紧张、多次经历失败等。老年人的躯体主诉较多，如食欲下降、睡眠障碍等，在老年阶段属于正常范围，但使用一般的抑郁量表时可能会因此误诊为抑郁症。故对老年人，应使用老年抑郁量表（GDS）。

参考书目

［1］史俊萍，秦勤爱.老年护理.北京：科学出版社，2013.

［2］孙建萍.老年护理学.第3版.北京：人民卫生出版社，2014.

［3］罗悦性.老年护理学.第2版.北京：人民卫生出版社，2011.

［4］邸淑珍.老年护理学.第2版.北京：人民军医出版社，2010.

［5］刘国安，邴雅珺.中医老年保健与养生.甘肃：甘肃民族出版社，2009.

［6］邓一洁.老年护理学.北京：北京出版社，2010.

［7］高鹏翔.图解老年人中医养生保健.吉林：吉林科学技术出版社，2009.

［8］王世俊.老年护理学.第4版.北京：人民军医出版社，2007.

［9］张小燕，王春先.老年护理学.第2版.北京：人民卫生出版社，2008.

［10］周郁秋.护理心理学.第2版.北京：人民卫生出版社，2007.

［11］刘素珍.社区护理.北京：人民卫生出版社，2007.

［12］易巍陆，宾映初.社区护理.北京：科学出版社，2011.

［13］周亚林.社区护理.第2版.北京：人民卫生出版社，2011.

［14］董翠红，杨术兰.老年护理.北京：中国科学技术出版社，2014.

［15］黄忠明.中医学概要.北京：科学技术出版社，2014.

［16］李七一.中医老年病学.北京：中国中医药出版社，2009.

［17］吴绪平，喻国雄.针灸防治老年病.北京：中国中医药出版社，1996.

［18］闫冬菊，杨明.社区护理学.南京：江苏科学技术出版社，2011.

［19］吴莉莉.社区护理.第2版.北京：高等教育出版社，2010.

［20］王艾兰.新编社区护士岗位培训实用教程.北京：中国科学技术出版社，2007.

［21］孙贵范.预防医学.北京：人民卫生出版社，2001.

［22］杨克敌.环境卫生学.第5版.北京：人民卫生出版社，2003.

［23］黄吉武.预防医学.第3版.北京：人民卫生出版社，2004.

［24］陈锦治.社区护理.第 2 版.北京：人民卫生出版社，2008.

［25］黄惟清，李春玉.社区护理学.北京：人民卫生出版社，2006 年.

［26］王永军.社区护理（案例版）.北京：科学出版社，2010 年.

［27］李春玉.社区护理学.第 2 版.北京：人民卫生出版社，2008 年.

［28］赵秋利.社区护理学.第 2 版.北京：人民卫生出版社，2010 年.

［29］张金生，李和兴，田园等.北京德胜社区残疾人现状与康复需求调查分析.中国全科医学.2009，12（9）：1611–1613.

［30］杨柱，夏邦金.合肥市残疾人社区康复工作的现状与对策.安徽医学.2009，12（30）：1401–1402.

［31］赵林.社区持证残疾人康复现状与需求调查分析.中国康复理论与实践.2009，8（15）：790–791.

［32］胡海鹰.社区康复的现状及机遇.中国全科医学.2009，12（3）：441.

［33］吴清爱.临终关怀护理发展的探索.大众科技.2010（2）.

［34］周玲君，赵继军.癌症儿童的临终关怀.现代护理.2006，12（1）：93.

［35］位雪云.临终护理的现状与展望.职业与健康.2010，17（6）：140–141.